Hannes Brandau | Wolfgang Kaschnitz
ADHS im Jugendalter

Hannes Brandau | Wolfgang Kaschnitz

ADHS im Jugendalter

Grundlagen, Interventionen und Perspektiven
für Pädagogik, Therapie und Soziale Arbeit

2., überarbeitete Auflage

BELTZ JUVENTA

Die Autoren

Hannes Brandau; Heilpädagoge und Psychotherapeut an der Psychosomatik der Universitätsklinik für Kinder- und Jugendheilkunde in Graz, Professor für Förderpädagogik an den Pädagogischen Hochschulen in Graz, Univ.-Doz. für Sozialpädagogik an der KFU Graz.

Wolfgang Kaschnitz; Oberarzt und Leiter der Ambulanz für Psychosomatik an der Universitätsklinik für Kinder- und Jugendheilkunde in Graz, Psychotherapeut.

Bibliografische Information der Deutschen Nationalbibliothek

Die Deutsche Nationalbibliothek verzeichnet diese Publikation in der Deutschen Nationalbibliografie; detaillierte bibliografische Daten sind im Internet über http://dnb.d-nb.de abrufbar.

1. Auflage 2008
2., überarbeitete Auflage 2013

www.beltz.de · www.juventa.de
Druck und Bindung: Beltz Bad Langensalza GmbH, Bad Langensalza
Printed in Germany

ISBN 978-3-7799-2915-4

Inhalt

Einleitung

Wahrscheinlich wird es kaum eine PädagogIn oder PsychologIn im Bereich der Jugendarbeit geben, die nicht schon Jugendliche mit ADHS in ihrer praktischen Arbeit erlebt hat. Das sogenannte Wortungetüm Aufmerksamkeitsdefizithyperaktivitätsstörung – kurz ADHS – kann Eltern und Professionelle in der sozial-pädagogischen und psychosozialen Arbeit vor erhebliche Probleme stellen und wird in der Adoleszenz häufig ein Problem der sozialen Integration und Lebensbewältigung.

ADHS ist eine der häufigsten Störungen im Kindes- und Jugendalter und steht seit vielen Jahren im Mittelpunkt heftiger Diskussion zwischen Anhängern und Gegnern der Medikation durch Psychostimulanzien. Kaum eine andere Lern- und Verhaltensproblematik steht so im Spannungsfeld zwischen Pädagogik, Psychologie, sozialer Arbeit und Medizin.

Das vorliegende Buch ist ein innovativer Beitrag zur bisher auch international kaum untersuchten Frage von Identität und Lebensbewältigung von Jugendlichen mit ADHS.

Es geht multiperspektivisch von einem sozialpädagogisch-systemischen Ansatz aus, in dem die ganzheitliche Förderung des Jugendlichen mit dem Ziel der Stärkung von Identität und Lebensbewältigung im Mittelpunkt steht. Es soll sowohl praktisch und theoretisch Interessierte ansprechen und für die Arbeit mit Jugendlichen dieser Risikogruppe Orientierungshilfen bieten. Trotz vieler Publikationen auf diesem Gebiet wurde die subjektorientierte Perspektive dieser Verhaltensauffälligkeit vernachlässigt. Sowohl im Respekt vor dem Eigen-Sinn von den subjektiven Erfahrungs- und Deutungsmustern der Betroffenen, als auch im Ziel, die Ressourcen und Potentiale für ein selbstbestimmtes Leben anzuregen wird soziale Arbeit in den Dimensionen der Lebenswelt realisiert.

Das Buch ist in vier Teile gegliedert:

Zu Beginn wird nach einem ressourcenorientierten Zugang über die Analyse berühmter Persönlichkeiten eine Einführung in die medizinischen Grundlagen von ADHS gegeben und neueste Ergebnisse zur Neurobiologie der Adoleszenz dargestellt. Anschließend wird die aktuelle Forschung zu den Faktoren und gängigen, bzw. auch alternativen Modellen zu ADHS kritisch diskutiert und ein systemischer Integrationsversuch definiert. In der Folge werden die wichtigsten und auch sozialpädagogisch relevanten Begleiterscheinungen von ADHS dargestellt und die Heterogenität des Phänomens im Jugendalter verdeutlicht. Darauf folgen die Untersuchungsergebnisse von Längsschnittstudien zum Verlauf von ADHS, wobei die hohe Stabilität der Symptomatik bis in das Erwachsenenalter empirisch untermauert wird.

Der *zweite Teil* des Buches widmet sich der multiperspektivischen Diagnose von ADHS als Grundlage für ein ganzheitliches Hilfekonzept im Sinne von Empowerment. Dabei werden in diesem Teil auch Fallvignetten zur exemplarischen Veranschaulichung dargestellt.

Im *dritten Teil* des Buches werden die Möglichkeiten der therapeutischen und pädagogisch-lebensweltorientierten Förderung und konkrete Perspektiven für eine sozialpädagogische und schulpädagogische Praxis dargestellt.

Im *vierten Teil* werden die Ergebnisse einer österreichischen Längsschnittstudie zur Entwicklung der Symptomatik, Lebenssituation, Bildungslaufbahn, Selbstkonzept und Risikoverhalten in einer kurzen Zusammenfassung dargestellt.

Diese Studie wurde vom österreichischen Bildungsministerium und dem Institut für Forschung und Entwicklung der KPH Graz-Eggenberg gefördert. Diesbezüglich ist Herrn Rektor Dr. Barones und Frau Vizerektorin Dr. Seel für ihre Unterstützung zu danken. Das vorliegende Buch ist im Rahmen dieser Forschung entstanden. Ein besonderer Dank gilt auch Frau Mag. Sabith und Frau Mag. Kezar die im Rahmen ihrer Diplomarbeiten bei Teilen der Untersuchung hilfreiche Arbeit geleistet haben und allen Jugendlichen und Eltern, die eine Realisierung des Forschungsprojekts ermöglichten. Nicht zuletzt danken wir Frau Sonja Steinkellner für ihre Geduld bei der Aufbereitung des Manuskripts.

Teil I: Grundlagen

1. Mozart, Edison und Hesse; auffällig, kreativ und „?"

> „Selbst wenn er sich in der Früh die Hände wusch, ging er dabei im Zimmer auf und ab, blieb nie ruhig stehen, schlug dabei eine Ferse auf die andere und war immer nachdenkend (...) Auch sonst war er immer in Bewegung mit Händen und Füßen, spielte er immer mit etwas, z.B. mit seinem Chapeau, Uhrband, Tischen, Stühlen gleichsam Klavier."
> (Deutsch 1961, S. 460)

Gerne trieb Mozart Schabernack, schockierte andere, indem er im schönsten Klavierspiel unterbrach und in seiner närrischen Laune, wie er es öfter machte, über Tische und Sessel sprang, wie eine Katze miaute und Purzelbäume zu schlagen begann. Er konnte sich für eine Sache restlos begeistern oder lehnte sie total ab, er wollte seine Ziele schnell erreichen, oder gar nicht. Häufig sieht sich der Vater angehalten, auf Ordentlichkeit bei seinem Sohn zu dringen. Das Niederschreiben seiner Kompositionen war ihm schon zu langweilig, da er sich nebenbei gerne etwas erzählen ließ, Billard spielte oder dass er während er die Fuge schrieb, sich schon das Präludium ausdachte (vgl. Deutsch 1961). Dieser ganzheitliche „mehrkanalige" Arbeitsstil findet sich häufig bei hyperaktiven Menschen. Wer machte sich besonders Sorgen um Mozarts Disziplinlosigkeiten? Sein Vater, der zumeist vergeblich immer wieder Pünktlichkeit und Ordentlichkeit beim Arbeiten einforderte.

Diese Beschreibungen lassen sich am ehesten der Zappelphilippsymptomatik zuordnen, den Symptomen der sogenannten „Aufmerksamkeitsdefizithyperaktivitätsstörung", kurz ADHS, der derzeit häufigsten kinderpsychiatrischen Diagnose. Dass sein jüngster Sohn auch so gewesen wäre wie er, ist angesichts der hohen genetischen Disposition von ADHS nicht verwunderlich. Der Begriff hat auch ein Defizit, weil streng genommen, die Betroffenen kein Defizit in der Aufmerksamkeit haben, sondern in der Motivation zur Daueraufmerksamkeit angesichts von Aufgaben, für die sie kein Interesse haben. Die Fähigkeit zu hyperfokussieren, heizt den Hochofen des Gehirns erst richtig auf und die Leidenschaft einer fesselnden Sache beginnt zu glühen. Wenn jedoch der Geist eher gelangweilt ist, schweift er ständig umher. Neben der im Zitat beschriebenen Unruhe scheint auch die Aufmerksamkeit genau dort zu sein, wo Mozart am motiviertesten ist, nämlich beim Komponieren.

„Wenn irgendeine große Konzeption in seinem Geiste entstand, war er völlig abwesend, ging in seiner Wohnung auf und nieder und wusste nicht, was um ihn vorging.“ (Deutsch, S. 458)

Aufgrund eines phänomenalen Gedächtnisses dachte er sich nämlich die Kompositionen vorher als Ganzes aus, ehe er sie aufzeichnete, eine Höchstleistung der rechten Hirnhemisphäre. Die bloße Niederschrift war ihm fade und er scheint sich in seiner für ADHS-Kinder und Hochbegabte typischen geringen Frustrationstoleranz für Langeweile Anregung zu verschaffen, indem er sich während des Niederschreibens etwas erzählen ließ oder eine Partie Billard spielte. Oder noch besser, während er eine Fuge schrieb, dachte er sich das Präludium aus. Immer wieder sieht der Vater sich gehalten, auf Ordentlichkeit bei seinem Sohn zu dringen. Schüler und Besucher berichten von chaotischen Zuständen zwischen seinen Papieren und Noten. Manchmal musste er seine Kompositionen aus dem Gedächtnis kopieren, da er die Originale nicht finden konnte und das Suchen im lästiger war als die nochmalige Abschrift. Hildesheimer meint, dass er selbst manche seiner Werke vergessen haben soll, etwas was bei Menschen mit ADHS keineswegs verwundert. Einmal erleidet Leopold schreckliche Qualen, aber nicht wegen der Schmerzen im Bein, sondern weil er nicht aufstehen konnte, um das Zimmer aufzuräumen. Der unerzogene Jüngling Wolfgang ließ nämlich überall seine Kleidungstücke, Schuhe, Schreibfedern und Partituren herumliegen. „Er kann zwar gute Musikstücke komponieren, ist aber fürchterlich unordentlich“.

Die beschriebenen Ticks sind eher als ein häufiges Begleitsymptom von ADHS zu werten, denn als Ausdruck eines Tourette-Syndroms. Die verbalen Fäkalkaskaden sind auch weniger dieser Krankheit als viel mehr dem Hausbrauch der Mozarts und der Zeit zuzuschreiben. Im Hause Mozart nannte man diese Art von Unterhaltung einfach „Sauereyen“.

Mozart schwankte zwischen Extremen. Er konnte sich für eine Sache restlos begeistern – oder lehnte sie entschieden ab. Er wollte seine Ziele schnell erreichen – oder gar nicht, arbeitete mit Besessenheit oder gar nicht, was seinen Vater sehr besorgte. Dieses Verhaltensmuster ist typisch für Menschen, die in starker Abhängigkeit vom Belohnungszentrum im Hirn nach Lust und Laune ihre Tätigkeiten verrichten, süchtig nach Arbeit oder Spielen sind und auch Geld verschwenden. Ihr Zeitfenster ist auf die Gegenwart ausgerichtet und ihr Leben verläuft planlos und unorganisiert. Auch der folgende Vorfall spricht für die Vermutung mangelnder Impulskontrolle:

Mozart, der sich wieder einmal sträubt in Salzburg zu bleiben, wird zum Erzbischof zitiert. Es kommt dort zu einer Auseinandersetzung in deren Verlauf Mozarts „Geblüt so stark in Wallung gebracht wurde, so dass er mit den Füßen stampfte, sich auf dem Boden wälzte, tobte und schrie“. Er berichtete „Ich war so in Wut, dass ich mich nicht kannte“. Der Vater kannte jedoch seine Rasereien recht gut. Derartig impulsive Wutanfälle kommen eher gehäuft bei jüngeren ADHS-Betroffenen vor. So gutherzig und hilfsbereit er sein konnte, so ausfallend und verletzend konnte er gegen Konkurrenten sein. Einmal „auffahrend wie Schießpulver“ wollte er die Partitur seiner Oper Figaro ins Feuer werfen, wenn sie nicht sofort auf die Bühne käme. Tiefenpsychologen könnten den tatsächlich ausgelebten Wutanfall Mozarts gegenüber dem Erzbischof von Salzburg mit der Idee einer unbewussten Identifikation des Sohnes mit dem Vater und seiner unterschwelligen zornvollen Ablehnung gegenüber seinem „Herrn“ deuten. Zusätzlich hat Wolfgang sich auch von seinem Vater abgegrenzt, indem er den angebotenen Dienst beim Erzbischof verweigerte und nicht in dem ihm verhassten Salzburg blieb, obwohl es sich der Vater so wünschte.

Viele Geschichten seiner Unzuverlässigkeit und Unberechenbarkeit insbesondere als LehrerIn ließen sich noch aufzählen. Mozarts innere Größe konnte sich nicht in äußerer Würde offenbaren, sondern nur in ungebändigter Reaktion auf sich selbst, wie es Joseph Lange, ein ihm nahestehender Freund treffend ausdrückte.

Zeitgenossen berichten, dass er beim Klavierspiel, vor allem beim Phantasieren jener andere Mensch geworden sei, als den sie ihn so gern im täglichen Leben gehabt hätten. Sein Ausdruck habe sich verändert, es habe sich in ihm gleichsam beruhigt. Er habe ruhig gesessen, den Körper kaum bewegt, keine Gefühle gezeigt. Hildesheimer (S. 290) schreibt:

> „Hier, und vielleicht nur hier, gelangte er in den wahren Genuss seines eigenen Genies, hier spielte er es aus, im wahrsten Sinne des Wortes; er wurde der absolute Mozart.“

Fast könnte man von einer therapeutischen Wirkung der selbst produzierten Musik auf das Gehirn ihres Produzenten sprechen. Anders ausgedrückt: Diese Tätigkeiten des „Kicks“ bringen ihr neurobiologisches Ungleichgewicht, bzw. verschiedene Neurotransmitter ins Lot vielleicht ähnlich wie eine Medikation durch Psychostimulanzien. Immer wieder wird behauptet, Mozart wäre manisch-depressiv gewesen. Er wurde jedoch über lange Phasen seines Lebens als lustig beschrieben.

Mozart selbst meinte in einer seiner seltenen Selbstreflexionen in einem Schreiben, 31-jährig an seinen Vater:

> „Und es wird doch kein Mensch von allen, die mich kennen, sagen können, dass ich im Umgang mürrisch oder traurig wäre. Für diese Glückseligkeit danke ich alle Tage meinem Schöpfer und wünsche sie von Herzen jedem meiner Mitmenschen.“ (Briefe Mozarts an den Vater)

Hildesheimer meint:

> „Er war gewiss nicht im klinischen Sinn manisch-depressiv, doch neigte er in seinen späten Jahren zunehmend zu einer der beiden extremen Verfassungen zu, er wurde reizbar und labil. Die zunehmende geistige Er-

schöpfung seiner letzten beiden Jahre muss manches anomale Verhalten, manchen ‚Tic' in ihm noch verstärkt haben, vielleicht bis zum objektiv schwer Erträglichen ..." (Hildesheimer S. 291)

Da Mozart auch depressive Stimmungen zugeschrieben werden, könnte diese Vermutung einerseits mit Erschöpfung („burn out") erklärt werden, wie Hildesheimer bemerkt. Andererseits aber können depressive Stimmungen auch als häufiges Begleitsymptom von ADHS bei Erwachsenen vorkommen oder auch als Folge einer Vergiftung mit Schwermetallen.

Je älter Mozart wurde, desto mehr prallten die zahlreichen Appelle Leopolds an die Vernunft ab und er ging relativ achtlos über viele Konventionen und Regeln hinweg, was wiederum typisch für das Verhalten von Menschen mit ADHS ist. Doch nicht nur im Alltagsverhalten, sondern auch kompositorisch sprengte Mozart Grenzen. Giuseppe Sarti, ein Musikfachmann seiner Zeit, hielt Mozarts Musik für ohrenbetäubend und regelwidrig und konnte es einfach nicht fassen, dass ein Barbar sich getraute Musik zu schreiben.

Auch die folgende Berühmtheit war ein rebellischer, hyperaktiver und schlechter Schüler. Er meinte einmal: „Ich hatte immer das Gefühl, dass mein/meine LehrerIn mich nicht mochte und dass mein Vater meinte, ich sei dumm". Einmal nannte ihn der Lehrer vor der ganzen Klasse einen Hohlkopf. Den Achtjährigen traf das so sehr, dass er spontan aus der Klasse flüchtete, schnurstracks zur Mutter lief und erklärte, nie wieder in die Schule zurückzukehren. Obwohl er keine Schule – oder vielleicht gerade weil er keine offizielle Bildungseinrichtung mehr besuchte – wurde er zum genialsten Erfinder des 20. Jahrhunderts – Thomas Edison.

Edisons Mutter glaubte jedoch an die Fähigkeiten ihres Sohnes und ermutigte ihn, diejenigen Dinge, die ihn interessierten, zu erforschen statt ihren Sohn bestimmte Lehrinhalte nur auswendig lernen zu lassen. Bis zu seinem 17. Lebensjahr wurde er bei vier Lehrstellen hinausgeworfen, weil er Routinetätigkeiten nur schlampig und nachlässig erledigte. Einen Vorläufer des Börsetelegrafen entwickelte er schon mit 15 Jahren, als er Stellwerkswärter bei der Eisenbahn war und sich jede Stunde über den Telegrafen melden musste. Man kündigte ihn, als man herausgefunden hatte, dass sein pünktliches Meldesignal in Wirklichkeit von einem kleinen selbst gebastelten Apparat erzeugt wurde, der jede Stunde den Morsecode sendete. Er war unfähig, sich längere Zeit mit nur einer einzigen Aufgabe zu beschäftigen, da ihm schnell die Arbeit an einer Erfindung langweilig wurde. Edison veränderte das 20. Jahrhundert mit seinen Erfindungen der Glühbirne, dem Phonographen, dem Filmprojektor, dem Mikrophon, um nur einige seiner 1000 Patente zu nennen.

Nicht nur der Techniker Edison und der Komponist und Musiker Mozart, sondern auch berühmte Schriftsteller waren mit diesem Störungsbild behaftet. So die auch familiendynamisch interessanten Schilderungen (vgl. Roloff 2002) über den folgenden Jungen namens Hermann Hesse: Dieser hat sich akribisch selbst beschrieben und wird auch von Mitgliedern seiner Familie bedrückend beschrieben. Hesses Leben und das seiner Eltern war eine Wanderung auf dem Grat zwischen der Erfüllung seines Genies und einer Wirklichkeit des Scheiterns. Dazu einige Beispiele: Über den Vater von Hesse, einem Missionar hieß es schon:

> „Doch wurde Johannes, sobald er in die Pubertät kam, zu schwierig, um zu Hause zu bleiben und dort erzogen werden zu können." (zit. Roloff 2002, S. 433-434)

Er litt angeblich so unter Trotzigkeit, Schwermütigkeit und Zornesausbrüchen, dass man kaum mit ihm zusammenleben konnte. Johannes Hesse begriff erst über sein hyperaktives Kind die Entstehung seiner eigenen Probleme, etwas, was wir immer wieder in Familien mit ADHS beobachten. Über den kleinen Hesse hieß es:

> „Hermann klettert verwegen auf Trippel, Bänkchen und Tischchen herum und gibt den Engelchen Arbeit, ihn zu halten, denn mir ist er zu flink und mächtig. Er steckt einen eisernen Nagel in den Mund. Hermannle ist unbeschreiblich lebhaft und intelligent, dabei leidet er an großer Heftigkeit, sein heftiges Temperament macht uns viel Not. Er weiß stets Neues, Stoff zu allen möglichen Reden und Tatkraft zu allen guten und bösen Werken geht nie aus, oft muss man staunen, dass diese Fülle an Leben immer sprudelt." (ebd.)

Von heftigem Temperament, hatte Hermann häufig Wutausbrüche und schien oft unbelehrbar. Überschreitungen von Regeln bis zum Feuer legen, Fortlaufen und Diebstahl führten zu einem Kreislauf aus Strafe, Verzeihung und Tränen, die zum Familienalltag der Hesses gehörten. Die Mutter meinte einmal: Solche Leibesübung, nämlich stundenlanges Schlagen von Purzelbäumen, sich in der Wiese wälzen, klettern und Springen sind das Beste für ihn, sonst kommt er auf Lumpereien, und dann kommen Klagen von oben und unten von links und rechts. Hermann hat mein Kind gestoßen, Hermann hat eine Scheibe eingeworfen. Hermann wirft die Nachbarskinder mit Steinen und dergleichen. Wenn ich nur den Namen Hermann nennen höre, ist mir schon Angst, was wieder los ist. Ja, er ist ganz furchtbar lebhaft, umtriebig und folgt nicht. Dann kann er so rührend nett und lieb sein. Der kleine Hermann meinte einmal: „Gel, ich singe so schön wie die Sirenen und bin auch so bös wie sie!" Der Vater meinte: „So demütigend es für uns wäre, ich besinne mich doch ernstlich, ob wir ihn nicht in eine Anstalt oder ein fremdes Haus geben sollten. Wir sind zu nervös, zu schwach für ihn." (ebd.)

Mit der Zeit begannen auch die LehrerInnen das Betragen des schwierigen Schülers als geistig verwirrt, ja gestört zu betrachten. Eine Weile hielt er noch durch, dann häuften sich Krankheiten und Unfälle. In der Jugend kam es dann zu einem Selbstmordversuch. Blumhardt verlangte, dass das Kind sofort in eine Irrenanstalt gebracht werde. Diagnose: Nicht krank, sondern von Bosheiten und Teufeleien befallen und schlechte Erziehung. Hermann klagte oft über Langeweile und tat nicht, was Vater und Doktor von ihm verlangten. Aus einem Brief von Hermann an den Vater: „Da Sie sich so auffällig opferwillig zeigen, darf ich sie um 7 Mark oder gleich um den Revolver bitten. Meine letzte Kraft will ich aufwenden, zu zeigen, dass ich nicht die Maschine bin, die man nur aufzuziehen braucht ich gehorche nicht und werde nicht gehorchen.“ (ebd.) Zum typischen Problem der Langeweile meinte Hesse im Steppenwolf (S. 121).

> „Wenn ich eine Weile die laue, fade Erträglichkeit so genannter guter Tage geatmet habe, dann wird mir so windig weh und elend, dass ich die verrostete Dankbarkeitsfeier dem schläfrigen Zufriedenheitsgott ins zufriedene Gesicht schmeiße und lieber einen recht teuflischen Schmerz in mir brennen fühle, als diese herkömmliche Zimmertemperatur. Es brennt in mir eine wilde Lust, eine rasante Lust, irgendetwas kaputtzuschlagen, etwa ein Warenhaus oder eine Kathedrale oder mich selbst und verwegene Dummheiten zu begehen.“

Hesses krisenhaftes Leben als Jugendlicher zwischen Verzweiflung, Auflehnung und Neubeginn legte den Keim seiner kreativen Entwicklung. Wäre er dieser exzentrische Schriftsteller geworden, wenn er zeitlebens medikamentös mit Ritalin, Concerta oder Antidepressiva behandelt worden wäre?

Die Geistesverfassung von ADHS scheint Kreativität zu begünstigen. Einmal haben diese Menschen mehr Toleranz für Chaos. Die Neigung, Dinge durcheinanderzubringen, einerseits ein Hauptmanko, schafft andererseits die Chance, dass Informationen einen unerwarteten Gestaltwandel durchlaufen, ehe sie sich im Bewusstsein kategorisieren. Um neue Ordnungen zu erschaffen, muss man sich eine Weile in der „schöpferischen Unordnung“ häuslich einrichten können. Auch der Geist von Menschen mit ADHS ist ständig in Bewegung und die Zahl der hyperreaktiven Gedankenkollisionen hat immer das Potential, neue Ideen freizusetzen.

In einer eigenen durchgeführten empirischen Untersuchung konnte ebenfalls ein signifikant positiver Zusammenhang zwischen Impulsivität von Buben im Alter von 6 bis 10 und ihren Leistungen in Kreativität festgestellt werden. Buben mit einer Neigung zu Auffälligkeit, insbesondere der Impulsivität waren auch in verschiedenen Kreativitätsbereichen besser als die „Normalen“ (Brandau et al. 2007).

Die Biografien von Mozart, Edison und Hesse zeigen deutlich, wie schmal der Grat zwischen sozialer Integration und Diskriminierung ist, sodass dem Genie nirgends eine seinem Können entsprechende Karriere ermöglicht wurde. Hildesheimer schreibt in Anlehnung an ein Zitat eines Zeitgenossen:

„Gewiss, der Kerl ist ein Genie – aber ist er nicht unerträglich?“ Vielleicht hätten wir ihn nicht einmal zum Abendessen eingeladen.

Die Bemühungen um die soziale Integration von Menschen mit ADHS erscheinen deshalb als wesentliches Ziel ihrer Entwicklungsförderung. In einer Zeit, in der uns eine Zukunft droht, wo Individuen immer mehr nach ihrem genetischen Persönlichkeitsprofil beurteilt werden und insbesondere pathologische Genkonstellationen schon vorgeburtlich aussortiert werden könnten, droht noch eine andere Gefahr: Sortiert man nämlich Genies wie Mozart, Edison oder auch Hesse in die pathologische Kategorie „ADHS“, dann ist zu hoffen, dass mögliche genetische Abweichungen, die mit diesem Charakter zusammenhängen, nicht eines Tages einer molekularbiologischen Selektion zum Opfer fallen, um der Menschheit dieses schwierige Temperament zu ersparen. Wie groß wäre jedoch der Schaden an der Menschheit, hätte man ihre kulturellen und technischen Errungenschaften nicht im „Erbe der Menschheit“.

Die Bezeichnung „Mozart-Edison-Syndrom“ statt ADHS wäre sicher für die meisten Betroffenen selbstwertförderlicher.

Dennoch soll hier ausdrücklich betont werden, dass nicht jeder mit ADHS ein verkanntes Genie wie Mozart, Edison oder Hesse ist. Dies wäre ein empirisch keineswegs belegbarer Mythos. ADHS schließt jedoch hohe Begabungen keineswegs aus und sollte keiner beruflich-sozialen Diskriminierung und negativen Stigmatisierung unterliegen.

2. Adoleszenz aus neurobiologischer Sicht

Noch bis in die Mitte der 90er Jahre vor der Jahrtausendwende galt, dass die bizarren Verhaltensänderungen von Jugendlichen durch den Aufruhr hormoneller Veränderungen bedingt sind.

> „Pubertal increases in gonodal hormones are a hallmark of adolescence, although there is little evidence for a simple association of these hormones with behavioral change during adolescence." (Spear 2000, S. 417)

In der Fachwelt glaubte man bis vor etwa einem Jahrzehnt, dass die Hirnreifung mit ungefähr 12 Jahren abgeschlossen wäre. Die bahnbrechenden Untersuchungen mit bildgebenden Verfahren von Giedd (1999) zeigten, dass sich das Hirn in den Teenagerjahren weitaus dynamischer entwickelt und umbaut, als man es je vorher vermutet hätte. In dieser Zeit wird insbesondere im Bereich der grauen Substanz des höheren Denkapparates nochmals nachjustiert. Bahnen und Kanäle, die nicht oder selten gebraucht werden, verkümmern und verschwinden, die meistgenutzten werden verstärkt. Der Nobelpreisträger Edelman nannte diesen Prozess der Selbstorganisation einen „neuralen Darwinismus". Besonders interessant ist, dass dieser Umbau den Wechsel von einer Überproduktion zu einem „Zurechtstutzen" der Dopaminrezeptoren betrifft.

Vielfach wird unter ExpertInnen die Meinung vertreten, dass das Gehirn während der Pubertät einer richtiggehenden Baustelle gleiche, wo etliche Bauabschnitte neu vermessen, restauriert und gestaltet werden.

> „Developmental overproduction followed by pruning of Dopamine receptors during time periods subsuming adolescence has been reported in both humans and rodents." (Spear 2000, S. 440)

Dieser verlustträchtige Umbau kann im Streifenkörper (striatum) 30 bis 50% der Rezeptoren kosten.

Die meiste und längste Zeit benötigt der Ausbau des evolutionär jüngsten Hirnteiles, nämlich des präfrontalen Cortex. Er dauert nach neuesten Erkenntnissen bis ca. zum 26. Lebensjahr. Der Stirnlappen ist jedoch für Planung, Prioritätensetzung, das Abwägen von Konsequenzen des eigenen Handelns und für die Regulation von impulsiven Verhaltensweisen nötig. Den fortschreitenden Prozess des Abbaus hyperaktiven und impulsiven Verhaltens im Prozess der Normalentwicklung von Kindern könnte man mit einer Zunahme der ordnenden Funktion des präfrontalen Cortex auf die tieferliegenden Gefühlszentren des limbischen Systems samt Amygdala verstehen. Wie anders und „eigensinnig“ Jugendliche eine Reihe von Porträtphotos interpretierten, auf denen Menschen Emotionen wie Wut, Trauer, Ärger und Freude zeigten, konnten Forscher am MC Lean-Hospital in Belmont, Massachusetts, nachweisen. Während der Vorgabe dieser Photos wurden mit dem Kernspin Aktivitätsmuster im Hirn erfasst.

Während die Erwachsenen bei ihren Gefühlsdeutungen den präfrontalen Cortex einschalteten, wurde von den Adoleszenten vor allem der Mandelkern benutzt, was eine wesentlich höhere Fehldeutungsrate bedingte.

Studienleiter Yurgelun-Todd meint, dass der Frontallappen bei Teenagern nicht immer optimal genutzt wird, weshalb Jugendliche weniger über die Konsequenzen ihres Handelns vorausdenken und impulsiver agieren. Die Geschwindigkeit, mit der Heranwachsende Gefühle anderer Mitmenschen erkennen, ist um bis zu 20% langsamer, was auf den Umstrukturierungsprozess und die neuronale Ineffizienz in dieser Phase hindeutet.

Ein weiterer Faktor für die Neigung Jugendlicher zu riskantem und unüberlegtem Verhalten scheint in einer Unreife des nucleus accumbens – einer Zellregion tief hinter den Schläfen – zu liegen, die an der Steuerung des Strebens nach Belohnung wesentlich beteiligt ist. Dieser Nucleus ist bei Jugendlichen weniger aktiv als bei Erwachsenen. Um einen gleich starken Kick wie Erwachsene zu spüren, müssen sie sich extremeren Situationen aussetzen. Das statistische Risiko von Verletzungen und körperlicher Selbstschädigung bis zum tödlichen Ausgang ist in keiner anderen Lebensphase höher. Darauf wird noch in einem späteren Kapitel genauer eingegangen. Der belohnende „kick“ riskanten Verhaltens wird durch Bewunderung Gleichaltriger verstärkt und scheint auch tiefe evolutionäre Wurzeln zu haben.

> „Evolutionarily, adolescent – associated increases in novelty seeking and risk taking may have facilitated adolescent emigration from the natal group by providing the impetus to explore novel and broader areas away from the home. Expression of risk taking behaviors in maturing males may also increase the probability of reproductive success in a competitive environment.” (Spear 2000, S. 423)

In einem evolutionären Kontext förderten demnach Neugier und Risikoverhalten die Loslösung von der Sippe und führten zur Erweiterung des Revierhorizonts und dem Erobern von Geschlechtspartnern. Dieser evolutionär sinnvolle Anstoß des eigensinnigen Freiheitsdranges und Ausloten der Grenzen mit Neigung zum Risiko bewegt Jugendliche, sich ihren eigenen Weg und ihre Identität im Leben zu suchen. Er wird in vielen indigenen Kulturen von wichtigen Initiationsritualen begleitet. Insofern wird die Pubertät oft mit einer zweiten Geburt verglichen und findet artenübergreifend statt.

> „And indeed, adolescents of other species also seem to seek out novel and potentially risky aspects of their environment." (Spear 2000, S. 463)

Auch das nächtliche Herumstreifen und die morgendliche Müdigkeit so vieler Jugendlicher wird neuerdings durch eine Veränderung des Müdemachers Melatonin besser verstanden. Während der Wachstumsphasen wird dieses Hormon mit einer täglichen Verspätung von bis zu zwei Stunden produziert. Deshalb werden Teenager am Abend später müde und morgens auch später munter. Die bekannten Streitereien ums rechtzeitige Zubettgehen und Nachhausekommen können so weniger als eine Frage der mangelnden Disziplin oder Opposition angesehen werden, sondern auch als „Problem" der Hormonveränderung.

Bedeutsam ist außerdem, dass Jugendliche wesentlich rascher als Erwachsene eine Abhängigkeit zu Suchtmitteln konditionieren. Estroff und Mitarbeiter (1989) konnten nachweisen, dass Jugendliche signifikant rascher in eine Abhängigkeit geraten als Erwachsene.

Ähnliche Ergebnisse konnten in etlichen Tierstudien bei jugendlichen Ratten und Affen bestätigt werden. Eine beträchtliche Funktionsveränderung in der Balance zwischen subkortikalen (mesolimbischen) und mesokortikalen Dopaminsystem wird als eine der Erklärungen herangezogen, die zu einem chronischen Belohnungsdefizit führen soll. Die Folge ist eine brisante Mischung aus Langeweile, Frust, „Neu-Gier" und Risikoblindheit.

Adoleszente Risikoentwicklungen bergen die Gefahr eines Abgleitens in deviante Lebensläufe.

> „A variety of types of evidence supports the notion that increased propensity for drug use and abuse is associated with a reward deficiency syndrome perhaps resulting from functional deficits in Dopamine reward system." (Spear 2000, S. 444)

Zusammenfassend kann festgestellt werden, dass während der Adoleszenz ein massiver Verlust an Synapsen in den neokortikalen Hirnregionen zu verzeichnen ist. Schätzungsweise sollen bis zu 30000 Synapsen pro Sekunde bei Primatenhirnen in der Jugendzeit verlorengehen (Rakic et al. 1994). Gleichzeitig erfolgt jedoch ein Anwachsen von fokaler Spezialisierung. Während der Erledigung von bestimmten Aufgaben steigt die neuronale Effizienz, da weniger Hirngebiete aktiviert werden als in der Kindheit (Casey et al. 1997).

Außerdem steigt die Unabhängigkeit, mit der beide Hirnhemisphären spezialisiert Informationen verarbeiten (Merola und Liederman 1985).

Im Sinne eines systemischen Verständnisses von Adoleszenz wäre es jedoch ein unzulässiger Reduktionismus, würde man die Lebensphase rein neurobiologisch „verursacht" verstehen und die wesentlichen psychosozialen und ökologischen Faktoren ausblenden. So meint auch der Neurobiologe Spear:

> „Despite the appealing ontogenetic associations between adolescent – typical behavioral characteristics and brain function in relevant brain regions during adolescence, causality of course cannot be inferred. To the extent that transformations occurring in adolescent brain contribute to the characteristic behavioral predispositions of adolescence, adolescent behavior is in part biologically determined. Yet, biology is not destiny, and is modifiable by social behavior and other experiences." (Spear 2000, S. 447)

Bekanntlich haben Jugendliche mit ADHS ein besonders hohes Risiko zum Abgleiten in deviante Verhaltensweisen und Suchtabhängigkeit. Eine rechtzeitige Behandlung kann dieser Hochrisikogruppe über die Klippen der Adoleszenz hinweghelfen (Biederman et al. 1999).

3. Klinische Definition von ADHS

Für das Phänomen, welches heute mit dem Wortungetüm „Aufmerksamkeitsdefizithyperaktivitätsstörung“, kurz ADHS bezeichnet wird, gab es in den letzten Jahrzehnten etliche Bezeichnungen. Ältere und nicht mehr gebräuchliche waren: Minimale cerebrale Dysfunktion, Hyperkinetisches Syndrom, Psychoorganisches Syndrom (POS). Die zurzeit gültigen Bezeichnungen, welche auch in den USA und bei der Weltgesundheitsorganisation (WHO) in Verwendung sind, lauten: Aufmerksamkeits-Defizit-Hyperaktivitätsstörung (ADHS) Aufmerksamkeitsstörung mit/ohne Hyperaktivität, Einfache Aufmerksamkeits- und Hyperaktivitätsstörung und Hyperkinetische Störung des Sozialverhaltens.

Eine präzise ausschließliche Definition von ADHS ist häufig schwer möglich, weil es sich hierbei meistens um ein komorbides Störungsbild handelt, was zur Folge hat, dass unterschiedliche Begleitsymptome, wie Verhaltensstörungen, Lernschwierigkeiten oder andere affektive Störungen (Ängste) im Verbund mit ADHS auftreten können.

Auch die Tatsache, dass andere Störungen zu Problemen im Bereich der Aufmerksamkeitssteuerung und Impulskontrolle führen können, macht eine fundierte Diagnose nötig.

In der folgenden Tabelle finden sich Krankheitsbilder und Phänomene, die Symptome von ADHS „vortäuschen“ und durch professionelle Differentialdiagnose ausgeschlossen werden müssen.

Tab. 1: Andere mögliche Ursachen für hyperaktive Symptomatik

Differentialdiagnose	**Symptomatik**	**Strategie**
Hörprobleme	Schwerhörigkeit, Fernseher lautstark aufgedreht, Kind reagiert nicht auf Aufforderungen	Hörtest, Audiogramm
Sehprobleme	Geringe Differenzierungsfähigkeit bei Aufgaben, die exaktes Sehen erfordern, kein Interesse an Puzzles, sprunghaft bei visuellen Aufgaben (Ausmalen)	Sehtest, Abklärung eines möglichen Astigmatismus

Differentialdiagnose	**Symptomatik**	**Strategie**
Entwicklungs-verzögerung	Bei Kindern kann bei sozial-emotionalen Entwicklungs-verzögerungen häufig die Frustrationstoleranz deutlich verringert sein.	Entwicklungstest
Überbegabung	Kind stört bei altersgemäßen Aufgaben, ist immer sofort mit Aufgaben fertig, langweilt sich	Durchführung eines Entwicklungs- oder Intelligenztests
Geistige Behinderung	Kind vermeidet Aufgaben (plötzliche Müdigkeit, Durst), bagatellisiert, versteht komplexe Aufforderungen nicht	Durchführung eines Entwicklungs- oder Intelligenztests
Depression	Bei Erwachsenen: agitiert, motorisch unruhig, kann nicht ruhig sitzen, Konzentrations-probleme	Fachärztliche Untersuchung in Bezug auf das Vorliegen einer „agitierten" Depression
Psychosen	Bei Erwachsenen: Konzentrationsstörungen und hohe Ablenkbarkeit	Fachärztliche Untersuchung
Angst- und Zwangs-störungen	Konzentrationsprobleme aufgrund der Aktivierung und mögliche motorische Unruhe als Angstsymptom	Fachärztliche Untersuchung
Tourette's Syndrom	Motorische Unruhe	Neurologische Abklärung
Schilddrüsen-erkrankungen	Motorische Unruhe bei Überfunktion	Endokrinologische Untersuchung
Epileptische Anfälle	Unruhe vor dem Anfall, Konzentrationsstörungen nach dem Anfall	EEG-Abklärung
Fragiles X-Syndrom	Hohe motorische Unruhe, Ablenkbarkeit	Genetische Beratung
Oppositionelle Verhaltensstörung	Impulskontrollprobleme als Begleitsymptom	Genaue fachärztliche Diagnostik
Schlafstörungen	Auftretende Konzentrations-probleme	Genaue fachärztliche Diagnostik, möglicherweise Schlaflabor
Mehrfach-behinderungen	Extreme motorische Unruhe und Konzentrationsprobleme als mögliche Begleitsymptome	Verhaltensanalyse, Verhaltensmodifikation
Andere Krankheiten	Konzentrationsstörungen als Begleitsymptomatik	Ärzliche/psychologische Abklärung

3.1 Klassifikationsansätze

Die ICD-10 und das DSM-IV sind die international etablierten diagnostischen Manuale für Störungen im Kindes-, Jugend- und im Erwachsenenalter. Die Diagnose der Störung ist in beiden internationalen Klassifikationssystemen beschrieben:

> Die Störungen der Aktivität, der Aufmerksamkeit und der Impulskontrolle müssen über einen Zeitraum von mindestens sechs Monaten in einem Ausmaß vorhanden sein, dass es zu einer Fehlanpassung führt und dem Entwicklungsstand des Kindes nicht angemessen ist.
>
> Beide Klassifikationssysteme setzen voraus, dass die hyperkinetischen Symptome in mehreren Lebensbereichen auftreten, allerdings können die Auffälligkeiten in den einzelnen Lebensbereichen unterschiedlich stark ausgeprägt sein.

Die Symptome treten typischerweise in Situationen stärker auf, in denen von den Jugendlichen eine längere Aufmerksamkeitsspanne vorausgesetzt wird, zum Beispiel im Unterricht, beim Essen oder bei den Hausaufgaben. Hingegen können Anzeichen der Störung in einem sehr geringen Maße oder gar nicht auftreten, wenn sich der Jugendliche in einer neuen Umgebung befindet oder wenn er nur mit einem Gegenüber konfrontiert ist, oder wenn er sich seiner Lieblingsaktivität widmet, selbst wenn diese in vermehrtem Maße Aufmerksamkeit erfordert. Beide Diagnosekriterien unterscheiden sich nur sehr unwesentlich in der Definition der einzelnen Kriterien. Sehr wohl gibt es aber Unterschiede in der Bestimmung der Anzahl der Kombination dieser Kriterien, die für eine Diagnose einer hyperaktiven Störung vorliegen müssen.

Klassifikation der Störung nach dem ICD-10

Wie man anhand der nachfolgenden Abbildung 1 sieht, müssen nach dem ICD-10 sowohl Störungen der Aufmerksamkeit als auch Störungen der Impulskontrolle und Störungen der Aktivität für die Diagnose einer Störung von Aktivität und Aufmerksamkeit vorhanden sein. (F90.0) Werden zusätzlich die Kriterien einer Störung des Sozialverhaltens erfüllt, dann wird eine Störung des Sozialverhaltens (F90.1) diagnostiziert.

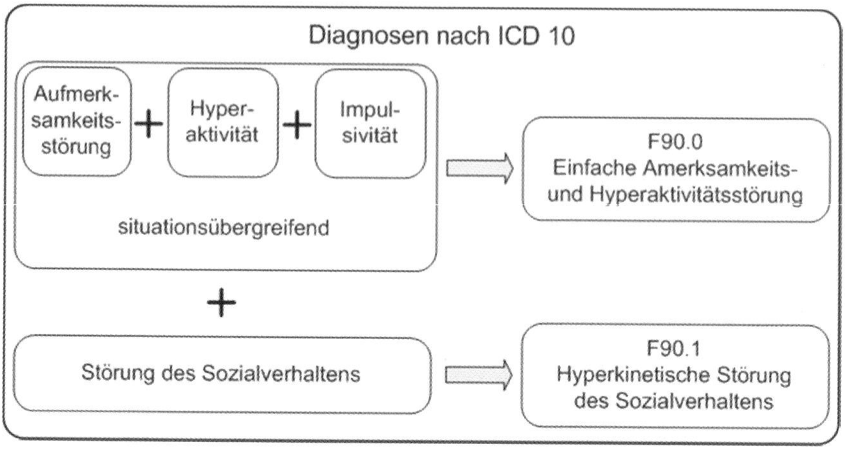

Abb. 1: Kriterien für die Diagnose einer hyperaktiven Störung nach ICD-10

Hyperkinetische Störungen stellen zusammen mit den aggressiven Verhaltensstörungen (Störungen des Sozialverhaltens) die häufigsten psychischen Störungen im Kindesalter dar. Sie sind gekennzeichnet durch eine Beeinträchtigung der Aufmerksamkeit (Aufmerksamkeitsstörung, Ablenkbarkeit), der Impulskontrolle (Impulsivität) und der Aktivität (Hyperaktivität). Diese Auffälligkeiten treten meistens schon vor dem sechsten Lebensjahr auf und sind in mehreren Situationen und Lebensbereichen nachweisbar, zum Beispiel in der Familie, im Kindergarten, in der Schule aber auch in Untersuchungssituationen.

Klassifikation der Störung nach dem DSM-IV

Nach Saß/Wittchen/Zauding (1996) ist das DSM-IV (Diagnostisches und statistisches Manual Psychischer Störungen) eines der geläufigsten Klassifikationssysteme. Es wurde bereits im Jahr 1952 das erste Mal herausgegeben und zwar von der American Psychiatric Association (APA) und wird regelmäßig revidiert. Seit 1996, der vierten Revision, liegt auch eine deutsche Übersetzung vor.

Wie man in der folgenden Abbildung sieht, unterscheidet das DSM-IV zwischen dem gemischtem Subtypen der Aufmerksamkeitsdefizit-/Hyperaktivitätsstörung, bei dem wie beim ICD-10 alle Kernsymptome auftreten, und zwischen dem vorherrschenden unaufmerksamen Subtyp („Träumer" oder „Hans-guck-in die Luft"). Bei diesem Typus liegen vor allem Aufmerksamkeitsstörungen vor. Hingegen sind Hyperaktivität/Impulsivität nicht oder nicht hinreichend stark ausgeprägt. Weiters unterscheidet es noch den vorherrschend hyperaktiv-impulsiven Subtypus („Zappelphilipp"). Bei dieser Diagnose liegen vor allem Hyperaktivität und Impulsivität vor, Aufmerksamkeitsstörungen sind nicht oder nicht hinreichend stark ausgeprägt.

Sigmund Freud wusste um die Problematik des „unaufmerksamen Subtyps“ schon gut Bescheid. In seiner Schrift „Psychopathologie des Alltagslebens“ analysierte er 1901 das Phänomen der Unaufmerksamkeit und Ablenkbarkeit:

> „Es gibt Menschen, die man als allgemein vergesslich bezeichnet und darum in ähnlicher Weise als entschuldigt gelten lässt wie etwa den Kurzsichtigen, wenn er auf der Strasse nicht grüßt. Diese Personen vergessen alle kleinen Versprechungen, die sie gegeben, lassen alle Aufträge unausgeführt, die sie empfangen haben, erweisen sich also in kleinen Dingen als unverlässlich und erheben dabei die Forderung, dass man ihnen diese kleineren Verstöße nicht übel nehme, d.h. nicht durch ihren Charakter erklären, sondern auf organische Eigentümlichkeit zurückführen solle.“ (S. 173)

Vorwegnehmend die heutigen Erklärungsversuche, schrieb er vorausschauend, dass „Abänderungen der Blutversorgung im nervösen Zentralorgan“ die Ursache dieser Zerstreutheit sein könnte. Dass eine genetisch bedingte reduzierte neuronale Aktivität insbesondere im Frontallappenbereich heute als Ursache für die Problematik gesehen wird, soll hier vorweggenommen werden (vgl. Kap. 5).

Bei Jugendlichen, die nicht mehr für eine Diagnose die notwendigen Symptome zeigen, kann nach dem DSM-IV die Diagnose durch den Zusatz „in partieller Remission“ spezifiziert werden.

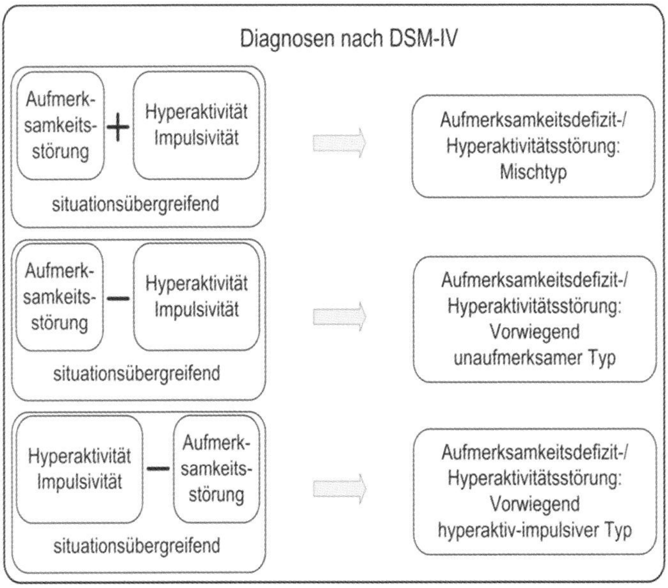

Abb. 2: Kriterien einer ADHS nach DSM-IV

Sowohl im ICD-10 als auch im DSM-IV ist außerdem eine Kategorie einer nicht näher bezeichneten hyperkinetischen Störung bzw. ADHS vorgegeben, die dann gewählt werden kann, wenn einzelne Kriterien nicht voll erfüllt sind.

Ein grundlegender Unterschied zwischen den beiden Diagnosesystemen besteht darin, dass das ICD-10 Kombinationsdiagnosen für jene Störungen vorsieht, die häufig gemeinsam auftreten, während nach dem DSM-IV in diesem Fall Mehrfachdiagnosen vergeben werden.

Bei den hyperkinetischen Störungen, die nach dem DSM-IV als ADHS bezeichnet werden, unterscheiden sich ICD-10 und DSM-IV in einem zentralen Punkt: Das ICD-10 fordert, dass für die Diagnose einer einfachen Aktivitäts- und Aufmerksamkeitsstörung sowohl Aufmerksamkeitsstörungen als auch Hyperaktivität und Impulsivität vorliegen müssen, während das DSM-IV drei unterschiedliche Diagnosen vorsieht.

Zusammenfassend kann man sagen: Bei beiden Diagnosesystemen ist festgelegt, dass die Symptome mindestens sechs Monate lang auftreten müssen und zwar in so einem Maße, dass sie mit dem Entwicklungsstand des Kindes nicht vereinbar sind bzw. in einem unangemessenen Ausmaß auftreten.

> Laut beiden Diagnosesystemen müssen deutliche Hinweise auf klinisch bedeutsame Beeinträchtigungen in sozialen, schulischen oder beruflichen Funktionsbereichen gegeben sein. Die Beeinträchtigung durch diese Symptome muss laut diesen Diagnosekriterien in zwei oder mehr Lebensbereichen, oder auch an anderen Orten (nach dem ICD-10), an denen Kinder beobachtet werden können, auftreten.

Klassifikation nach dem DSM –V

Die Kriterien und Verhaltensmerkmale wurden im DSM-V gegenüber dem DSM-IV erweitert und differenziert. Da sich die komplette Darstellung ohnehin im neuen Handbuch des DSM-V (2013) findet, wird hier nur eine Darstellung der wesentlichen Merkmale präsentiert. Die pathologisierende und defzitorientierte Aufzählung von Merkmalen ist einerseits diagnostisch von hoher Relevanz, andererseits aus einer systemisch-ressourcenorientierten Perspektive problematisch, da es gilt, negative Stigmatisierungseffekte zu vermeiden. Deshalb wird auch im Kapitel 8.2 eine kompetenzorientierte Checklist von ADHS bei Jugendlichen als Ergänzung zu den klinischen Diagnosekriterien angeboten.

Sechs oder mehr der folgenden Symptome in den Bereichen der Unaufmerksamkeit/Ablenkbarkeit und Hyperaktivität/Impulsivität sollen in den letzten 6 Monaten so ausgeprägt aufgetreten sein, dass sie das Leben und die Entwicklung des Jugendlichen in der Familie, Schule, Beruf und/oder Freizeit erschwert haben. Ist der Jugendliche 17 Jahre oder älter genügen für die Diagnose der Subtypen lediglich 4 zutreffende Symptome. Bei jungen Adoleszenten sollten für die Diagnose unbedingt Einschätzungen der Symptome sowohl von Lehrkräften als auch den Eltern abgegeben werden. Aufgrund der Selbsteinschätzungsprobleme auch älterer Adoleszenten sollten möglichst Außenstehende in ihrem Urteil einbezogen werden.

Unaufmerksamkeit

Schafft es oft nicht, seine Aufmerksamkeit auf Details zu richten, macht Flüchtigkeitsfehler.
Hat Probleme, länger bei einer Sache zu bleiben.
Wirkt oft so, als höre er (der Jugendliche) nicht zu, scheint als wäre er abgelenkt und in eigenen Gedanken, obwohl kein Anlass gegeben ist.
Hört sich Anweisungen oft nicht bis zum Schluss an oder liest Bedienungsanleitungen nicht fertig, um hinreichend zu verstehen, was er tun muss/schließt angefangene Aufgaben nicht ab.
Hat Schwierigkeiten, die Erledigung von Aufgaben oder die Abfolge von Aktivitäten selbst zu organisieren und Aufgaben sinn voll einzuteilen/ Gegenstände für Aufgaben sind in Unordnung oder werden nicht gefunden/wird mit Aufgaben nicht pünktlich fertig, da schlechtes Zeitmanagement.
Vermeidet Aufgaben und Aktivitäten, die eine andauernde geistige Anstrenung verlangen z.B. längere Hausaufgaben, Bücher, Gemeinschaftsaktivitäten.
Verliert und verlegt oft Gegenstände, die für Aufgaben und Aktivitäten gebraucht werden.
Ist durch äußere Reize wie Geräusche, Sprechen, Bewegungen, Licht etc. leicht ablenkbar.
Vergisst häufig Aufgaben und Aufträge.

Hyperaktivität und Impulsivität:

Ist oft unruhig, bewegt ständig Arme, Beine, klopft, krazt oder kaut an etwas.
Steht oft auf, wenn andere sitzen/verlässt oft Schreibtisch.
Läuft oft umher und klettert gerne wo hinauf.
Ist oft auffallend laut in der Gruppe und Gemeinschaft (z.B. bei Spielen) und äußert Freude oder Wut meist ohne Rücksicht auf Umgebung.
Wirkt oft wie getrieben.
Redet oft ununterbrochen, fällt anderen ins Wort und hört schwer zu.
Platzt voreilig mit Antworten heraus, bevor Frage ganz gestellt ist. Hat große Schwierigkeiten zu warten, bis er an der Reihe ist.
Unterbricht andere, platzt in Gespräche oder Aktivitäten anderer.
Handelt oft, ohne vorher nachzudenken und sagt Dinge, ohne die Konsequenzen zu bedenken, bricht und verlässt Freunde oder Gruppen aus einer frustrierten Laune heraus.

Ist schnell ungeduldig und „genervt", wenn er auf andere warten muss.
Fühlt sich unwohl, wenn Aufgaben und Aktivitäten langsam und systematisch durchgeführt werden sollen.
Hat große Schwierigkeiten, Versuchungen oder scheinbar „günstigen Gelegenheiten" zu widerstehen, bringt sich in gefährliche und riskante Lage.

Um die Diagnose zu stellen, muss eine Einschränkung der Lebensqualität des betroffenen Jugendlichen vorliegen, d.h. es müssen aufgrund der Symptome erkennbare und mit den Symptomen ursächlich verbundene ernsthafte Schwierigkeiten auftreten, sich in die Gemeinschaft zu integrieren sowie der Intelligenz und Förderung entsprechende Leistungen zu erbringen.

Des Weiteren ist für eine allfällige Diagnose wesentlich, dass es für die oben beschriebenen Symptome keine alternative oder bessere Erklärung gibt.

Das Auftreten der Symptome von ADHS heißt demnach keineswegs automatisch, dass die Diagnose ADHS zutrifft.

Eine Studie zur psychometrischen Analyse des DSM-V (Ghanizadeh et al. 2012, S. 5) zeigte, dass die neu hinzugegebenen Items im DSM-V im Vergleich zu den „alten" Items des DSM-IV eine geringere konvergente Validität aufweisen. „The three new criteria for hyperactivity/impulsivity were loaded in inattentiveness factor rather than in hyperactivity/impulsivity factor. These may not support support the fact that the four proposed symptoms for revision of ADHD exactly describe hyperactivity/impulsivity symptoms."

Die Konstruktvalidität des DSM-V bedarf demnach noch weiterer empirischer Studien zur Abklärung der Differenzierungsfähigkeit der Subtypen.

Inwiefern die im DSM-V neu formulierte „affektive Dysregulation", die DMDD („dysruptive mood dysregulation disorder") klar vom hyperaktiv-impulsiven Subtyp abgegrenzt werden kann, bleibt auch noch ein Feld zukünftiger Forschungsvorhaben. Er wird im DSM-V klar als eigenes Störungsbild abgebildet, das sich u.a. speziell durch veränderte Stimmungslagen, Wutanfälle, Reizbarkeit, verbale und körperliche Aggressivität auszeichnet. Die heftigen wiederkehrenden Temperamentsausbrüche, die in der Woche mindestens dreimal und ein Jahr lang auftreten müssen, sind dadurch charakterisiert, dass sie in keinem Verhältnis zur auslösenden Situation oder Provokation stehen. Für die Diagnose müssen die Symptome in der Kindheit aufgetreten sein und es darf im Unterschied zu bipolaren Störungen keine manischen Phasen geben.

Es bleibt zu hoffen, dass Jugendliche mit der Neigung zu Wutausbrüchen, was bekanntlich in dieser Altersstufe recht häufig vorkommt, nicht allzu schnell pathologisiert und als krank stigmatisiert werden. Dass es sich bei DMDD primär nicht um Erziehungs- oder Beziehungsprobleme handelt, scheint für Autoren des DSM-V erwiesen, ist jedoch für viele andere Fachleute noch zu wenig empirisch abgesichert. Allen Frances, einer der Mitentwickler des DSM-IV kritisiert am DSM-V die mangelnde empirische Absicherung der neuen Kategorien durch Forschungsergebnisse und bezeichnet DMDD als fehlerhafte Kategorisierung mit der Gefahr einer inflationären Verwendung (vgl. Frances 2013). Die Differentialdiagnose einer depressiven, bzw. bipolaren Sörung von der affektiven Dysregulation gelingt aufgrund des episodischen Charakters der Depression und genauen Anamnese im Gegensatz zur chronischen Irratibilität von Jugendlichen mit DMDD. Es wird sich in den nächsten Jahren aufgrund der klinischen Erfahrungen und weitere Forschungsergebnisse entscheiden, ob die Kategorie des DMDD auch in den für deutschsprachige Länder wesentlichen ICD-11 übernommen wird.

Die Komorbidität der affektiven Dysregulation mit ADHS überrascht kaum und dürfte zumindest bei 20% liegen (vgl. Abschnitt 6.3). In europäischen Ländern wird laut Grimmer et al. (2010) dieser Verhaltensphänotyp häufig als „kompliziertes ADHS" mit affektiver Dyssregulation, kombinierte Störung des Sozialverhaltens oder emotional instabile Persönlichkeitsstörung klassfiziert, während er in den USA bis zum DSM-V häufig im Spektrum der bipolaren Störung eingeordnet wurde, was zunehmend Kritik hervorrief (Carlson 1998). Es hat sich nicht bestätigt, dass die Symptome erste Anzeichen einer bipolaren Störung wären. Die Abgrenzung zu ADHS ist schwieriger. Treffend meint Grimmler und Mitarbeiter (2010, S. 199): „Allerdings bedarf die Hochrisikogruppe mit einem Mischbild aus ADHS und begleitender affektiver Dysregulation stärkerer Beachtung, insbesondere bei der Entwicklung geigneter psycho- und pharmakotherapeutischer Ansätze. Diese Kinder und Jugendlichen und ihre Familien sollten langfristig aufmerksam belgeitet werden."

3.2 Prävalenz

Nach Döpfner/Fröhlich/Lehmkuhl (2000) ist ADHS die am häufigsten auftretende Störung im Kindes- und Jugendalter. Den Autoren zufolge ist die Prävalenz der ADHS auf Grund der niedrigeren DSM-IV Kriterien für die Diagnose wesentlich höher als die Störung von Aktivität und Aufmerksamkeit nach dem ICD-10.

Die Prävalenzraten für die Diagnose einer ADS/ADHS, welche auf Eltern- oder LehrerInnenfragebögen nach dem DSM-IV basieren, schwanken von 8,8% bis 17,8%.

Interessant ist auch, dass Jungen von der Störung mindestens zwei- bis dreimal häufiger betroffen sind als Mädchen. Das Geschlechterverhältnis wird nach Döpfner/Fröhlich/Lehmkuhl (2000) in den meisten Studien mit 3:1 und 9:1 angegeben. In der Studie von Baumgaertel et al. (1995) lag die Jungen-Mädchen-Relevanz je nach Subtypus zwischen 2:1 beim vorherrschend unaufmerksamen Subtypus und 5:1 beim hyperaktiv-impulsiven Subtypus.

Nach Döpfner (2000), zit. n. Döpfner/Fröhlich/Lehmkuhl (2000), liegt die Häufigkeit bei circa 5%, was wiederum bedeutet, dass sich in jeder Schulklasse etwa 1 bis 3 Kinder mit ADS/ADHS befinden.

Baumgaertel/Wolraich/Dietrich (1995), zit. n. Robin (1998), fanden heraus, dass die Prävalenzrate von ADHS ansteigt, von 9,6% mit den DSM-III Kriterien zu 17,8% mit den DSM-IV Kriterien, wobei die meisten unter den Unaufmerksamen und Hyperaktiv-impulsiven Subtyp fallen. Der Unaufmerksame Subtyp war mehr mit akademischen Problemen konfrontiert und der Hyperaktive Impulsive Subtyp war mehr mit Verhaltensproblemen konfrontiert. Der kombinierte Subtyp zeigte sowohl akademische- als auch Verhaltensprobleme.

Steinhausen (1995) zufolge wurde die Häufigkeit von ADHS in der Ontario-Child-Health-Study sehr genau untersucht. Das Ergebnis lautete: die Prävalenz lag bei den Jungen im Schulalter bei 9% und bei den Mädchen bei 3,3%.

Ein Grund für die unterschiedlichen Angaben in Bezug auf die Prävalenz des Störungsbildes könnte sein, dass die Diagnose von ADHS (Aufmerksamkeits-Defizit-Hyperaktivitätsstörung) auf Grund der oft vorliegenden Begleitstörungen sich in vielen Fällen sehr schwierig gestalten kann.

3.3 Symptomkriterien

Zu den Symptomkriterien der hyperaktiven Störung bzw. der Aufmerksamkeitsdefizit-/Hyperaktivitätsstörung zählen die Unaufmerksamkeit, die Hyperaktivität und die Impulsivität. Im Folgenden werde ich nun etwas näher auf diese unter Berücksichtigung des Jugendalters eingehen.

Unaufmerksamkeit

Im Jugendalter umfasst das Konstrukt von Aufmerksamkeit eine breite Reichweite von Phänomenen, bei denen die Teenager ihre Schwierigkeiten manifestieren. Diese kommen beim Auswählen und Fokussieren täglicher Arbeiten und Hausaufgaben vor, bspw. Aufgaben, bei der das Aufrechterhalten von Konzentration und das Standhalten gegenüber Ablenkung wichtig ist sowie bei der Organisation des Überganges von einer Aufgabe zur anderen. Des Weiteren vertrödeln diese Jugendlichen häufig die Zeit, so dass sie nie ihre selbstständige Klassenarbeit beginnen. Sie beginnen mit ihren Prüfungen in letzter Minute und sagen „Ja, in einigen Minuten", wenn sie bspw. die Mutter nach dem Hinausbringen des Mülls fragt. Sie haben Anweisungen bereits in wenigen Minuten vergessen und spielen ausdauernd am Computer oder telefonieren.

In Bezug auf die Schule lassen sich nach Döpfner/Fröhlich/Lehmkuhl (2000) bei Jugendlichen mit ADHS viele Schwierigkeiten erkennen: sie beachten häufig Einzelheiten nicht, machen Flüchtigkeitsfehler (z.B. bei Schularbeiten), sie scheinen oft nicht zuzuhören, wenn man mit ihnen spricht, führen Anweisungen anderer Personen nicht vollständig durch bzw. bringen Schularbeiten, Arbeiten und Pflichten am Arbeitsplatz nicht zu Ende; und sie neigen dazu öfter Gegenstände zu verlieren, welche sie für Aufgaben oder Aktivitäten benötigen.

Im Gegensatz zu Kindern erkennen Jugendliche ihre Defizite häufiger und empfinden diese als sehr belastend. Besonders der chaotische, unstrukturierte Arbeitsstil führt zu Brüchen in der Schulkarriere oder der Berufslaufbahn. Oft entspricht die berufliche Stellung nicht dem Intelligenzniveau und der Ausbildung des Jugendlichen. Während beim Kind sich die Aufmerksamkeitsstörung darin äußert, dass Einzelheiten nicht beachtet werden und Flüchtigkeitsfehler auftreten, zeigt sich beim Jugendlichen eine mangelnde Konzentration beim Lesen und die Unfähigkeit so lange konzentriert zu sein, bis der Auftrag verinnerlicht ist – z.B. beim Lesen von Bedienungsanleitungen. Aufgabenstellungen werden oft nur unvollständig erfasst, der Jugendliche fühlt sich daher schnell überfordert. Es kann keine Gliederung vorgenommen werden – er wechselt daher rasch zu einer neuen interessanten Tätigkeit. Routinearbeiten, regelmäßige Arbeitsabläufe, uninteressante Aufträge führen zu Ablenkbarkeit, wichtige und unwichtige Dinge sind gleichrangig und können nicht gewichtet werden.

Er ist ständig mit den eigenen Gedanken beschäftigt, ignoriert scheinbar die Umgebung. Er hat Schwierigkeiten, einem Gespräch längere Zeit zu folgen, was von den anderen oft als Desinteresse interpretiert wird.

Es besteht die Unfähigkeit, sich an Handlungen zurückzuerinnern, die Erinnerung an die Ausgangssituation ist verloren – es besteht subjektiv der Eindruck, sich ständig in einer unvorhersehbaren Situation zu befinden. Dies kann dann zu dem Gefühl führen, an vorzeitigem „Alzheimer“ zu leiden.

Die beiden am häufigsten verwendeten Methoden zur objektivierten Erfassung einiger Aspekte von Aufmerksamkeitsstörungen sind der so genannte „Continuous Performance Test“ (CPT) von Connors et al. (2002) und der „Test of Variables of Attention“ (TOVA) von Greenberg (1987).

Da letzterer im methodischen Teil der Arbeit genauer beschrieben wird, soll an dieser Stelle der relativ ähnliche CPT dargestellt werden. Dabei wird vom Kind verlangt, dass es jedes Mal auf eine Taste drückt, wenn am Bildschirm des Computers ein Zielreiz z.B. X auf einen Hinweisreiz A folgt. Diese Abfolge wird in zufällig präsentierten Intervallen gesteuert. Dabei können grundsätzlich zwei Fehlerarten entstehen:

1) Auslassen von relevanten Zielsequenzen, was man als „Omissions-Fehler" bezeichnet.

2) Reaktionen auf irrelevante Reize, die man als „Commissionsfehler" definiert.

Die Omissionsfehler sollen nun besonders sensitiv zur Erfassung von Defiziten der selektiven Aufmerksamkeit sein, wohingegen die Commissionsfehler eher auf impulsives Verhalten (Unfähigkeit zur Kontrolle unpassender Antworten) Hinweise geben sollen. Außerdem wird bei allen Reaktionen die Reaktionsgeschwindigkeit erfasst.

In experimentellen Studien zeigte sich, dass der CPT zwischen Kindern mit ADHS und normalen Kontrollgruppen signifikante Unterschiede erbringt (Denckla 1996). ADHS lässt sich jedoch nicht klar im CPT von anderen Störungen wie Lernbeeinträchtigungen abgrenzen (Corkum et al. 1993). Etliche Studien zeigen jedoch, dass die Leistungen im CPT sehr stark vom Kontext abhängig sind. So zeigten Kinder mit ADHS wesentlich bessere Leistungen im CPT, wenn z.B. ein Erwachsener im selben Raum ist (Gomez und Samson 1994). Eine häufige Bemerkung dieser Kinder und Jugendlichen ist „Mir ist langweilig" oder „Das ist langweilig". Repetitive Aufgaben (wie der CPT) sind für etliche dieser Kinder eher langweilig und wenig stimulierend. Ihre Leistungen steigen stark mit einem erhöhten Niveau der Stimulation und Motivation der Aufgabe (Zentall 1985).

Die Schwierigkeit, sich über längere Zeit anzustrengen und bis zu einem Ziel durchzuhalten, scheint mit der Unfähigkeit, sich bei langweiligeren Aufgaben zu konzentrieren und den Ablenkungen zu widerstehen, eng zusammenzuhängen. Warum können sich viele dieser Kinder sich stundenlang sehr konzentriert mit Video- und Gameboy-Spielen sogar verbissen bis zum Ziel beschäftigen? Jede plausible Theorie über ADHS wird diese Fluktuation und Kontextabhängigkeit der Aufmerksamkeitsleistungen erklären müssen.

Hyperaktivität

In die Kategorie Hyperaktivität fallen Verhaltensweisen wie häufiges Zappeln mit Händen und Füßen oder das Herumrutschen auf dem Stuhl bzw. häufiges Aufstehen in der Klasse oder in anderen Situationen, in denen Sitzen bleiben erforderlich ist bzw. erwartet wird.

Weiters äußert sich die Hyperaktivität darin, dass der Jugendliche häufig Schwierigkeiten hat ruhig zu arbeiten oder sich mit Freizeitaktivitäten ruhig zu beschäftigen.

Jugendliche mit ADHS zappeln weniger als Kinder herum, sondern demonstrieren andere Zeichen von geringer motorischer Ruhelosigkeit. Sie fühlen sich eingeschränkt, wenn sie für eine längere Zeit in einem Klassenraum sind oder wenn sie für eine längere Zeit an einem Tisch sitzen müssen. Ununterbrochenes Reden und rastloses Verhalten sind zwei zusätzliche Manifestationen von Hyperaktivität im Jugendalter.

Im Jugend- und Erwachsenenalter werden die Zeichen der physischen Hyperaktivität diskreter. Der US-Psychiater Paul Wender hat diese Symptome als „Wender-Zeichen", die auch noch im späteren Erwachsenenalter nachweisbar sind, zusammengefasst:

Scharren mit den Füßen
Häufige Veränderung der Sitzposition
Starkes Gestikulieren
Spielen mit kleinen Gegenständen in den Händen
Nägelkauen

Die häufig im Jugendalter getroffene Berufswahl zeigt Berufe mit Bewegungsmöglichkeit – Außendienstposition. Die Betroffenen suchen Berufe mit abwechslungsreicher Tätigkeit ohne Alltagstrott. Handys werden überdurchschnittlich häufig benutzt und viele Reizquellen werden oft gleichzeitig aktiviert. Sie vermeiden nicht selten Langstreckenflüge, ebenso Kirchgang, klassische Konzerte und Vorträge. Risikosportarten führen durch angespannte Reizsituationen zu intensiver Konzentrationsleistung, die als angenehm empfunden wird. Man steht lieber anstatt zu sitzen, Immobilität führt zu Anspannung und macht Stress.

Impulsivität

Dem gegenwärtigen Forschungsstand entspricht es, dass Impulsivität das eigentliche Primärsymptom des ADHS wäre, also die Unfähigkeit, Reaktionen auf einen Impuls hin zu kontrollieren und zu steuern. Insbesondere Barkley (1997) vertritt mit seiner Theorie diesen Standpunkt. Das grundlegende Problem von Menschen mit ADHS ist ihre Unfähigkeit, Reaktionen auf Signale, Reize oder Ereignisse zu stoppen, die irrelevant in der Ausführung der begonnenen Tätigkeit sind. Zentrales Kernproblem ist auch die Unfähigkeit, der spontanen Reaktion und dem zu widerstehen, was im Moment gerade interessant oder lohnenswert erscheint und die Folgen dieser Reaktion im Vorhinein reflexiv abzuschätzen. Also vereinfacht ausgedrückt handeln diese Menschen nach dem Motto „Erst handeln, dann nachdenken", was viele Schwierigkeiten im Kontext von Leistung, Sozialem und Gesundheit mit sich bringt. Wir werden in diesem Zusammenhang noch genau auf das dadurch erhöhte Unfallrisiko dieser Kinder und Jugendlichen eingehen.

Die mangelhafte Impulskontrolle äußert sich im Verhaltensbereich dadurch, dass diese Menschen unbedacht und vorschnell Reaktionen zeigen, die sie oft nachher bedauern, Regeln übertreten und schwer warten können, bis sie an der Reihe sind. Kognitiv zeigen sich Probleme mit der Planung und Organisation von Aufgaben, unfertigen Aufgaben oder Leistungen mit vielen Flüchtigkeits- und Schlampigkeitsfehlern. Emotional äußert sich die mangelnde Impulskontrolle in Wutausbrüchen und aggressivem Verhalten auf oft nichtige Anlässe hin, niedriger Frustrationstoleranz und Ungeduld. Die Differentialdiagnose zu anderen Störungen wie „borderline" oder manisch-depressiven Erscheinungsbildern erscheint gerade im Jugendalter recht schwierig.

Im ICD 10 wird interessanterweise Impulsivität als konstituierendes Merkmal der hyperkinetischen Störung ausgeschlossen. Ein Grund dürfte darin liegen, dass Impulsivität ein schillernder Begriff ist, der in Verhaltenseinschätzungen nur undifferenziert zu erfassen ist. Weiters ist die Übereinstimmung unter den Forschern und Klinikern, was die wirklich relevanten Aspekte von Impulsivität sind und wie sie gemessen werden können, sehr gering. Mit etlichen Testverfahren wurde nun versucht, das Konstrukt Impulsivität zu operationalisieren, z.B. in der Anzahl schneller, aber ungenauer Reaktionen im „Matching Familiar Figures Test" (Kagan 1966), dem „Stroop Test" (Stroop 1935) und – wie bereits erwähnt – in den „Commissionsfehlern" des CPT und TOVA.

Schwache Leistungen in diesen Testwerten können jedoch auf schlampiges „Scannen" der Testaufgaben, zu schnelles Entscheiden oder Schwierigkeiten der Impulskontrolle zurückzuführen sein. Auch Studien belegen, dass zu schnelles, ungenaues Reagieren kaum eine valide Erfassung von Impulsivität im Rahmen von ADHS garantiert (Van der Meere et al. 1992). Sergeant (1988) überprüfte die Idee von Impulsivität als ineffiziente Informationsverarbeitung mit zu schneller und ungenauer Impulskontrolle. Die Ergebnisse erbrachten keine signifikanten Unterschiede zu den Leistungen der Kontrollgruppe. Mit wenigen Ausnahmen (Ceki et al. 1984) zeigen auch die meisten Studien, dass externe Ablenkungsreize (Radiomusik, Lärm, periphere Bilder usw.) kaum geeignet erscheinen, Kinder mit ADHS zu irritieren, da angenommen wurde, sie könnten den Impuls zum Reagieren auf solche Reize nur schwer kontrollieren und zurückhalten. Im Gegenteil: Leistungen hyperaktiver Kinder waren unter diesen erschwerten Bedingungen sogar besser (Van der Meere und Sergeant 1988).

Die Impulsivität zählt zusammen mit dem Aspekt der Unaufmerksamkeit und Hyperaktivität zu den Symptomkriterien der ADHS.

Das Problem von Menschen mit ADHS besteht darin, dass sie nicht fähig sind, Reaktionen auf Signale, Reize bzw. auf Ereignisse zu stoppen, welche irrelevant in der Ausführung der begonnenen Tätigkeit sind. Ein weiteres Problem ist, dass die Betroffenen sich schwertun, spontanen Reaktionen zu widerstehen.

Die Impulsivität äußert sich beispielsweise in der Schule darin, dass der Jugendliche nur schwer warten kann, bis er an der Reihe ist. Nach Döpfner/Fröhlich/Lehmkuhl (2000) platzen die Betroffenen häufig mit Antworten heraus, bevor die Frage zu Ende gestellt ist. Der Aspekt der Impulsivität zeigt sich auch darin, dass der Betroffene häufig übermäßig viel redet.

Robin (1998) greift die Unterscheidung der Impulsivität in kognitive und emotionale Komponenten auf. Kognitiv gesehen übersehen impulsive Jugendliche schnell entscheidende Details bei den Schulaufgaben, machen Flüchtigkeitsfehler und schreiben schlampig. Sie können ihr kognitives Tempo nicht verlangsamen. Emotional gesehen werden impulsive Teenager schnell frustriert, erregt, launisch und/oder emotional überaktiv, sie verlieren ihr Temperament und werden wütend oder neigen zu gewalttätigen Ausbrüchen, welche mit aggressiven physischen und verbalen Reaktionen begleitet sein können, entweder direkt an andere oder zu sich selbst gerichtet.

Betroffene Jugendliche berichten folgendermaßen über ihre Impulsivität: es fällt ihnen schwer, sich zu beherrschen. In Gesprächen führt dies zu häufiger Unterbrechung des Partners, es rutschen ihnen unpassende oder auch beleidigende Bemerkungen heraus. Sie sagen oft spontan Dinge, die ihnen dann leidtun und für die sie sich dann genieren. Es fällt ihnen schwer zu warten und in Schlangen zu stehen oder in Autokolonnen zu warten. Sie können dann sehr rasch aggressiv reagieren. Das Fahrverhalten im Straßenverkehr ist risikoreich, die Unfallgefahr deutlich erhöht. Entscheidungen beruflicher, finanzieller und privater Natur werden oft unüberlegt und sprunghaft getroffen. Dies führt zu häufigen Stellenwechsel aber auch zu Problemen in der Partnerschaft. Früher Beginn sexueller Aktivität ist typisch.

4. Medizinische Grundlagen von ADHS

Vor nicht allzu langer Zeit wurden Eltern bzw. deren Erziehungsverhalten als Ursache für Aufmerksamkeitsstörungen bzw. Verhaltensstörungen ihrer Kinder beschuldigt. Ineffiziente Erziehung und falsche pädagogische Maßnahmen wurden immer wieder kritisiert und kausal mit der Entstehung von ADHS in Zusammenhang gebracht. Dies hat sich als nicht richtig erwiesen. Wissenschaftliche ExpertInnen und MedizinerInnen sind sich einig, dass nicht primär pädagogische „Fehler" die Ursache von ADHS sind, sondern man stimmt generell darin überein, dass ADHS eine neurobiologische Grundlage hat. Besonders biochemische Prozesse sind für das Zustandekommen der ADHS-Symptomatik verantwortlich. Chemische Botenstoffe, auch Neurotransmitter genannt, sind für viele Funktionen im Gehirn zuständig, auch u.a. für die Aufmerksamkeit, die Impulskontrolle und die motorische Aktivität. Wenn nun diese Neurotransmitter-Systeme in einem Ungleichgewicht sind bzw. es zu Funktionsstörungen in diesen Systemen kommt, kann dies ein wichtiger Faktor für ADHS sein. Dies heißt aber nicht, dass ein Jugendlicher, der an ADHS leidet, ausschließlich biochemischen Prozessen ausgeliefert ist. Er hat nur das Problem, dass viele Anforderungen, welche die heutige Zeit an einen jungen Menschen stellt, schwerer bewältigt werden können. Es bedarf einer deutlich größeren Anstrengung, Arbeiten konzentriert zu verfolgen. Das heißt es fällt schwerer aufmerksam zu sein, den Eltern zuzuhören und Schulaufgaben oder Arbeitsaufträge fristgerecht zu beenden.

Die Ergebnisse vieler Forschungsbereiche zeigen die Evidenz biochemischer Korrelate für ADHS.

Die Anlage für ADHS ist stark genetisch mitbestimmt und wird daher oft von Generation zu Generation weitergegeben.

Viele neurobiologische und neuroradiologische Untersuchungen belegen den Zusammenhang von Neurotransmittern und anderer neurobiologischer Parameter mit dem Zustandekommen von ADHS. Lou hat bereits in den 80er Jahren mit Spektuntersuchungen einen Unterschied in Blutfluss des Gehirns zwischen ADHS-Patienten und einer Vergleichsgruppe feststellen können. Busch konnte 1999 Unterschiede in der Aktivierung von Neurotransmittern bei Denkaufgaben zwischen ADHS-Kindern im Vergleich zu einer Kontrollgruppe feststellen. Weiters zeigt auch die positive Wirkung von Medikamenten, welche die Neurotransmitterungleichgewichte verbessern, dass neurobiologische Faktoren hier maßgeblich eine Rolle spielen.

Neben genetisch bedingten Faktoren spielen auch all jene Einflüsse, welche ein frühkindliches Gehirn oder ein embryonales Gehirn schädigen, eine Rolle beim Zustandekommen der ADHS. Frühgeburtlichkeit oder Probleme um den Geburtszeitpunkt können eine ADHS verursachen, wenn es z.B. zu einem Sauerstoffmangel während der Geburt kommt. Wenn ein Baby nach der Geburt intensiv-medizinisch behandelt werden musste, ist die Wahrscheinlichkeit, dass dieses Kind eine ADHS entwickelt deutlich höher als bei einer Vergleichsgruppe von reif geborenen Kindern. Auch schädigende Einflüsse, die auf das embryonale Gehirn wirken, wie z.B. Intoxikationen durch Alkohol oder Nikotin spielen hier eine große Rolle.

Der Einfluss von Schilddrüsenerkrankungen scheint ebenfalls eine Rolle beim Zustandekommen einer ADHS zu spielen, genaue Daten dazu sind jedoch noch nicht vorhanden. In seltenen Fällen können auch Nahrungsmittel oder Nahrungsmittelbestandteile wie Zucker, Kuhmilch, Nahrungsmittelfarbstoffe oder Geschmackverstärker das Zustandekommen einer ADHS verursachen.

Bei all diesen möglichen Ursachen spielen Defizite in den Neurotransmitter-Systemen des zentralen Nervensystems eine große Rolle. Unter dem zentralen Nervensystem verstehen wir das Gehirn und die Nerven und Nervenbahnen im Rückenmark. Das zentrale Nervensystem reagiert auf alle Reize, die wir empfangen mit motorischen oder impulsiven Reaktionen. Es handelt sich um ein wichtiges Kontrollsystem, das den gesamten Körper steuert und koordiniert. Bei der ADHS funktioniert diese Steuerung aufgrund von Neurotransmitterungleichgewichten nicht so wie bei anderen Jugendlichen. Um ein besseres Verständnis der neurobiologischen Vorgänge bei ADHS zu ermöglichen, werden im folgenden Glossar die wichtigsten Begriffe kurz erläutert.

Tab. 2: Glossar wichtiger neurobiologischer Begriffe bei ADHS

Basalganglien	**Unter dem Großhirn gelegene Nervenkerne**
Cingulärer Kortex	Vom Stirnlappen des Gehirns ausgehende Verbindungsfasern zum Schläfenlappen
Corpus Callosum	Balken, verbindet die beiden Hirnhälften
CT	Computer-Tomographie, bildgebendes Verfahren dient zur schichtweisen Darstellung von (Hirn)-Strukturen
Dopamin	Hirnbotenstoff zur Steuerung bestimmter Hirnfunktionen
Dopamin-Rezeptor	Empfangs-Aufnahmeeinrichtungen für Dopamin in die Nervenzelle
Dopamin-Transporter	Eiweiß, welches das Dopamin im snyaptischen Spalt bindet und zur Nervenzelle transportiert und damit inaktiviert

Basalganglien	**Unter dem Großhirn gelegene Nervenkerne**
Gen	Teil des Erbgutes (DNS) welches paarweise angelegt (eines vom Vater eines von der Mutter) und an den Chromosomen angeordnet ist
Genallele	Verschiedene (zwei oder mehr) Varianten vorliegender Gene
Limbisches System	Bereich im Zwischenhirn der u.a. Gefühle, Emotionen Motivation und Triebe steuert
Locus Coeruleus	Zellgruppe im Stammhirn welches im Noradrenergen-System eine wichtige Rolle spielt
MR	Magnetresonanz, bildgebendes Verfahren welches ohne Röntgenstrahlen mittels elektromagnetischer Felder Feinstrukturen des (Gehirn) Gewebes darstellt
Neurotransmitter	Hirnbotenstoffe, dienen zur Übertragung von neuronalen Erregungen
Noradrenalin	Hirnbotenstoff zur Steuerung bestimmter Hirnfunktionen
Parietaler Kortex	Teil des Großhirns im Scheitelbereich, dient u.a. der Verarbeitung taktiler Reize
PET	Positronen-Emissions-Tomographie, bildgebendes Verfahren welches funktionelle Abläufe im Gehirn darstellt
Präfrontaler Kortex	Teil des Großhirns im Stirnbereich, dient zur u.a. zur Handlungsplanung und zur Selbstkontrolle
Synapse	Verbindung von 2 Nervenzellen, „senden“ Erregungen mit Hilfe von Neurotransmittern von einer Nervenzelle zur nächsten
Thalamus	Größte graue Kernmasse des Zwischenhirns, koordinierende Schaltstelle, verbindet Großhirn mit untergeordneten Zentren, steuert affektbetonte Impulse

Bei ADHS spielen primär zwei Transmittersysteme eine Rolle:

1. das Dopamin-System, welches vorwiegend im vorderen Teil des Gehirnes gelegen ist und das
2. noradrenerge System, das auch hinteres Aufmerksamkeitssystem genannt wird.

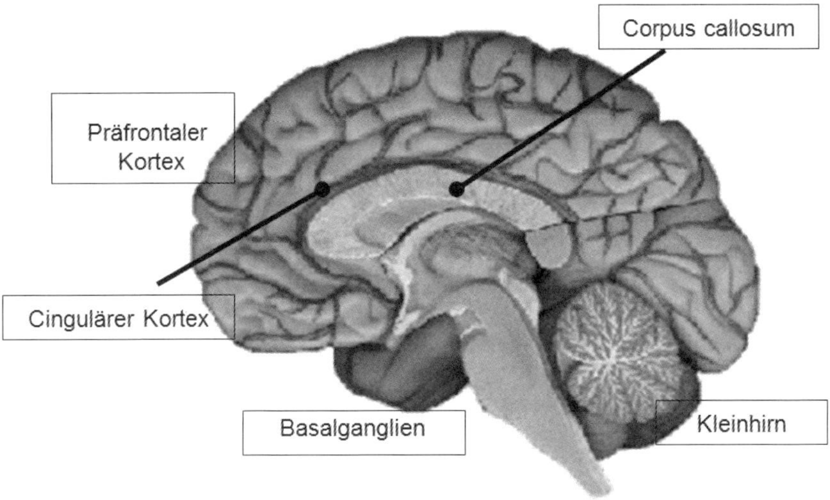

Abb. 3: Strukturell und funktionell veränderte Hirnregionen bei ADHS

Involviert in die Aufmerksamkeitsproblematik sind der präfrontale Kortex, der prämotorische Kortex. Diese Systeme unterstützen die Kontrolle der Aufmerksamkeit, die Hemmung impulsiver Antworten.

Das limbische System, welches sich im Zentrum des Gehirns befindet, beeinflusst Gefühle, Gedächtnis und Motivation. Wichtige Bereich hier sind der Hypocampus und der vordere zinguläre Kortex.

Im hinteren Bereich des Gehirns befindet sich die Formatio Retikularis, welche die Daueraufmerksamkeit steuert und welche dafür verantwortlich ist, Aufmerksamkeit auf wichtige Reize zu lenken und unwichtige Reize weitgehend auszuschalten. Das menschliche Nervensystem hat Billionen von Nervenzellen und Nervenfasern, welche Informationen weitertragen.

Die Nervenzelle bzw. die Zellfasern, auch Neuronen genannt, transportieren nun Signale und Informationen von einer Nervenzelle zur anderen. Dies könnte man mit Straßen, Quergassen, Kreuzungen und Einbahnsystemen des Straßenverkehrs vergleichen (Vincent 2007). Zwischen den Nervenzellen befindet sich ein Spalt, der sogenannte synaptische Spalt. Damit nun eine Information von einem Neuron zum nächsten weitergegeben werden kann, ist es notwendig, diesen synaptischen Spalt zu überspringen. Dies ist nun die Aufgabe der Neurotransmitter, welche die chemischen Botenstoffe des Gehirns sind und in unserem Beispiel mit der Verkehrspolizei verglichen werden können. Normalerweise wissen die Informationen des Gehirnes wohin sie weitergeleitet werden und die Verkehrspolizisten helfen ihnen, zur richtigen Zeit zu starten oder auch zu stoppen und die richtige Straße zu nehmen. Diese Neurotransmitter werden also im synaptischen Spalt freigesetzt, um die jeweiligen Informationen übertragen zu können.

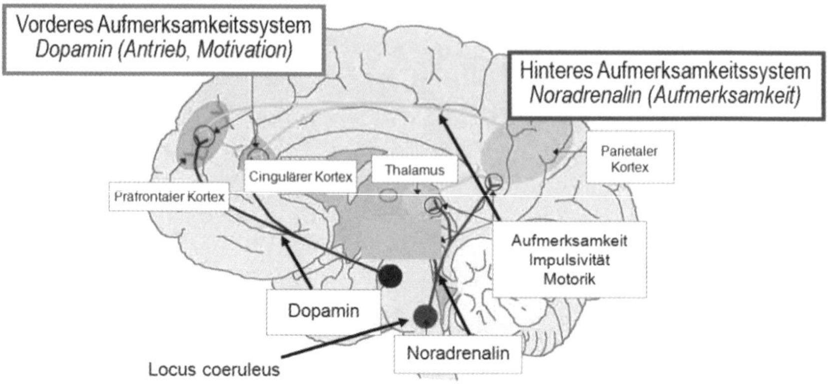

Abb. 4: Neurotransmitter-Systeme

Forschungen zeigen, dass Kindern mit ADHS diese Übertragung im synaptischen Spalt durch die Neurotransmitter nicht so gut gelingt wie anderen Kindern. Die Information kann somit nicht reibungsfrei von einer Nervenzelle zur anderen weitergegeben werden. Die Synapse stellt somit eine Übertragungsbarriere dar. Diese Unterbrechung einer reibungslosen Übertragung von Nervenreizen ist vorwiegend verursacht durch ein Defizit von chemischen Neurotransmittersubstanzen, die somit den normalen Nachrichtenfluss hemmen und durcheinanderbringen.

Indem der Informationsfluss durch das zentrale Nervensystem und das Gehirn unterbrochen wird, haben ADHS-Kinder Schwierigkeiten Aufmerksamkeit aufrecht zu erhalten, Impulse zu kontrollieren und motorische Aktivitäten zu steuern.

Wenn nun diese Neurotransmitter nicht in ausreichender Menge zur Verfügung stehen, kann es zur Unaufmerksamkeit, Ablenkbarkeit, impulsiv-aggressivem Verhalten und einer deutlichen Irritation des Betroffenen kommen.

Ein Ungleichgewicht der Neurotransmittersysteme und mangelhafte Verwertung von Dopamin besonders im Bereich der Stirnregion legen ADHS als stoffwechselbedingte Störung mit starken genetischen Anteilen nahe.

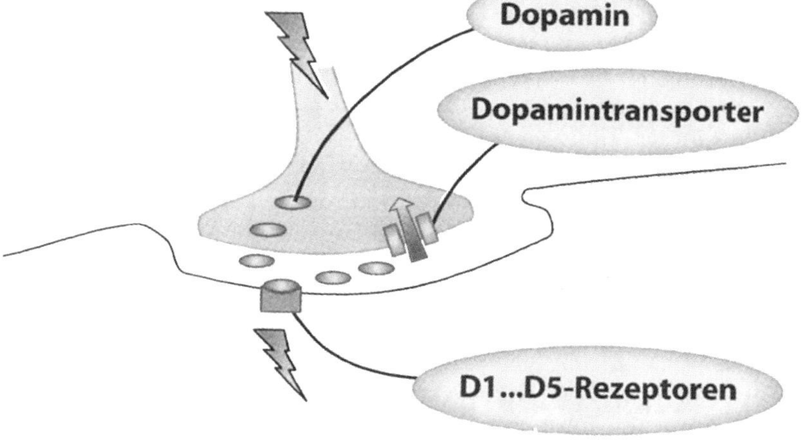

Abb. 5: Dopaminerge Synapse ohne Methylphenidat (Swanson und Volkow 2002, Huss 2003)

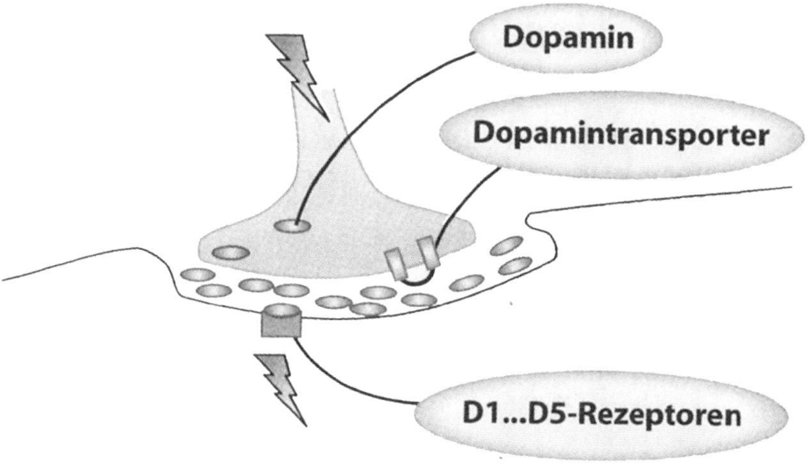

Abb. 6: Dopaminerge Synapse unter Einfluss von Methylphenidat

Heute liegen zahlreiche wissenschaftliche Arbeiten vor, welche mittels bildgebender Verfahren, den Zusammenhang von neurobiologischen Faktoren mit dem Zustandekommen der ADHS bestätigen.

Wie bereits erwähnt, hat Lou schon in den 80er Jahren die zerebrale Durchblutung bei Kindern mit ADHS mit jener von gesunden Kindern verglichen und in bestimmten Gehirnarealen wie z.B. im frontalen Kortex oder in den Basalganglien einen Unterschied im Blutfluss nachgewiesen, wobei jene Gruppe der ADHS-Kinder eine deutlich geringere Durchblutung aufwies als eine gesunde Kontrollgruppe.

Busch (1999) konnte mittels funktioneller Magnetresonanzuntersuchung die Dopaminkonzentration im frontalen zingulären Kortex, welcher dem limbischen System angehört, messen und feststellen, dass diese bei Kindern mit ADHS im Vergleich zu einer gesunden Vergleichsgruppe deutlich reduziert ist. Zametkin führte im National Institut of Mental Health Studien mittels Positron Emition Tomography (PET) durch. Mit dieser Untersuchungsmethode kann man die Aktivität des Gehirns sichtbar machen. Diese Studien zeigten eine verminderte Aktivität in präfrontalen Bereichen des Gehirns bei Erwachsenen mit ADHS. Dieser präfrontale Kortex beinhaltet Gehirnareale, welche für die Handlungsplanung zuständig sind. Das Defizit von Handlungsplanung und Organisation stellt einen wichtigen Bereich der Symptomatik der ADHS dar. Weiters ist dieser Bereich der verminderten Aktivität zuständig für Komplexe geistiger Aktivitäten wie Gedächtnis, Sprache und Gedanken. Die wichtigsten Neurotransmitter in diesen Gehirnbereichen sind Dopamin und Noradrenalin. Weitere PET-Untersuchungen zeigen, dass eine Behandlung mit Stimulanzien zu einer Normalisierung der Befunde führen. Nach einer Behandlung mit Stimulanzien zeigen die Untersuchungsergebnisse von ADHS-Patienten und normalen Vergleichspatienten keinen Unterschied mehr.

In einer brandneuen umfassenden Untersuchung mit insgesamt 450 Kindern, davon 223 mit ADHS, konnte Shaw mit seinen Team (Shaw et al. 2007) mit Hilfe von neuesten bildgebenden Verfahren differenziert die „cortical thickness", also die kortikale synaptische Dichte als Ausdruck der Reife (Pruning) an 40000 Punkten der Großhirnrinde in einer Längsschnittstudie erfassen. Als wesentliches Ergebnis zeigte sich bei den Kindern mit ADHS eine Reifungsverzögerung im Pruningprozess (Wegfall überflüssiger Synapsen) bestimmter Gebiete des präfrontalen und temporalen Kortex, obwohl das Gehirn der ADHS-Kinder trotzdem strukturell „normale" Muster aufweist. Shaw resümiert:

> „Finding a normal pattern of cortex maturation, albeit delayed, in children with ADHD should reassuring families and could explain why many youth eventually seem to grow out of the disorder." (Shaw et al. 2007, 19651)

Dieses Ergebnis erklärt jedoch nur die Entwicklung für eine Subgruppe von Kindern, bei denen ADHS im Jugendalter ausreift. Die beträchtlich größere Subgruppe mit einer Persistenz in das Erwachsenenalter erklärt das Ergebnis nicht. Dazu bedarf es weiterer differenzierter und komplexer Langzeitstudien bis in das Seniorenalter.

Obwohl diese medizinisch-wissenschaftlichen Untersuchungen deutlich den Einfluss von biologischen und genetischen Faktoren aufzeigen, darf man jedoch die Einflüsse von psychosozialen Faktoren auf das Zustandekommen der ADHS nicht übersehen.

Biochemische, psychologische und psychosoziale Faktoren spielen beim Zustandekommen bzw. beim Ausprägungsgrad der ADHS eine Rolle und greifen ineinander über.

Ein Jugendlicher, welcher von Grunde auf impulsiv ist (biologischer Faktor) kann diese Symptomatik deutlich verstärkt zeigen, wenn er von seiner Familie wenig Struktur und wenig Halt erhält (psychogener Faktor). Weiters könnte bei diesem Jungen der negative Einfluss von Freunden das Problem noch verstärken und weitere Verhaltensauffälligkeiten hervorrufen (psychosozialer Faktor). Biologische, psychologische und soziale Faktoren müssen daher gemeinsam bei jedem Behandlungskonzept berücksichtigt werden.

5. Ätiologische Faktoren und Erklärungsmodelle

Eine theoretische Vertiefung

Still (1902) formulierte in seiner ersten bis heute noch gültigen Beschreibung von ADHS als Ursache einen Defekt in der volutionalen Inhibition, bzw. eine mangelnde moralische Selbstkontrolle. Auch eine Leidenschaftlichkeit und Unberechenbarkeit bescheinigte er diesen „Fidgety Phils“, die sich in ihrem Verhalten wild, boshaft und nicht durch Bestrafung zu kontrollieren, präsentierten. Der „defect of moral control“ resultierte seiner Meinung nach sowohl aus einer Veranlagung als auch durch peri- und postnatale Schädigungen. Besonders beeindruckt war Still von „the reckless disregard of command and authority“ und einer Tendenz zu sofortiger Bedürfnisbefriedigung. Still führte schon damals an, dass die Störung viel häufiger bei Buben auftrete und ihre Ursache im vererbten Charakter und Temperament zu suchen wäre. Der historische Kontext dieser Diagnose ist einerseits in einer Zeit der immer stärker um sich greifenden Industrialisierung und des zunehmenden Anpassungsdrucks zu verorten, andererseits stark durch den damals sozialdarwinistischen Wissenschaftsmythos zu verstehen.

Abweichendes Verhalten wurde als Selektionsnachteil im Sinne des „survival of the fittest“ postuliert und moralisches Bewusstsein als höchste Stufe der Evolution der menschlichen Rasse. Trotz intensivster Forschungsbemühungen ist die Ätiologie von ADHS in der nun über 100-jährigen Forschungsgeschichte noch immer nicht ganz geklärt.

Studien zeigen zwar ein deutlich erhöhtes Auftreten von ADHS nach prä-, peri- und postnatalen Komplikationen (Zapitelli et al. 2001). Solche Risikofaktoren scheinen jedoch nicht unabhängig vom Genotyp zu wirken, der eine erhöhte Vulnerabilität nach sich ziehen dürfte.

> Die gängige Forschung wird derzeit von zwei Hauptströmungen beherrscht:
>
> 1) Modelle, die den genetischen Einfluss auf strukturelle und biochemische Veränderungen fokussieren.
> 2) Modelle, die Defizite in der Informationsverarbeitung und motivationalen Kontrolle postulieren.

Seit Jahrzehnten versucht man die neurobiologischen Bedingungsfaktoren von ADHS genau zu identifizieren, was aufgrund rasanter Entwicklungen bei bildgebenden Verfahren und molekulargenetischer Methoden als aussichtsreich erschien. Bis dato ist es jedoch noch nicht gelungen eine eindeutige identifizierbare Ursache oder ein durchgängiges pathogenes Bild von ADHS zu finden.

> Die Erwartung, eine oder mehrere klar definierte Ursachen von ADHS zu finden wie die weit verbreitete Hypothese eines Dopaminmangels im Frontallappen wurde mit zunehmendem Anwachsen von tausenden Studien enttäuscht. ADHS als ein multifaktorielles komplex vernetztes System scheint dem gegenwärtigen Forschungstand eher zu entsprechen als eine monokausale Vorstellung.

Vielmehr zeigt sich aufgrund der Forschungen immer mehr ein multifaktorielles, komplex vernetztes Bild der Symptome. Wie laut neuerer Hirnforschung (Roth 2001) gezeigt wird, kann aufgrund dieser Erkenntnisse ADHS als ein höchst dynamisches Interaktionsphänomen konzipiert werden, das von einem Wechselspiel vieler Puzzleteile beeinflusst wird. Wie bei den meisten psychischen Auffälligkeiten handelt es sich bei ADHS um ein bio-psycho-soziales Wechselspiel von mindestens vier Faktoren, nämlich Risikofaktoren, Vulnerabilitätsfaktoren, kompensatorische Faktoren und Schutzfaktoren, die sowohl intern als auch außerhalb der Person ihre Wirksamkeit entfalten. Bezüglich der Risikofaktoren lassen sich biologische, psychosoziale, soziokulturelle und situative unterscheiden. Die multiaxiale Klassifikation in den Diagnosemanualen des DSM-IV und ICD-10 versucht, diesen unterschiedlichen Faktoren gerecht zu werden. Während die biologischen Risikofaktoren bei ADHS in den letzten 15 Jahren mit hohem Aufwand beforscht wurden, traten viele andere Teile des Puzzles wie persönlichkeitspsychologische, entwicklungspsychologische, psychosoziale, interkulturelle, medizinethnologische und evolutionäre Aspekte in den Hintergrund.

5.1 Genetische Faktoren und Geschlecht

Geschlecht

> „Der Mann muss hinaus ins feindliche Leben." (Schiller, Lied von der Glocke)

Eines der eindeutigsten Ergebnisse bei ADHS ist ein überproportionaler Anteil des männlichen Geschlechts, der auch interkulturell konstant bleibt. Bereits Still (1902) stellte diesen männlichen Überhang bei seinen Beobachtungen fest, der in vielen nachfolgenden Untersuchungen immer wieder in unterschiedlichen Proportionen erhärtet wurde. Das Verhältnis weist je nach Stichprobe und Diagnoseart eine Bandbreite zwischen 10:1 (klinische Stichproben) bis zu 3:1 bei epidemiologischen Studien (Szatmari et al. 1989, Gingerich et al. 1998) auf. Die genaueren Analysen zeigen jedoch, dass sich die Geschlechter im Erscheinungsbild der Symptome unterscheiden. In einer umfassenden Metaanalyse von 18 einschlägigen Studien konnte festgestellt werden, dass Mädchen weniger Hyperaktivität und Aggressivität zeigen, jedoch vorwiegend Probleme im Bereich der Aufmerksamkeit und Intelligenz aufweisen (Gaub et al. 1997). Unabhängig von ADHS scheint das weibliche Geschlecht besser in den Fähigkeiten der Selbstregulation, Impulskontrolle und verbalen Fähigkeiten zu sein und entwickelt diese auch in einem früheren Alter als die männlichen Artgenossen (Björklund und Kipp 1996).

Neuere Forschungsarbeiten konnten auch die Rolle des Testosterons im Zusammenhang mit den Symptomen von ADHS nachweisen (Comings et al. 1999). Neben den häufig nachgewiesenen Korrelationen zwischen aggressivem Verhalten und dem Testosteronspiegel (Olweus et al. 1988) erscheint das androgyne Rezeptorgen am X-Chromosom (Xq11-12) als wesentlicher Faktor impulsiver Verhaltensauffälligkeiten.

> „The X-linkage of the AR gene and the role of androgen receptors in the amygdala and amygdala – stratial axis suggests that variants at the AR gene could play a role in the well known observation that CD, ADHD with CD and ADHD with hyperactivity are more common in boys, while ADD without hyperactivity is more common in girls.“ (Comings et al. 1999, S. 1592)

Bislang konnte trotz aller erst kürzlich empirisch gefundener Korrelationen zu chromosomalen Strukturen kein eindeutig krankhaftes Chromosom für ADHS gefunden werden.

Zwillings- und Adoptionsstudien

> „Genetic research provides the best evidence for the importance of environmental influences.” (R. Plomin)

Das gehäufte Vorkommen von ADHS und hyperkinetischen Störungen bei Kindern und einem Elternteil ließ Praktiker schon lange vermuten, dass die genetische Komponente in der Entstehung dieser Auffälligkeiten eine bedeutende Rolle spielt. Eineiige Zwillinge tragen zu 100% identische Erbinformation in sich, zweieiige Zwillinge sind wie Geschwister. Bei monozygoten Zwillingen haben zwischen 80% und 90% die Störung, bei zweieiigen liegt die Konkordanzrate bei 30% (Levy et al. 1997, Sherman et al. 1997). Die Erblichkeitsschätzungen schwanken jedoch je nach Messmethodik der Symptome von ADHS. Bei Verhaltenseinschätzungen durch Eltern und LehrerInnen liegen die Korrelationen höher als bei objektivierten Aufmerksamkeitstests, so dass man von einer Schwankungsbreite zwischen 30% und 60% Übereinstimmung ausgehen kann (Goodman und Stevenson 1989, Sherman et al. 1997). In der umfassenden Studie von Sherman (1997) wurden 194 MZ und 94 DZ männliche Zwillinge von Müttern und LehrerInnen bezüglich der Symptome eingeschätzt. Sie ergab bei MZ-Zwillingen um die 60% und bei DZ an die 30% Übereinstimmung. Möglicherweise sind die Symptome Impulsivität und Hyperaktivität stärker genetisch bedingt als der Bereich der Aufmerksamkeitsstörungen. Zukünftige Studien müssten diese Bereiche möglichst exakt und objektiviert getrennt erfassen. Kritisch ist zu bemerken, dass die meisten Adoptions- und Zwillingsstudien von der unhinterfragten Prämisse ausgehen, dass Erfahrungen vor der Geburt oder aus der frühen Säuglingszeit keine Rolle spielen. So zeigen tierexperimentelle Untersuchungen, dass die neuronalen Netzwerkstrukturen bei neugeborenen Zwillingen keineswegs übereinstimmen. Kritisch zur Zwillingsforschung bemerkt auch Joseph (2003, S. 81):

> „Their error lies in the fact that once identical-fraternal environments are acknowledged to be different, the twin method is transformed into nothing more that a special type of family study because, in both family and twin studies, environmental and genetic similarity are confounded."

Dopaminrezeptorgene

Im letzten Jahrzehnt verstärkten sich die empirischen Hinweise, dass bestimmte Gene in der Übertragung von ADHS eine wesentliche Rolle spielen. Zurzeit geht man von etwa 20 Genen, die bei verschiedenen Neurotransmittersystemen mitsteuern, aus.

Das D-4 Rezeptorgen (DRD4), welches eines der fünf bekannten Proteinrezeptoren enkodiert, das die postsynaptische Verarbeitung von Dopamin vermittelt, ist ein weiterer möglicher und wichtiger Faktor in der genetischen Übertragung von ADHS. Dieses Gen ist also für die Dekodierung der D4 Rezeptoren im Cortex verantwortlich. Ergebnisse einer Studie zeigten, dass bezüglich des D4 Genpolymorphismus in der Anordnung der D4–Allelen, d.h. Ausprägungen des Gens, signifikante Unterschiede zwischen ADHS-Kindern und der Kontrollgruppe gefunden wurden, wobei die 7-repeat Allele häufiger in der Gruppe mit ADHS vorkam (LaHoste et al. 1996). Bei 49% der ADHS-Kinder wurde diese Genabweichung gefunden, aber auch bei immerhin 21% innerhalb der Kontrollgruppe. Nach dieser Studie folgte eine Reihe von Untersuchungen, die auch den familiären Zusammenhang dieser genetischen Konstellation signifikant bestätigte (Swanson et al. 1998, Rowe et al. 1998, Muglia et al. 2000, Barr et al. 2000). Genau diese Genstruktur zeigt auch in etlichen Studien einen signifikanten Zusammenhang zu den Konstrukten „Novelty-Seeking" (Ebstein et al. 1996) und „Sensation-Seeking" (Zuckerman 1999). Dennoch ergeben Studien in Abhängigkeit verschiedener Kulturen widersprüchliche Ergebnisse (Kotler et al. 2000, Hawi et al. 2000). Thapar und Mitarbeiter (2001) konnten nachweisen, dass bei einer Kombination von ADHS und Störung des Sozialverhaltens eine höhere genetische Belastung besteht als bei isolierter ADHS. Es bedarf sicherlich einer weiteren Spezifizierung in Subtypen wie sie z.B. von Swanson und Mitarbeitern (2000) vorgenommen wurde, in dem er in Abhängigkeit des Auftretens oder Nichtauftretens der 7-R-Allele des DRD-4 Gens unterschiedliche neuropsychologische Profile identifizieren konnte. In der Studie von Brandau (2004) konnte ebenfalls ein Subtyp mit hoher Neugier und Risikobereitschaft clusteranalytisch identifiziert werden.

Ergebnisse des Zusammenhanges zwischen Genen innerhalb des dopaminergen Systems und ADHS erscheinen also als heiße Spur, müssen aber aufgrund widersprüchlicher Ergebnisse dennoch relativiert werden. Verschiedenste andere Störungen gehen häufig mit ADHS einher, Subtypen müssten klarer differenziert werden, um die genetische Heterogenität zu reduzieren. Der verhaltensmäßige Phänotypus steht offensichtlich in komplexen biopsychosozialen Interaktionen, was vermutlich eine eindeutig klare Feststellung einer spezifischen Genmutation unwahrscheinlich erscheinen lässt.

Das dopaminerge System ist bei anderen psychiatrischen Störungen wie z.B. Schizophrenie und Autismus ebenfalls zentral beteiligt und nicht nur spezifisch bei ADHS.

> ADHS kann deshalb am besten als dynamisches biopsychosoziales Interaktionsphänomen betrachtet werden.

Zusammenfassend stellt Shastry (2003, S. 2) fest:

> „It is possible that some of the discrepancies in the genetic studies could be due to differences in geographical, clinical characteristics and sample size used in the experiments...In the case of ADHD, it does not appear to be caused by a single major gene and several genes each contributing a small fraction of the total genetic effect. In the future, identification of enviromental factors, study of additive gene effects and the interaction of genes and enviromental factors may provide an better insight of the pathophysiology of ADHD."

5.2 Modelle der Inhibitationskontrolle

Seit Still (1902) besteht ein gewisser Konsens darüber, dass ADHS mit Schwierigkeiten in der Fähigkeit zur Inhibition zusammenhängt. Gray (1982) und Quay (1988) nehmen an, dass Menschen mit ADHS unter einem unteraktivierten Verhaltenshemmsystem leiden und deshalb schlechter auf konditionierte Reize hemmen, die mit Strafe oder fehlender Verstärkung assoziiert sind.

Logan (1994) definiert Inhibition als eine von mehreren Kontrollfunktionen im sogenannten exekutiven System, das die Regulation der Informationsverarbeitung und Selbstkontrolle steuert. Barkley (1997) beschreibt ein

Modell, in dem er ein Defizit der Inhibition als primäre Problematik bei Menschen mit ADHS ansieht. Dieses primäre Defizit führt zu sekundären Störungen exekutiver Funktionen, die er folgend definiert: dem Arbeitsgedächtnis, der Selbstregulation der affektiv-motivationalen Erregung, der Internalisierung von Sprache und der Rekonstitution, also der „Fähigkeit, den roten Faden zu behalten". Nach Sonuga-Barke (1995) stellt impulsives Verhalten einen Versuch dar, den Aufschub von Belohnung zu vermeiden, was auch mit Defiziten in der zeitlichen Wahrnehmung zusammenhängt. Im Gegensatz zu Barkley (1997) sieht Sergeant (2000) Verhaltensinhibition als Teil der übergeordneten Exekutivfunktionen und abhängig von neuroenergetischen Komponenten wie Aktivierung und Anstrengungsbereitschaft. Dieses zurzeit wohl elaborierteste Modell bezieht sowohl kognitive, energetische (Arousal, Aktivierung, Anstrengung) und motorisch-organisatorische Prozesse ein, die über ein übergeordnetes Managementsystem zentraler exekutiver Funktionen gesteuert werden. Ein insuffizientes mesokortikales Dopaminsystem ist dabei ebenso von zentraler Bedeutung wie eine inadäquate Kontrolle der Hemmfunktionen des Nucleus Caudatus. Van der Meere (1996) sieht bei ADHS das Problem der situationsangemessenen Aktivierungsregulation als zentrale Schwierigkeit und Ursache der mangelnden Inhibition. Bestätigung erhält dies durch eine Hypothese von Todd und Botteron (2001) die ADHS als Energiedefizitsyndrom im Frontallappen konzipieren. Sagvolden und Mitarbeiter (2005) gehen in ihrer „Dynamic developmental theory of ADHD" von folgender Idee aus:

> „A hypofunctioning mesolimbic dopamine branch produces altered reinforcement of behavior and deficient extinction of previously reinforced behaviour." (Sagvolden et al. 2005)

> Die Folge dieser Unterfunktion im Dopaminsystem und damit einhergehenden veränderten Verstärkerverhaltens sind die bekannten Symptome wie Impulsivität, Probleme mit der Daueraufmerksamkeit und mangelnde Planung.

Diese Theorie postuliert die Symptome von ADHS als Resultat einer Interaktion zwischen individueller Disposition von einer Unterfunktion in den Dopaminbahnen und den Umgebungsfaktoren mit ihrem Verstärkungscharakter. ADHS wird somit das Produkt einer Interaktion, wie dies auch in folgender systemischer Definition ausgedrückt wird:

Unter ADHS kann man eine Verhaltenskonstellation verstehen, die in Interaktion mit Systemen auftritt, welche ein hohes Maß an Impulskontrolle, Daueraufmerksamkeit und geduldigem Sitzen erwarten. In dieser Definition wird ADHS weniger als internes Stoffwechselproblem, sondern als biopsychosoziales Interaktionsphänomen definiert und rekontextualisiert.

Zusammenfassend kann man zu diesen Modellen der Aussage von Sergeant (2003, S. 5) nur zustimmen:

> „The current models of ADHD have different emphases. Some stress the frontal cortex, which we refer here as the top of the system. Others emphasise subcortical and even brain stem loci, which are reffered to the bottom of the system. This variation in which locus of the brain is thought to be the cause of ADHD reflects, in part, the symptomatic heterogenity of ADHD and the high degree of comorbidity with other disorders...Currently, there is no model which incorporates developmental data and can predict the developmental trajectory of ADHD."

5.3 ADHS; ein Zähmungsversuch des menschlichen Steinzeitjägers und Nomaden?

> „I suggested that we are naturally selected to have these traits, and that ADHD, may be partly an artefact of universal education." B. Nurcombe (geb. Aborigines, Psychiater, pers. Mitteilung)

Steinzeitjäger und Bauern

Hartman (1993) stellte die Hypothese auf, dass die längste Zeit (vielleicht etwa 200000 Jahre) vor Beginn der Entstehung von Agrarkulturen die Symptome von ADHS das Überleben der Steinzeit-Jäger ermöglicht und gesichert haben.

1) *Ablenkbarkeit*: Ein Jäger musste ständig auf der Hut vor Gefahren sein und scannte deshalb ständig sein Umfeld nach möglichen Gefahren oder Spuren zu Beutetieren. Ablenkbarkeit war in diesem Kontext überlebenssichernd und arterhaltend.
2) *Impulsivität*: „Zuerst handeln und dann denken" kann in bestimmten Gefahrensituationen lebensrettend sein, ebenso wie die Fähigkeit, schnelle Entscheidungen zu treffen.
3) *Hyperaktivität*: Jäger sind unermüdlich über weite Strecken unterwegs.

Für die Bauern der beginnenden Agrargesellschaft waren Ungeduld und Impulsivität und Ablenkbarkeit ungünstige bis katastrophale Eigenschaften.

ADHS – eine Anpassungsstörung?

Jensen und Mitarbeiter (1997) argumentieren, dass ADHS in einer Häufigkeit auftritt, die es unwahrscheinlich macht, dass es sich dabei lediglich um eine Krankheit handelt. Überdies ist sie stark genetisch beeinflusst, was zusätzlich dafür spricht, dass diese Verhaltensmuster einmal in der Evolution einen Vorteil hatten. Er beschreibt Menschen mit ADHS als „response ready", also ständig reaktionsbereit. Ihr Verhalten ist durch 4 Merkmale zu charakterisieren:

1) Hypervigilanz als Fähigkeit mit allen Sinnen Information auf einmal aufzunehmen, was wesentlich ist, um Gefahren rechtzeitig zu wittern.
2) Rasches Abchecken und „Abtasten" (Scannen) der Umgebung, was adaptiv in unbekannten und gefährlichen Umgebungen ist.
3) Schnelle Angriffs- und Fluchtreflexe; Jensen (1997) definiert Impulsivität als schnelle Reaktion auf Umgebungsreize ohne alternative Reaktionsmöglichkeiten währenddessen zu überlegen.
4) Motorische Hyperaktivität, die Vorteile bei längerer Nahrungssuche und Fluchtbereitschaft bringt.

Dieses ständig reaktionsbereite Wesen hätte unter harten und gefährlichen Bedingungen wie in der Steppe oder im Dschungel zweifellos Überlebensvorteile. Je sicherer die Umwelt im Laufe der Zivilisation wurde, desto fehlangepasster erschienen die Fähigkeiten des reaktionsbereiten Individuums.

> „Within a given hunter-gatherer society, individuals with more of the „response-ready" characteristics would like have been successful warriors on a primitive battlefield (...)." (Jensen et al. 1997, S. 1674)

Jensen betont also besonders die Nützlichkeit der Eigenschaften von ADHS in kriegerischen Kontexten. In modernen zivilisierten Gesellschaften sind jedoch genau konträre Eigenschaften wie problemlösendes Denken, Planung, Reflexivität und ausdauernde Ruhe gefragt.

Weder Hartman (1993) noch Jensen (1997) führen empirische, ethnologische oder anthropologisch-interkulturelle Studien an, um ihre Hypothesen zu bestätigen.

ADHS – ein Ausdruck unseres evolutionären Erbes als Nomaden?

> „Nomaden sind ewig Suchende" (unbekannt)

Barkley (1999) verweist in seiner Kritik an den evolutionären Erklärungskonzepten von Hartmann (1993) und Jensen (1997) auf die Notwendigkeit effektiver strategischer und vorausplanender Fähigkeiten bei der Tätigkeit des Jagens. Die evolutionäre Umdeutung der Symptome von ADHS beruhe seiner Meinung nach mehr auf „common sense" und Mythen, welche Eigenschaften ein „Mann als Steinzeitjäger“ besitze. Der Anthropologe Morris (1967) kommt aufgrund seiner Feldstudien bei noch lebenden Jäger-und Sammler-Gemeinschaften zu dem Schluss, dass Jäger über Fähigkeiten des Schleichens, langen Verweilens in Stille und Geduld verfügen müssen, um erfolgreich zu sein. Jagen war oft ein Teamunternehmen mit relativ komplexen strategischen Anforderungen. Mit dieser kritischen Einschränkung soll nicht ausgedrückt werden, dass Jäger auch über Fähigkeiten verfügen sollten, die typisch für Aufmerksamkeitsweise und Verhalten von Menschen mit ADHS sind. Auch die Annahme Hartmanns, dass die aufkommenden Agrargesellschaften vor ca. 12000 Jahren die Jäger bis auf einen Rest von ca. 5% modernen Mammutjägern im Gewande von ADHS reduzierten, scheint fraglich. Im Folgenden sollen nun einige Versuche der Differenzierung und Integration dieser bisherigen evolutionären Vorstellungen versucht werden.

Anthropologen stimmen überwiegend darin überein, dass seit dem Neolithikum vor etwa 100000 Jahren Menschen in Gruppen als Nomaden über zum Teil weite Strecken wanderten, für einige Zeit an einem Platz blieben und dann wieder meist aufgrund aufgebrauchter Ressourcen weiter wanderten. Mit der Ausbildung des einmaligen menschlichen Fußes sind anatomisch die Voraussetzungen für unsere Fähigkeiten zum Langstreckenlauf und Wandern gegeben. Plakativer ausgedrückt: Wir sind von unserer Evolution her primär zu Läufern und Dauerwanderern prädestiniert und nicht zu Dauersitzern und Autofahrern.

Die Mutation vom Homo Sapiens zum Homo Sedens trifft Jungen mit der genetischen Disposition von ADHS besonders hart.

Genauere Ausführungen zur Nomadenhypothese finden sich bei Brandau (2004).

Eine Studie von Ding et al. (2002) unter mehr als 600 weltweit verteilten Individuen fand erneut, dass die 7 „R“-Allele von Dopaminrezeptorgen 4, welcher für die Produktion von Dopaminrezeptoren verantwortlich ist, sowohl mit ADHS als auch „novelty-seeking“ eng verbunden ist.

> „We found a significant positive selection for the genetic variation associated with ADHD and novelty-seeking behavior in the human genome.“ (Ding et al. 2002, S. 1)

Ungefähr die Hälfte der Kinder mit der Diagnose ADHS haben diese 7 R-Allele. Die Daten der Studie zeigten, dass das Auftreten der 7 R-Allele eine ungewöhnlich spontane Mutation darstellen könnte, die mit einem evolutionären Vorteil verbunden sein könnte.

> „Because it was an advantage, the gene became increasingly prevalent. This is very different from other genes that predispose to genetic disorders, where the mutations are detrimental. We believe this helps explain

why a disorder with such a strong genetic association is so common today." (Ding et al. 2002, S. 2)

Die empirische Bestätigung des möglichen evolutionären Vorteils dieser genetischen Konstellation auf der Basis einer molekulargenetischen repräsentativen Untersuchung erhärtet die empirische Evidenz der evolutionstheoretischen Hypothesen, da man davon ausgehen kann, dass im Zuge der weltweiten Wanderbewegungen und Exploration neuer Gebiete sich eine für ADHS und „Novelty Seeking" typische Genvariante vor ungefähr 40000 Jahren entwickelte und verbreitete.

Resümee:

1) ADHS ist am besten im Kontext eines systemischen biopsychosozialen Paradigmas adäquat zu erforschen. Eine monokausale Erklärung durch einen Stoffwechseldefekt, z.B. durch ein Dopamindefizit kann weder durch einschlägige Untersuchungen, noch durch die empirisch begründete neue Sichtweise eines hochdynamischen und vernetzten Funktionierens des menschlichen Gehirns begründet werden. Viele Erklärungsversuche basieren noch auf alten mechanistischen, linearen, strukturellen und reduktionistischen Wissenschaftsmythen. Auch Coghill und Mitarbeiter (2005, S. 105) kommen aufgrund einer eingehenden Metaanalyse des neuesten theoretischen Forschungsstandes zu folgender Aussage:

   „While the field has reached the point at which a number of causal models have been proposed, it remains some distance away from demonstrating the viability of such models empirically. We identify a number of existing barriers and make proposals as to the best way for these to be overcome in future studies. These include the need to work across multiple levels of analysis in multidisciplinary teams; the need to recognize the existence of, and then model causal heterogeneity; the need to integrate environmental and social processes into models of genetic and neurobiological influence; and the need to model developmental processes in a dynamic fashion."

2) Besonders die komplexen Beziehungen zwischen genetischen, neurobiologischen und entwicklungspsychologischen und sozialen Faktoren sind noch wenig erforscht und weitgehend ungeklärt. Es existieren auch keine vergleichenden anthropologischen Studien der Symptomatik bei indigenen Völkern.

3) In der Forschungsliteratur stehen die unzähligen genetischen, neurophysiologischen, neurobiologischen, neuropsychologischen, entwicklungspsychologischen und sozialpsychologischen Untersuchungen häufig unverbunden nebeneinander ohne voneinander Kenntnis zu nehmen. So liegen augenscheinlich gut zusammenpassende Teile des „ADHS-Puzzles" oft weit voneinander entfernt, was besonders für die differenzierte Erforschung von Konstrukten wie „Sensation-Seeking" und Extra-

version seitens der Persönlichkeitspsychologie und der „Erfindung“ von ADHS seitens der Medizin festzustellen ist.

4) Die psychosozial bedeutsamen Faktoren der affektiven Innenwelt und subjektbezogenen Lebenswelt der Betroffenen wurde in den bisherigen Forschungen stark vernachlässigt. Neuere genetische Forschungen verweisen auf die Bedeutung dieser emotional bedeutsamen Beziehungsfaktoren als Auslöser für die Aktivierung von Genen im Rahmen der Genexpression.

5) Besonders sozialpädagogische Ansätze der Diagnose und Untersuchungen zu den erschwerten Integrationsbedingungen und Bruchstellen der Menschen mit ADHS im Laufe ihrer Biografie sind kaum auffindbar. Welche Erfahrungen machen die Betroffenen in verschieden Berufsfeldern? Wie können sie ihre Ressourcen in schwierigen Kontexten mobilisieren? Wie bewältigen sie zwischenmenschlich intime Beziehungen über längere Zeiträume? Wie entwickeln sie sich im Alter? Inwiefern ist die geeignete Berufsfindung eine der wesentlichen sozialpädagogischen Entwicklungsaufgaben? Welche Möglichkeiten und Grenzen der Prävention sind durch gezielte Programme der Frühforderung erreichbar?

In Abbildung 7 sollen die wesentlichen Aspekte von ADHS in einer Synopsis integriert werden.

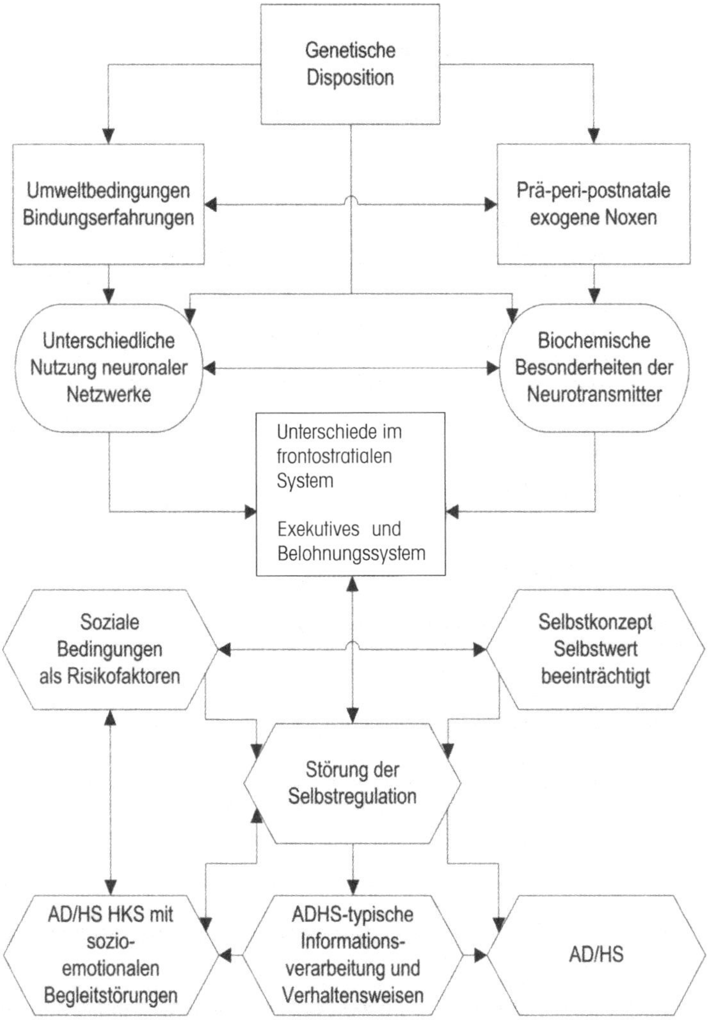

Abb. 7: AD/HD als biopsychosozial vernetztes Interaktionsphänomen

6. Komorbidität und relevante Begleitstörungen im Jugendalter

Nach Döpfner/Fröhlich/Lehmkuhl (2000) zeigt sich, dass bis zu zwei Drittel aller Kinder und Jugendlichen mit ADHS neben den Kernsymptomen weitere, so genannte komorbide Störungen aufweisen, die für die Entwicklung des Kindes bzw. Jugendlichen zusätzliche Risikofaktoren darstellen. Dabei ist zu beobachten, dass begleitende externale Verhaltensstörungen mit aggressiven und dissozialen Symptomen in einem größeren Ausmaß auftreten als internale Störungen mit Angst und Depressivität.

Verschiedenen Studien zu Folge lässt sich folgende Tabelle von Häufigkeiten der komorbiden Störungen aufstellen:

Tab. 3: Häufigkeit komorbider Störungen bei Kindern und Jugendlichen mit hyperkinetischen Störungen (Spencer et al. 1999)

Häufigkeit in %	**Art der komorbiden Störung**
40-60%	Oppositionelle Störung des Sozialverhaltens
30-50%	Störung des Sozialverhaltens (ohne oppositionelle Verhaltensstörung)
10-40%	Affektive, vor allem depressive Störungen
20-25%	Angststörungen
15-35%	Lernstörungen, Teilleistungsschwächen
10-20%	Tic-Störungen oder Tourette-Syndrom

Es können nach Robin (1998) bei ADHS-Jugendlichen auch Essstörungen, Schlafstörungen, psychotische Symptome und Substanzmissbrauch auftreten. Zusätzlich lässt sich eine erhöhte Komorbidität bei ADHS und Lernstörungen feststellen.

In der Studie von Barkley et al. (1991) zeigte sich, dass 68% der Kinder mit ADHS auch widerspenstiges trotziges Verhalten zeigen und 39% eine weitere Verhaltensstörung aufweisen.

Allerdings ist an dieser Stelle auch zu erwähnen, dass ADHS nicht immer mit einer der oben genannten komorbiden Störungen einhergehen muss, sondern auch ohne diese Begleitstörungen auftreten kann (auch „reines ADHS“ genannt).

Da es sich bei ADHS in den meisten Fällen um ein komorbides Störungsbild handelt, ist auch die Diagnose oft nur erschwert möglich. Hyperaktive Kinder bzw. Jugendliche stellen laut bisherigen Erkenntnissen weder bezüglich der Reaktion auf Behandlungsmaßnahmen noch im Bezug auf Ätiologie, in der Lehre von den Krankheitsursachen, im Verlauf und Prognose eine homogene und klar abgegrenzte Gruppe dar. Es können Störungen des Sozialverhaltens, Suchtverhaltens, Risikoverhaltens, affektive Störungen und Ängste, Lernstörungen und kognitive Probleme, Anpassungsschwierigkeiten in Bezug auf soziale Beziehungen und Selbstwertprobleme, sowie Auffälligkeiten in Bezug auf Kreativität und Ressourcen auftreten.

6.1 Störungen des Sozialverhaltens

Bei Peter (21 Jahre) wurde bereits im Volksschulalter eine ADHS diagnostiziert, er war ein sehr unruhiger, sehr impulsiver, etwas vorlauter Bub. Es wurde bereits früh (7 Jahre) eine Stimulanzientherapie begonnen. Trotz der Stimulanzientherapie zeigten sich nach wie vor massive Probleme im Umgang mit Gleichaltrigen oder LehrerInnen, es zeigten sich teilweise aggressive Umgangsformen. Die „Schandtaten", die Peter durchführte, gingen deutlich über durchschnittliche Lausbubenstreiche hinaus. Peter zündelte gerne, einmal brannte die Gartenhütte ab, er begann seinen Eltern Geld zu entwenden, mit dem er Dinge kaufte, die er dann seinen Freunden schenkte, um so beliebter zu werden. Auch kam es vereinzelt zu Tierquälereien, Peter machte es Spaß der Hauskatze Blechdosen an den Schwanz zu binden. Trotz kontinuierlicher psychotherapeutischer und ärztlicher Betreuung verbesserten sich die Verhaltensweisen nur wenig. Es kam zu mehreren Schulwechseln. Nach einer Therapiepause zwischen dem 15. und 18. Lebensjahr wurde Peter wieder vorstellig. Zu diesem Zeitpunkt hatte er schon regelmäßigen Kontakt zu Drogen, er war polytoxikoman und nahm Benzodiazepime aber auch Opiate zu sich. Ein neuerlicher Versuch mit Stimulanzien wurde stationär begonnen.

Am 2. Tag des stationären Aufenthaltes kam es auf der Station zu einem Feueralarm. Es stellte sich heraus, dass Peter auf der Patiententoilette seine Tablette aufgelöst hatte und dieses Gemisch, nach dem er es über einem Feuerzeug erhitzt hatte, sich intravenös injizierte. Die Erhitzung mittels Feuerzeug löste den Feueralarm aus. In weiterer Folge wurde Peter auf eine Drogen- und Suchtstation übernommen.

Kommentar: Bei Peters Geschichte zeigt sich die ungünstige Kombination von ADHS und einer Sozialverhaltensstörung. Trotz Behandlung konnte die massive Impulsivität, die beim 6-jährigen Jungen noch kreativ und charmant wirkte, im jugendlichen Alter nicht unter Kontrolle gebracht werden. Psychosoziale Einflüsse haben in diesem Fall bestimmt eine große Rolle gespielt (intrafamiliäre Konflikte – Konflikte auf der Elternebene, ungünstiges soziales Umfeld und Freunde, früher Kontakt mit Drogen).

Störungen des Sozialverhaltens sind die häufigste Komorbidität von ADHS mit einer durchschnittlichen Schätzung von 40% bis 70% der Fälle. Offenbar weisen diese Kinder häufig zusätzlich soziale Anpassungsprobleme auf. Eine Unterscheidung zwischen oppositionell aufsässigem Verhalten bei Kindern und asozialem Verhalten bei Jugendlichen und Erwachsenen erscheint sinnvoll.

Laut MTA-Studie (MTA kooperative group 1999) zeigt sich bei 40 % der Studienkinder mit ADHS eine komorbide Störung mit oppositionellem Trotzverhalten und in 14 % eine Störung des Sozialverhaltens. Zwischen diesen beiden Störungsbildern muss grundlegend unterschieden werden: Die Störung mit oppositionellem Trotzverhalten tritt bereits im Kleinkindesalter auf. Hier muss dieses Störungsbild vom normalen entwicklungsbezogenen Oppositions- und Trotzverhalten unterschieden werden. Kinder mit dem Störungsbild „oppositionelles Trotzverhalten“ zeigen folgende Symptome über einen längeren Zeitraum konstant. Sie gehen überdurchschnittlich häufig in Opposition, streiten mit Erwachsenen, widersetzen sich aktiv Regeln oder Anweisungen Erwachsener, sie ärgern andere häufig absichtlich, sind andererseits äußerst empfindlich, wenn sie verbal angegriffen werden. Sie sind leicht verärgert, häufig wütend oder beleidigt. Auch boshafte Aktionen anderen Kindern gegenüber kommen vor. Diese Symptomatik unterscheidet sich in der Qualität von jener des ADHS. Bei der ADHS führt vor allem die Impulskontrollstörung manchmal zu Konflikten mit anderen Menschen. Diese Konflikte werden oft von Außenstehenden als absichtlich empfunden. Dies ist jedoch der qualitative Unterschied zwischen Störung mit oppositionellem Verhalten und ADHS. Während Kinder mit oppositionellem Verhalten die aggressiven und oppositionellen Aktionen absichtlich begehen, „schlittern“ Kinder mit ADHS durch deren Impulskontrollstörung in solche Konflikte buchstäblich hinein. Kinder mit ADHS tut es nachher häufig leid, wenn sie andere verletzt haben, Kinder mit oppositioneller Störung sind eher nachtragend.

Die Störung des Sozialverhaltens ist qualitativ und quantitativ deutlich schwerwiegender als die Störung mit oppositionellem Trotzverhalten. Hier handelt es sich um Störungsbilder, die sich durch aggressives Verhalten gegenüber Menschen, Tieren oder dem Eigentum anderer auszeichnet. Kinder und Jugendliche mit Störung des Sozialverhaltens bedrohen andere, schüchtern sie ein, beginnen häufig Schlägereien, benutzen bei Konflikten auch Waffen, wie Schlagstöcke, Messer, Baseballschläger. Auch Tiere werden gequält, schwächere werden zu sexuellen Handlungen genötigt. In weiterer Folge nimmt die Symptomatik folgendermaßen zu: Es kommt zu Einbrüchen in Autos, Wohnungen, es wird sowohl ohne als auch mit Konfrontation mit dem Opfer gestohlen, betroffene Jugendliche bleiben trotz elterlicher Verbote häufig über Nacht weg und schwänzen immer wieder die Schule.

Im Verlauf expansiver Verhaltensstörung zeigt sich eine typische Entwicklung von der frühen Kindheit bis zur Adoleszenz ab. Kleinkinder zeigen häufig oppositionell trotziges Verhalten, welches mit Wutausbrüchen und auch körperlichen Attacken gegen andere Kinder oder Eltern einhergeht. Provozierendes Verhalten gegenüber Eltern, Kindergarten, PädagogInnen steht im Vordergrund. Während des Grundschulalters kommt es dann immer mehr zu bewussten Regelverletzungen, auch das „Zündeln" ist ein häufiges Symptom des Überganges vom oppositionellen Verhalten in die Sozialverhaltensstörung. Lügen, stehlen und zerstören von fremdem Eigentum kommt dann hinzu. Andere Kinder werden gemobbt, gehänselt. In weiterer Folge kann sich die Symptomatik im späteren jugendlichen Alter steigern, hin zu Einbrüchen, Vandalismus, Gewalt und Substanzmissbrauch.

Die häufige Komorbidität zwischen expansiven Verhaltensstörungen und ADHS begründet sich in der mangelnden Impulskontrolle, die beiden Störungen gemein ist. Daher wird einerseits oppositionelles und aggressives Verhalten durch ADHS verstärkt, andererseits wird auch die Symptomatik von ADHS durch eine bestehende andere expansive Verhaltensstörung schwerwiegender.

Eine neuere schwedische Untersuchung von Lichtenstein und Mitarbeitern (2012) erbrachte den Hinweis, dass eine Medikation die Kriminalitätsrate von Personen mit ADHS signifikant zu senken vermag. Bei Männern sank diese Rate um 32%, wenn sie mit einem Medikament behandelt wurden, bei Frauen um 41%. Bei dieser Untersuchung wurden bei jeweils einer Person Phasen mit Medikation mit solchen ohne Medikation verglichen. Dieses Ergebnis sollte jedoch nicht als Argument gegen eine multimodale Behandlung dieser Gruppe missinterpretiert werden.

6.2 Suchtverhalten

Etwa 30% bis 50% der Kinder und Jugendlichen mit ADHS weisen ein Suchtverhalten auf. So hat zum Beispiel bei Menschen mit ADHS der Genuss von Kokain annähernd die gleiche Wirkung wie das Standardmedikament Ritalin, das zur Behandlung von ADHS eingesetzt wird (die Patienten fühlen sich konzentrierter). Die Milbergers et al. Studie (1996) besagt, dass 25% der Jugendlichen mit ADHS zu Rauchen beginnen, bevor sie 15 Jahre alt sind, 46% beginnen zwischen dem 15 und 16 Lebensjahr und 29% im Alter von 17 Jahren oder älter. Weiters zeigte sich, dass diese Jugendlichen fünf Mal häufiger Probleme mit anderen Drogenmissbräuchen haben als jene Teenager, welche nicht rauchten.

„Durch die Behandlung der ADD verringert man die Wahrscheinlichkeit eines Rückfalls in die alte Sucht." (Hallowell und Ratey)

Jeder Kliniker, der mit pubertierenden und erwachsenen Klienten mit ADHS arbeitet, ist unweigerlich mit dem hohen Risiko dieser Menschen für Suchterkrankungen konfrontiert. Besorgniserregend scheint auch die wachsende Zahl präpubertärer Fälle (Everett und Everett 1999, S. 27) Diese Beobachtungen können durch etliche empirische Studien bestätigt werden, wobei jedoch auch eine Interaktion zu Sozialstörungen (CD) gefunden wurde. Auffallend viele Jugendliche, die Drogen nehmen, entwickelten vorher eine soziale Verhaltensstörung und neigen signifikant häufiger zu Suchtverhalten als die Kontrollgruppe (Manuzza et al. 1991). Biederman und Mitarbeiter (1997) verfolgten über 4 Jahre 140 Kinder mit ADHS und 120 unauffällige. Beide Gruppen hatten eine Rate von substanzgebundenem Suchtverhalten von 15%, die Jugendlichen mit ADHS begannen allerdings eineinhalb bis drei Jahre früher mit dem Missbrauch. Kinder mit einer komorbiden Sozialstörung hatten jedoch signifikant höhere Missbrauchsraten als die Kontrollgruppe. Es wurden keine unterschiedlichen Präferenzen von Suchtmitteln gefunden. Alkohol und Marihuana wurden am häufigsten verwendet. In einer Studie mit 120 erwachsenen ADHS-Klienten und 268 Kontrollpersonen konnte festgestellt werden, dass die zusätzliche Komorbidität mit Sozialstörungen und depressiver Stimmungslabilität in der Kindheit ein beträchtlich höheres Risiko für Suchtverhalten darstellt als für die Vergleichsgruppen (Wilens et al. 1997). Carrol und Rounsaville (1993) fanden, dass Kokainabhängige mit ADHS Hintergrund viel wahrscheinlicher eine kindliche Sozialstörung und dann antisoziale Persönlichkeitsstörungen aufweisen als Süchtige ohne ADHS. Wesentlich erscheint das zusätzliche Ergebnis, dass die Abhängigen mit ADHS Kokain in höheren Dosen und signifikant häufiger konsumieren. ADHS ist mit einer Sequenz des Suchtverhaltens assoziiert, bei der pubertärer Alkoholmissbrauch das Risiko für weitere substanzgebundene Süchte erhöht (Biederman et al. 1998). Ein weiterer Zusammenhang konnte zwischen Impulsivität, „Novelty-seeking“, substanzgebundenen Süchten und pathologischer Spielsucht gefunden werden (Petry 2001). In ihrem Buch „Overload: Attention deficit disorder and the addictive brain“ kommen Miller und Blum (1996, S. 14) zusammenfassend zu folgenden Ergebnissen:

- Signifikant mehr Jugendliche mit ADHS entwickelten Alkoholismus oder Drogensucht im Vergleich zu Kontrollgruppen.
- Alkoholiker haben häufig eine Biografie mit ADHS und zeigten signifikant häufiger schon als Kinder entsprechende Symptome als Vergleichsgruppen.

6.3 Affektive Störungen

Biedermann et al. (1991) fanden in der Analyse von 19 Studien heraus, dass bei 15% bis 79% der Fälle (epidemiologische und klinische Stichproben), ADHS gemeinsam mit Depression auftritt. Angold und Castello (1993), fanden in fünf epidemiologischen Untersuchungen bei 12,5% bis 57,1% der

Fälle zusätzlich zur Depression Symptome von ADHS. Weiters stellten sie umgekehrt fest, dass bei 6,2% bis 44,5% zusätzlich zur Aufmerksamkeits-Defizit-Hyperaktivitätsstörung, depressive Verstimmungen bzw. affektive Störungen auftraten. Es fanden sich bei circa 50% der depressiven Personen Störungen der Aufmerksamkeit, der Hyperaktivität sowie der Impulsivität. Nach Biedermann et al. (1987) treten in Familien mit ADHS in einem hohen Ausmaß bei Verwandten ersten Grades affektive Störungen auf, wodurch man wiederum auf eine gemeinsame Vulnerabilität bezüglich ADHS und Depression schließen kann.

„Reine" Depressionen scheinen im Kindes- und Jugendalter eher die Ausnahme als die Regel zu sein und treten häufig mit anderen psychischen Störungen zusammen auf (Reicher 1998). Laut Angold und Costello (1993) erhöht das Vorliegen einer Depression in diesem Altersbereich die Wahrscheinlichkeit einer weiteren Störung mindestens um das zwanzigfache. Das häufigste Komorbiditätsmuster mit depressiven Verstimmungen sind Angststörungen (Essau und Petermann 1999). Biedermann und Mitarbeiter (1991) fanden in ihrer Analyse von 19 Studien in 15 bis 79% der Fälle ein gemeinsames Auftreten von ADHS und Depression, sowohl in epidemiologischen als auch in klinischen Stichproben. Angold und Costello (1993) konnten in 5 epidemiologischen Untersuchungen signifikante Zusammenhänge finden, während bei zwei Studien der Zusammenhang nicht bestätigt wurde. Dabei wurden in 12,5% bis 57,1% der Fälle zusätzlich zur Depression Symptome der ADHS gefunden. Umgekehrt traten bei 6,2% bis 44,5% zusätzlich zu einer ADHS depressive Störungen auf. Bei mindestens 50% der Depressiven finden sich Störungen der Aufmerksamkeit, Hyperaktivität und Impulsivität. Depressive Störungen können in „Major Depression" mit Kernsymptomen einer niedergedrückten Stimmung, Verlust von Freude und Interessen, der bipolaren Störung mit zyklischen Verläufen zwischen Manie und Depression, der saisonalen affektiven Störungen in Abhängigkeit von Jahreszeiten und dysthyme Störung mit Reizbarkeit, Müdigkeit, Schlafstörungen, Konzentrationsstörungen usw. differenziert werden, wobei es auch viele andere Klassifikationsmöglichkeiten gibt. In Familien mit ADHS finden sich nun in einem hohen Ausmaß Verwandte ersten Grades mit affektiven Störungen, was auf eine gemeinsame genetische Vulnerabilität, bzw. Disposition zwischen ADHS und „Major Depression" schließen lässt (Biedermann et al. 1987). Bemerkenswert ist, dass auch Kinder mit ADHS ohne komorbider Depression signifikant gehäuft Verwandte mit „Major Depression" hatten, ebenso wie Kinder mit beiden Störungen (Biedermann et al. 1992). Warum und wie genau sich eine angenommene genotypische Gemeinsamkeit in phänotypisch unterschiedlicher Weise manifestieren kann, ist noch ungeklärt.

Wie beeinflusst ADHS den Ausdruck von Depression? Eine Studie zu dieser Frage wurde von Biedermann und Mitarbeitern (1995) durchgeführt. Mehr als 95% von 136 Patienten zeigten zumindest eine komorbide Störung, 80% hatten mehr als zwei Begleitstörungen, bei 66 wurde eine schwere und bei 10 Patienten eine leichte Depression festgestellt. Wesentliches Ergebnis war, dass der Beginn der komorbiden Störungen dem Beginn der Depression mindestens ein Jahr vorausging. ADHS kann also auch durch Schulversagen, Probleme in den sozialen Beziehungsnetzen und Demoralisation zu sekundären depressiven Verstimmungen führen.

Eine dringende Frage ist, ob eine Koexistenz von ADHS und Depression zu einer gesteigerten Suizidrate führt gegenüber Jugendlichen mit einer „Major Depression". Bei vollendeten Suiziden hatte die Gruppe mit ADHS eine Häufigkeit von 18% gegenüber 5% der depressiven Gruppe (Brent et al. 1988). Andere Studien konnten diesen Zusammenhang nicht replizieren (Brent et al. 1993). Die dreifache Komorbidität von ADHS, Depression und sozialer Verhaltensstörung erscheint jedoch ziemlich gesichert als erhöhtes Suizidrisiko (Brent et al. 1994, Kovacs et al. 1993).

Eine Reihe von Studien erforschte auch den Zusammenhang zwischen ADHS und bipolaren Störungen. Von 140 Kindern mit ADHS im Alter von 6 bis 17 Jahren und 120 Probanden der Kontrollgruppe wurde eine Längsschnittstudie durchgeführt (Biedermann et al. 1996). Zu Beginn wurden 15% der Kinder mit komorbider bipolarer Störung diagnostiziert und nach 4 Jahren wurden nochmals 12% dieser Gruppe zugerechnet, was insgesamt 22% ergab. Diese Gruppe hatte häufig auch noch zusätzlich Angststörungen und soziale Verhaltensstörungen und besonders Wutausbrüche und Aggressionen. Auch Spitalsaufenthalte und hoher Grad der Beeinträchtigung scheinen bei dieser Subgruppe häufig.

Wiederum ergibt sich ein höchst komplexes Zusammenspiel zwischen ADHS und komorbiden depressiven Zustandsbildern. Wie sehr haben beide eine gemeinsame genetische Grundlage? Wie wahrscheinlich und wann genau entwickeln sich sekundäre depressive Symptome? Wie interagieren diese beiden Aspekte? Hudson und Pope (1990) von der Havard Medical School gehen bei ihren Forschungen von der Hypothese aus, dass acht klassifizierte Störungen wie auch ADHS, depressive Zustandsbilder, Angststörungen, Zwangsstörungen, Bulimie usw. alle als Störungen des „Affektspektrums" eine gemeinsame neurobiologische Grundlage haben.

6.4 Lernstörungen und kognitive Probleme

Ein Teil der Jugendlichen mit ADHS haben Lernprobleme in Form von Input, Organisation, Erinnerung oder der Wiedergabe. Die Organisationsprobleme äußern sich darin, dass sie Defizite in der Kategorisierung und Reihenfolge von neuen Informationen haben, im Ersetzen von alten Informationen durch neue, im Finden von Hauptideen und Schwierigkeiten haben, Verbindung zu einem Ganzen herzustellen. Das Problem mit der Erinnerung äußert sich in schlechten Testergebnissen oder darin, dass sie des Öfteren Dinge zum Lernen vergessen sowie Schwierigkeiten beim Sprechen und bei der Durchführung von Instruktionen haben. Dabei äußern sich die

Wiedergabeprobleme darin, dass die Kinder/Jugendlichen Schwierigkeiten beim sprachlichen Ausdruck oder beim Schreiben aufweisen.

Bei Zusammenkünften mit LehrerInnen und Eltern wird immer wieder die Frage gestellt, ob ADHS eine Lernstörung ist. Einige Kliniker meinen, dass alle Kinder mit ADHS eine Art Lernstörung aufweisen. Diese Meinung hat ihre Wurzeln in der bewegten Geschichte von ADHS, die 20 Jahre unter dem Begriff „minimaler cerebraler Dysfunktion" sowohl Lernstörungen und Hyperaktivität inkludierte. Unter Lernstörungen versteht man spezifische Defizite in der Realisierung schulisch-akademischer Leistungen unter der Erwartung trotz adäquater Intelligenz und Erziehung. Im DSM-IV werden Lernstörungen in Störungen des Lesens, Schreibens und Mathematik, der motorischen Koordination und verschiedene Kommunikationsstörungen wie Stottern oder Artikulationsstörungen unterschieden. Die bei weitem häufigste Lernstörung ist die Lesestörung bei deutlichem Überhang des männlichen Geschlechts mit Prävalenzraten bis zu 80% (Shaywitz et al. 1995). Livingston und Mitarbeiter (1991) fanden zwischen ADHS und Lesestörungen eine Komorbiditätsrate von 40%. Die einzelnen Subtypen haben anscheinend keinen wesentlichen Zusammenhang mit Lesestörungen und Schulproblemen, obwohl sie alle etwas unter den Leistungen der Kontrollgruppe liegen (Bauermeister et al. 1992). 46% von Kindern mit Lesestörungen erfüllen die Kriterien von ADHS und 35% der Kinder mit ADHS hatten Lesestörungen (Shaywitz et al. 1994). Diese Ergebnisse lassen Hypothesen über eine gemeinsame genetische Basis beider Störungen aufkommen. Gilger und Mitarbeiter (1992) führten eine Studie mit eineiigen und zweieiigen Zwillingen mit Lesestörungen durch. Jedes Paar wurde nach komorbiden Symptomen der ADHS untersucht. Die Konkordanzrate war bei den monozygoten Zwillingen bezüglich der Komorbidität zwar höher, aber nicht signifikant. Die Autoren halten die Hypothese aufrecht, dass ein genetisch vermittelter Subtyp dieser Komorbidität bestehen könnte. Weitere Untersuchungen können diese Annahme nicht bestätigen, sondern weisen eher darauf hin, dass Lesestörung und ADHS genetisch unabhängig übertragen werden, wobei der Varianzanteil bei 50% liegt (Pennington 1995). Interessant ist, dass insbesondere die Fähigkeit der phonologischen Enkodierung stark vererbt wird. Die Annahme, dass besonders dieses Defizit eine der zentralen Störungen bei der Dekodierung der Buchstaben eines Wortes ist und nicht so sehr mangelnde Visualisierung oder sensorische Integration, findet immer mehr empirische Untermauerung (Shaywitz et al. 1995). In einer differenziert geplanten Studie (Pennington et al. 1993) wurden die 4 Gruppen Kinder mit Lesestörungen, mit ADHS, mit Komorbidität und die Kontrollgruppe bezüglich neuropsychologischer Messungen in phonologischer Verarbeitung und exekutiven Funktionen (Fähigkeit zur Planung, Aufmerksamkeitsausdauer, Reflexivität usw.) verglichen. Wie erwartet, zeigten die Kinder mit ADHS lediglich Schwierigkeiten bei den exekutiven Funktionen, die Kinder mit Leseproblemen lediglich in der phonologischen Verarbeitung, aber überraschenderweise die Gruppe mit der

Komorbidität nur Schwierigkeiten in der phonologischen Dekodierung. Pennington vermutete aufgrund dieses Ergebnisses, dass die Subgruppe eine primäre phonologische Verarbeitungsschwäche aufweist und die Probleme mit der Aufmerksamkeit, Hyperaktivität und Impulsivität eher sekundär wären.

> Selbstverständlich können Lernstörungen erst mit Sicherheit nach Ausschluss einer allgemeinen Intelligenzminderung gestellt werden. Aber auch starke Differenzen in den einzelnen Subtests der Intelligenzverfahren können Hinweise auf derartige Teilleistungsstörungen geben.

6.5 Tic-Störungen

Ticstörungen kommen als komorbide Störungen bei ADHS in einer Häufigkeit von etwa 10% vor (Scahill et al. 2001). Umgekehrt, wenn man nun die Gruppe der Jugendlichen mit Ticstörungen nimmt, sind etwa 50% von ADHS betroffen (Coffey et al. 1997). Ticstörungen sind bei ADHS insofern bedeutsam, dass sie die ohnehin vorhandene Selbstwertproblematik noch verstärken können. Weiters limitieren Ticstörungen, die medikamentöse Behandlungen vor allem mit Stimulanzien. Ticstörungen können einerseits als vorübergehende motorische oder vokale Form vorhanden sein, andererseits können diese vorübergehenden Ticstörungen chronifizieren. Interessant ist, dass Tics die Kinder und Jugendlichen weniger irritieren als ihre Umgebung. Patienten mit Ticstörungen leiden eher an der Reaktion der Umgebung als an den Tics selbst.

6.6 Risikoverhalten

„Risiko ist die Bugwelle des Erfolgs“ (Amery)

> Laut dem deutschen statistischen Bundesamt (1999) stellen Verkehrsunfälle die häufigste Todesursache dar. Differenziert man auch nach dem Geschlecht der Verstorbenen, zeigt sich eine extrem hohe Unfallbelastung bei den männlichen Jugendlichen. Eine „nicht angepasste Geschwindigkeit“ ist die dominierende Unfallursache unter den jungen Verkehrsteilnehmern, gefolgt vom Nichtbeachten von Regeln.

Die Statistik zeigt auch, wie sehr männliches Risikoverhalten Unfälle mit Personenschäden beeinflusst, da sich in der Gruppe der 15-18jährigen 12800 Jungen gegenüber 2489 Mädchen in derartige Unfälle verwickeln (vgl. Statistisches Bundesamt 1999).

Sensation Seeking

In etlichen Studien ist empirisch erhoben, dass es einen Zusammenhang zwischen Risikoverhalten und Sensation Seeking als Persönlichkeitsmerkmal gibt.

Sensation-seeking is a trait defined by a seeking of varied, novel, complex and intense sensations and experiences, and the willingness to take physical, social, legal, and financial risks for the sake of such experience. The therm seeking is used because the trait is expressed in an active mode.

> Ein „Sensation Seeker“ wird durch seine Tendenz zu überaktivem, nonkonformistischem, extravertiertem und dabei auch antisozialem Verhalten charakterisiert. Er ist wenig ängstlich und neigt zur Impulsivität.

Man unterscheidet zwischen einem „Low Sensation Seeker“, dieser braucht eine Umgebung von Ordnung und Vorhersagbarkeit, und einem „High Sensation Seeker“, dieser braucht Unabhängigkeit von anderen, er will Veränderung und er benutzt die soziale Umgebung eher im Sinne einer Selbstdarstellung.

Nach Schumacher und Hammelstein (2003) leben Menschen mit einer erhöhten Ausprägung von „Sensation Seeking“ (High Sensation Seeker) unter gesundheitlichen Gesichtspunkten offensichtlich gefährlicher als „Low Sensation Seeker“.

Risikoverhalten, Unfälle und ADHS

„Vergnügen sucht der Mann sich in Gefahren“ (Elpenor in Goethe)

Risikoverhalten impliziert immer die Möglichkeit einer Gefahr, die einen Schaden für den Handelnden bedeuten kann. Nicht wenige Menschen mit ADHS fühlen sich von prickelnden bis zu gefährlichen Extremsituationen angezogen. Um der Unerträglichkeit der Langeweile zu entgehen, fangen sie manchmal Streit an, übernehmen freiwillig schwierige Aufgaben oder viele Projekte, suchen hochgradige Stimulierung in Extremsportarten und waghalsigen Aktivitäten oder riskanten Geschäften, bzw. Wetten.

> Um der unerträglichen Redundanz des alltäglichen Lebens zu entfliehen, meint ein Erwachsener mit ADHS:
>
> „Mich beunruhigt nicht, dass ich verliere, mich beunruhigt, dass mir das Wetten als solches so viel Spaß macht. Ich meine, es macht mir nicht bloß Spaß. Ich bin ganz wild darauf (...) Ich habe endlich etwas gefunden, das meine Aufmerksamkeit erregt. Es bringt meine Säfte in Wallung wie sonst nichts, beruhigt und entspannt mich gleichzeitig auf sonderbare Weise.“ (Hallowell und Ratey 1998, S. 273)

Die Rolle von ADHS bezüglich des Unfallrisikos blieb bislang kontroversiell und unklar. So konnten zwei Studien aus Neuseeland und England nachweisen, dass hyperaktive Kinder im Vergleich zu normalen ein erhöhtes Unfallrisiko aufweisen (Bijur et al. 1986, Langley et al. 1983), während weitere englische Untersuchungen keinen signifikanten Zusammenhang zwischen Hyperaktivität und nachfolgender Unfallgefährdung fanden (Bijur et al. 1988, Pless et al. 1989). In einer umfassenden britischen Studie mit 10.294 Kindern kam man zu dem Ergebnis, dass Hyperaktivität und Aggressivität unabhängig voneinander als bedeutsame Risikofaktoren für Unfälle anzusehen sind (Bijur et al. 1986). In einer neueren Erhebung (Di Scala et al. 1998) mit differenzierterer Diagnose des Unfallgeschehens konnte nachgewiesen werden, dass Kinder mit ADHS nicht nur häufiger, sondern auch schwerere Verletzungen davontragen. Im Vergleich zur Kontrollgruppe wurden sie häufiger als Fußgänger in Unfälle verwickelt (27.5% zu 18.3%). Auch beim Fahrradfahren (17.1% zu 13.8%), bei selbst zugefügten Verletzungen (1.3% zu 0.1%), bei der Lokalisation der Verletzungen an mehreren Körperteilen (57.1% zu 41%), bei Kopfverletzungen (53% zu 41%) und der Versorgung auf Intensivstation (37.1% zu 24.1%) zeigt sich eine höhere Unfallbelastung der ADHS-Kinder im Vergleich zur Kontrollgruppe. In zwei deutschen Untersuchungen konnte auch ein Zusammenhang zwischen ADHS und Unfallrisiko festgestellt werden. Beck und Mitarbeiter (1996) konnten nachweisen, dass Kinder mit ADHS häufiger in Verkehrsunfälle verwickelt waren als Kinder der Kontrollgruppe. Grützmacher (2002) konnte bei ADHS eine um das 3,8-fach erhöhte Unfallrate gegenüber der Kontrollgruppe feststellen. Beide Untersuchungen sind jedoch wegen geringer Fallzahl beschränkt aussagefähig.

In einem Experiment, wo auf Videoband auch risikoreiche Spielaktivitäten simuliert wurden, konnte herausgefunden werden, dass ADHS-Kinder im Vergleich zu anderen unfähiger waren, Sicherheitsstrategien in gefahrvollen Situationen zu entwickeln (Farmer und Peterson 1995). Da Verhaltensstörungen oft mit mangelnden verbalen Fähigkeiten einhergehen (Moffit und Lynam 1995) kontrollierten Schwebel und Mitarbeiter (2002) den Effekt dieser Mediatorvariablen auf das Unfallgeschehen und konnten einen signifikanten Einfluss nachweisen. In Studien bei Jugendlichen konnte nachgewiesen werden, dass nicht nur das riskantere Fahrverhalten bei männlicher ADHS zwischen 15 bis 18 Jahren zu mehr Unfällen führt, sondern auch bei weiblichen Betroffenen (Nada-Raja et al. 1997, Barkley et al. 1996). Während in einer Untersuchung lediglich Aggressivität und Disziplinprobleme als bedeutsame Prädiktoren für Unfallrisiko gefunden wurden (Davidson et al. 1987), konnte in einer neuseeländischen Studie wiederum Hyperaktivität als wesentlicherer Risikofaktor gefunden als asoziales Verhalten (Langley 1983).

In einer eigenen Studie (Brandau 2004) konnte festgestellt werden, dass insbesondere ADHS-Kinder mit einer komorbiden Tendenz zu „sensation-seeking“ und externalisierenden Verhaltensweisen ein besonders hohes Unfallrisiko zeigten. ADHS-Kinder ohne Komorbidität zeigten wesentlich geringere Unterschiede im Vergleich zur Kontrollgruppe.

Zusammenfassend kann eine bedeutsame Beziehung zwischen ADHS und Unfallrisiko angenommen werden. Dennoch scheint der Zusammenhang komplex und noch widersprüchlich, was auch durch die Subtypen innerhalb des ADHS, Komorbiditätsfaktoren und Unterschieden in der Erfassung des Unfallgeschehens bedingt sein könnte.

Teil II: Diagnostische Zugänge

7. Systemisch sozialpädagogische Aspekte von ADHS: die subjektorientierte Binnenperspektive

„Was wir beobachten, ist nicht die Natur selbst, sondern Natur, die unserer Art der Fragestellung ausgesetzt ist." (W. Heisenberg)

7.1 Das „Labeling"-Konzept

Wie oft hören hyperaktive Jungen Sätze wie „So verhält sich doch kein normaler Mensch" oder sie äußern selbst Bedenken wie „Ich weiß nicht mehr, ob ich normal bin". In jedem Fall stellt sich die Frage, was normales von abweichendem Verhalten unterscheidet. Abweichendes Verhalten kann man nur verstehen, wenn man die Normen kennt, von dem ein Verhalten merklich abweicht. Im Zusammenhang mit hyperaktiven Kindern oder Jugendlichen spricht man von gestörtem, deviantem, unangepasstem, undiszipliniertem, psychisch behindertem, krankem und verhaltenskreativem Verhalten. Abweichendes Verhalten liegt dann vor, „wenn sich aus dem Vergleich einer bestimmten Verhaltensweise mit einer korrespondierenden Verhaltensanforderung keine Übereinstimmung ergibt und für diese fehlende Übereinstimmung „eine Bereitschaft zu negativen Sanktionen besteht." (Lamnek 1996, S. 53)

> Dieser Definitionsversuch kann auf Verhaltensabweichungen von ADHS insofern angewandt werden, als die Erwartungen bezüglich ausdauernder Aufmerksamkeit, geduldigem Sitzen und Impulskontrolle von diesen Kindern unzureichend erfüllt und durch schlechte Zensuren sanktioniert werden.

Interessant erscheint der Ansatz von Goffman (1974), der den Terminus Stigma im Sinne einer Eigenschaft gebraucht, die in einem bestimmten Verhältnis zur Normalität zu einem diskriminierenden Stereotyp wird. Wird jemand stigmatisiert, heißt das, dass er in unerwünschter Weise anders ist, als es erwartet wurde. Stigma-Termini sind etwa „Krüppel", „Debiler" oder im Fall von ADHS der häufig verwendete Terminus „Hypie".

> Durch stereotype Etikettierungen kann die Identität eines Menschen bedrängt, verletzt und im Extremfall sogar zerstört werden. Das zugeschriebene Stigma kann die Identität spalten und den Selbstwert beeinträchtigen.

7.2 ADHS und Grunddimensionen der Lebensbewältigung

Nach Böhnisch (2001) lassen sich im Konstrukt der Lebensbewältigung verschiedene Dimensionen vernetzen, die für sozialpädagogisches Handeln und Hilfen für die Lebensbewältigung strukturierende Relevanz haben. Einerseits geht es Böhnisch um Bewältigungsprobleme in der Folge gesellschaftlich bedingter sozialer Desintegrationsprozesse, andererseits um subjektive Bewältigungsprobleme, die von mangelnden unterschiedlichen Ressourcen herrühren. Während in der gesellschaftsbezogenen Perspektive der Bewältigung auf sozialstrukturelle Probleme wie z.B. der zunehmenden Desintegration und Individualisierung fokussiert wird, wird in der personalen Dimension die subjektive Handlungsfähigkeit der Menschen in krisenhaften Strukturen in den Vordergrund gerückt. Böhnisch betont dabei die enge Verschränkung der sozialstrukturellen Probleme mit den biografischen Krisen der Integration und Integrität.

Die von Böhnisch konzipierten psychosozialen Dimensionen, die er als sozialwissenschaftliche Konzepte versteht, könnten in komprimierter Form so dargestellt werden (Böhnisch 2001, S. 46)

Die Erfahrung von Selbstwertverlust (Suche nach Wiedergewinnung des Selbstwertes).

Die Erfahrung der sozialen Orientierungslosigkeit (Suche nach Orientierung).

Die Erfahrung fehlenden sozialen Rückhaltes (Suche nach Halt und Unterstützung).

Sehnsucht nach Normalisierung (Suche nach Handlungsfähigkeit und Integration).

Es wird von Böhnisch auch klar betont, dass diese vier Dimensionen in der sozialen Wirklichkeit eng miteinander verwoben sind, in unterschiedlichen Lebensaltern verschiedentlich zueinander stehen und primär zum Zwecke der sozialpädagogischen Analyse differenziert werden. Jede dieser Dimensionen verbindet Böhnisch (2001) mit sozialpädagogischen Arbeitsprinzipien, womit dieses Bewältigungskonzept eine Verbindung von sozialpädagogischer Diagnostik und Intervention nahe legt. Im Mittelpunkt des sozialpädagogischen Interesses steht die misslungene Balance zwischen psychischem Selbst und sozialer Umwelt. Um den eigenen Selbstwert und die eigene Handlungsfähigkeit zu stabilisieren, werden normverletzendes und/ oder auch selbstdestruktives Verhalten aktiviert.

Böhnisch verbindet seinen mehrdimensionalen Strukturierungsversuch der Lebensbewältigung mit dem aus der Stressforschung stammenden Copingkonzept. Dieses geht davon aus, dass bei der Bewältigung von Stresszuständen und kritischen Lebensereignissen psychophysiologische Antriebe nach der Wiedererlangung eines homöostatischen Gleichgewichtszustands streben (Lazarus 1991). Böhnisch geht jedoch über die psychologische Beschränktheit dieses Ansatzes hinaus, indem er die Verschränkung von sozialen Strukturen und individueller Handlungsfähigkeit in den Vordergrund rückt. Aus tiefenpsychologischer Perspektive müssen die Angstabwehrmechanismen wie Identifikation, Projektion, Verdrängung usw. ebenso als Formen der Lebensbewältigung auf unbewusster Ebene berücksichtigt werden. Es stellt sich die Frage, ob hyperaktives und impulsives Verhalten, das vielleicht unbewussten und/oder evolutionären Dynamiken dient, drohende Gefahrensituationen bewältigen soll. Insofern hatten Hyperaktivität und Impulsivität eine tiefere Bedeutung im subjektiven Erleben des Kindes. Warum reagieren nicht wenige dieser Kinder mit ADHS in Gruppensituationen so „störend", während sie im Einzelkontakt wesentlich aufmerksamer und selbstregulierter erscheinen. Welche Rolle spielt hier die Aufmerksamkeit und Zuwendung der Bezugspersonen, die bei Aussetzen das fragmentierte Selbst und affektive Gleichgewicht bedrohen? Wird damit möglicherweise motorisch auffällige Aktivität als evolutionär angelegter Bewältigungsversuch provoziert? Gerade der Dialog mit ADHS-Betroffenen gelingt nur, wenn ein optimales Erregungsniveau in der Interaktion besteht. Sowohl ein Zuviel als auch ein Zuwenig an „Zu-Wendung" kann soziale Desorientierung bedeuten. Schon bei Babys erfolgt die Spannungsregulation auf mangelnde affektive Übereinstimmung mit der lebenserhaltenden Mutter durch vermehrte Unruhe oder Erstarrung. Der überwiegende Teil dieser kommunikativ-affektiven Abstimmung verläuft als unbewusste Interaktion (Stern 1992, S. 207). Therapeutische Erfahrungen zeigen, dass die fehlende Erfahrung eines emotionalen Rückhalts bis in die pränatale Periode zurückgehen kann. In der späteren Lebensbewältigung können diese frühkindlichen Traumatisierungen durch minimale nahezu nichtige „objektive" Anlässe eine subjektiv heftige Überreaktion auslösen.

Um sich als unteilbares Subjekt und Selbst zu erfahren, was ja deutlich im Begriff „Individuum" als das Unteilbare zum Ausdruck kommt, bedarf es einer erfolgreichen Lebensbewältigung, die wiederum auf einer kohärente Erfahrung der sozialen Lebenswelt beruht. Die Folgen der Impulsivität und mangelnden Aufmerksamkeitssteuerung wirken sich häufig negativ auf Identität und Selbstwertgefühl der Betroffenen aus. Das oftmalige Scheitern an den Erwartungen der familiären und schulischen Lebenswelt verbunden mit widersprüchlichen und ablehnenden Reaktionen beeinträchtigt die soziale Handlungsfähigkeit. Etliche ADHS-Betroffene sind durch ihre Reizoffenheit, Sprunghaftigkeit der Gedanken und Handlungen in ihrer Wahrnehmung von anderen und sich selbst derart beeinträchtigt, dass eine stabilisierende soziale Orientierung gefährdet wird. Besonders der schulische Bewältigungsdruck führt zu starken Selbstzweifeln, die bis zu existenziellen Ängsten, depressiven oder dissozialen Reaktionsmustern führen können. Der „impulsive Stil“ der Lebensbewältigung kann das stabile Gefühl von Sicherheit und dem geplanten, voraussichtigen Umgang mit sozialen und materiellen Ressourcen (z.B. Freunde, Geld) schwer beeinträchtigen. Die Suche nach sozialer Anerkennung und sozialer Orientierung wird durch eine Paradoxie gegenüber dem Einhalten von Regeln, Normen und Erwartungen besonders erschwert. ADHS-Betroffene lehnen oft die Anpassung an diese Strukturen ab, brauchen aber andererseits oft nichts dringender als klare Grenzen und Strukturierungshilfen für die Alltagsbewältigung. Genau dadurch erleben sie den nötigen sozialen Rückhalt.

Die Entwicklung von Selbstwertgefühl und einem kohärenten Selbstkonzept basiert auf identitätsstiftenden Erlebnissen in der eigenen Biografie. Dies setzt eine Erlebensfähigkeit in einem zeitlichen Kontinuum von Vergangenheit, Gegenwart und Zukunft voraus. Es scheint erwiesen, dass genau diese Bewusstheit und das daraus resultierende Gefühl einer eigenen Kontinuität eine wesentliche Verwurzelung im Selbstkonzept darstellt, um dem Stress der postmodernen Reizüberflutung und ständigen Stimulationssteigerung standzuhalten.

Auf der einen Seite werden den Kindern und Jugendlichen durch immer längere Schulbildungszeiten die Tugenden der Selbstdisziplin und Ausdauer in immer stärkerem Ausmaß abverlangt, auf der anderen Seite steigert die spätkapitalistische, neoliberale Konsumorientierung mit immer stärkerer Reizdosierung den Kampf um die Aufmerksamkeit der Konsumenten. Die Folge dieser paradoxen Widersprüchlichkeit mündet für viele in Anomie und sozialer Orientierungslosigkeit, die mit einer gesellschaftlich hyperaktiven Dynamik einhergeht, die besonders in der Medienwelt in einer drastischen Fragmentierung der Reizangebote gesellschaftlich gespiegelt wird. Dass diese zunehmend entfremdende Affektlogik immer weniger einem entwicklungsförderlichen Milieu für Menschen mit einer Disposition der Labilität und Vulnerabilität entspricht, macht Lebensbewältigung für die Betroffenen am Beginn des dritten Jahrtausends zu einem ständigen Kampf gegen Zersplitterung und Dissoziation von evolutionär gewachsenen Gefühlen und Trieben. Eine immer wesentlichere Vorbedingung für die Entwicklung eines positiven Selbstwertgefühls und des Erlebens von Selbstwirksamkeit ist das Bereitstellen von Situationen, in denen Kinder und Jugendliche selbst aktiv werden können. Dann brauchen viele von ihnen nicht bzw. weniger hyperaktiv oder dissozial auf überfordernde Erwartungen ihrer Lebenswelt reagieren. Selbstständigkeit, Selbstregulation und Planung des eigenen Verhaltens können nur dann entwickelt und gelernt werden, wenn entsprechende Handlungsspielräume und Sozialräume in ihrer Lebenswelt vorzufinden sind.

Für die Sehnsucht nach Normalisierung und sozialer Integration ist es jedoch wesentlich, ADHS unter dem Aspekt biografischer Gegebenheiten zu betrachten, vorhandene protektive und gefährdende Faktoren aufzuspüren und die salutogenen Faktoren unterstützend und selbstwertstärkend in einer sozialpädagogischen Diagnostik und dialogischen Arbeit einzubeziehen. Förderprogramme wie Konzentrationsschulung und verhaltenstherapeutische Strukturierungshilfen sind nur dann sinnvoll, wenn die Betroffenen mit dem PädagogIn in einem aktiven Dialog von Vorschlag und Gegenvorschlag, Eigenaktivität und „Eigen-Sinn" für das Aufbauen selbstregulierender Strukturen in affektiver Übereinstimmung anstreben. Der sozialpädagogische Blickwinkel ist dabei darauf gerichtet, die Persönlichkeit der Betroffenen mit diesen differenzierten Bezügen zu verstehen, die Lebensbewältigung im Sinne von Selbstverantwortung zu unterstützen und die Lebensqualität der relevanten Sozialräume zu verbessern.

7.3 Identität und Selbstkonzept

Identität bezieht sich auf klar beschriebene Selbstdefinitionen, die jene Ziele, Werte und Überzeugungen enthält, die eine Person für sich als persönlich wichtig erachtet und denen sie sich verpflichtet fühlt. Von Identität spricht man, wenn ein Individuum über verschiedene Handlungssituationen sowie über unterschiedliche lebensgeschichtliche Phasen hinweg, ein bewusst verfügbares Selbstbild wahrt.

> Identität ist also der Zustand der Kontinuität des situations- und lebensgeschichtlichen Selbsterlebens. Selbstwahrnehmung, Selbstbewertung und Selbstreflexion fließen auf Grund der Erfahrungen, welche eine Person bei der Aneignung und Auseinandersetzung mit der äußeren und inneren Realität macht, in die Identität ein und bilden deren Grundlage.

Identität ist dann möglich, wenn eine Übereinstimmung von Bedürfnissen und Interessen des Menschen in einer ganz bestimmten historisch sowie gesellschaftlich geformten und vermittelten sozialen sowie lebensgeschichtlichen Situation zu verzeichnen ist.

Erikson (1988) zu Folge drückt der Begriff „Identität" eine wechselseitige Beziehung aus und er umfasst sowohl ein dauerndes inneres „Sich-Selbst-Gleichsein", wie auch ein dauerndes Teilhaben an bestimmten gruppenspezifischen Charakterzügen, wobei sich aber erst im Verlauf der Jugendphase die individuellen Voraussetzungen bilden, um Identität aufzubauen.

Der Begriff Selbstkonzept wird Pekrun (1983) zu Folge je nach theoretischem Standpunkt synonym als „Person", „Persönlichkeit", „Identität" oder „Ich" bzw. „Selbst" verwendet, wobei nach Truchlar (2002) die Identität als ein Schlüsselbegriff unseres Denkens, Fühlens und Gestaltens beschrieben werden kann.

Tausch und Tausch (1979) beschreiben das Selbstkonzept als die fortlaufenden Erfahrungen mit und über die eigene Person, die das „Ich", das „Selbst" als Schema der eigenen Person erfassen. Jeder Mensch hat ein derartiges Konzept bzw. Bild seines Ichs. Grob und Jaschinski (2003) zu Folge setzt sich das Selbstkonzept einer Person aus zwei Komponenten zusammen: aus der kognitiven Komponente, welche die Selbstwahrnehmung und das Wissen über sich selbst beinhaltet, und der affektiven Komponente (Selbstwertgefühl und Selbstvertrauen).

Das Selbstkonzept einer Person formt sich zu einem beträchtlichen Teil durch Zuschreibungsprozesse wichtiger Bezugspersonen. Im pädagogischen Kontext wird manchmal der Begriff Selbstkonzept dem der Identität vorgezogen.

> Bei Jugendlichen mit einer ADHS-Störung kann es gehäuft zu einem reduzierten Selbstwertgefühl kommen, weil die Betroffenen in Teufelskreise von Fremdabwertung, mangelndem Selbstvertrauen, Null-Bock-Mentalität und Selbstabwertung geraten.

Die Studie von Brandau (2004), bei der 242 Buben (121 klinische Stichprobe, 121 Kontrollgruppe) teilnahmen, zeigte, dass Buben mit ADHS (klinische Stichprobe) einen geringeren Selbstwert als die Buben ohne ADHS (Kontrollgruppe) aufweisen.

> „Blasi defniert Identität als das bewusste und emotional getönte Einverständnis mit sich selbst. Sie repräsentiert die subjektive Erfahrung der Einheit, des Andersseins, das Gefühl der Übereinstimmung von Handlungssubjekt und Handlungsziel und das Bewusstsein, für die eigene Person verantwortlich zu sein." (Blasi und Glodis 1995, S. 417)

Nach Blasi geht die Identitätsentwicklung von einer konformistischen Rollenidentität aus, die in der schlichten Übernahme externer sozialer Erwartungen besteht. Das äußere Erscheinungsbild wird z.B. betont. In der nächsten Phase wird das „innere wahre Selbst" zeitweise vom äußeren häufig nur gespielten Selbst getrennt. Selbstreflexion und Wahrhaftigkeit wachsen, Identität wird jedoch nicht als Ergebnis eigenen Bemühens oder von Selbstverantwortung aufgefasst.

Erst im nächsten Schritt beginnt die Arbeit an Idealen und man beginnt sich für die eigenen Ziele, Werte und Ideale verantwortlich zu fühlen. Die Suche nach Authentizität, Treue zu sich selbst und reflektiertem Lebenssinn würde als nächstes Stadium anschließen. Allerdings erreichen dieses Stadium auch viele Erwachsene nicht. Man sollte hier auch kein strenges Stufenkonzept postulieren, sondern die immer differenziertere mentale Struktur eines möglichen Identitätsverlaufs mit dem Glücksfall „authentischer Identität" als Orientierungskonzept nutzen.

> Identität von Jugendlichen mit ADHS bleibt zumeist brüchig und zerrissen, was durch viele Misserfolgserlebnisse, Ablehnungserfahrungen und einen mangelnden Sinn für zeitliche Kohärenz und Kontinuität bedingt wird. Die Jugendlichen sind im Zeithorizont der Gegenwart gefangen.

Anhand der angeführten Konzepte wird ersichtlich, dass jeder Jugendliche seine Biografie aktiv und bewusst mitgestaltet, um das Bewusstsein der eigenen Besonderheit zu entwickeln, sich von anderen unterscheiden zu lernen und sich selbst zu reflektieren. Allerdings stellt sich die wesentliche Frage, wo der Jugendliche für seine Suchbewegungen die nötigen Erfahrungen hernimmt, bzw. auf welchen Ressourcen sich diese stützten. Wichtig in Bezug auf die Identitätsentwicklung erscheint von pädagogischer Seite, dass den Jugendlichen und im besonderen Jugendlichen mit einer ADHS Orientierungshilfen in verschiedenen Bereichen geboten werden, wie in Schule und Beruf, Alltagsmanagement oder in der Freizeitgestaltung. Des Weiteren sollte ihnen ein gewisses Maß an Sicherheit gewährt werden, ein gewisser Grad an Halt und Stabilität, wobei besonders der Familie und den Freunden eine bedeutende Rolle zukommt. Für die Identitätsentwicklung ist ebenfalls die Stärkung des Selbstbewusstseins ein wichtiger Punkt. Indem den Jugendlichen die Möglichkeit eingeräumt wird, Teile ihrer Umwelt selbst zu gestalten, steigert sich auch deren Gefühl der Selbstwirksamkeit.

Identität besteht aus vielen Komponenten, Teilidentitäten, die je nach Kontext dynamisch aktiviert, gezeigt und konstruiert werden. Gergen (1996, S. 250) spricht von multiplen Identitäten, die sich durch Flexibilität auszeichnen „um schnell und effektiv mit den wechselnden Situationsanforderungen einer Vielfalt gesellschaftlicher Rollen umzugehen". So kann sich das Selbst auf Partys, in der Schule, zu Hause und in der Clique wesentlich unterscheiden.

Identität stellt sich im Vergleich zu anderen her und heißt zu wissen, worin man anderen ähnlich und worin man sich von anderen unterscheidet. Individualität der Selbstbeschreibung beeinflusst die Fremdwahrnehmung und umgekehrt fließen wiederum auch die Zuschreibungsprozesse der anderen in die Selbstbeschreibung ein. Identitätsbildung vollzieht sich demnach als systemisch- zirkulärer Prozess. Das Konzept eines „stabilen Selbst mit Kontinuität" scheint in unserer Gesellschaft brüchig geworden.

Einschränkungen in der Identitätsentwicklung durch ADHS

Bei vielen Jugendlichen mit ADHS sind die Erfahrungen, welche sie mit sich und ihrer Umwelt gewonnen haben, oftmals alles andere als identitätsstiftend. In den meisten Fällen sind deren Anforderungen des Lebens gekennzeichnet durch Misserfolge, Bloßstellungen, Strafen, Kränkungen, Blamagen, welche verkannt und nicht verstanden wurden. Darauf reagierten sie mit Scham, Wut und Selbsthass.

Menschen bzw. Jugendliche mit einer ADHS haben es auch schwer sich adäquat einzuschätzen. Probleme mit der adäquaten Selbsteinschätzung können dann manifestiert werden, wenn die zerebralen Filter- und Hemmungsfunktionen (Inhibition) der betroffenen Person „ADHS-bedingt" erheblich eingeschränkt und gestört ist.

Der Prozess der Identitätsentwicklung ist für Jugendliche ein äußerst kompliziertes multifaktorielles und recht störungsanfälliges Geschehen, welches von Risiken und Gefahren geprägt ist, die wiederum die harmonische Entfaltung der Persönlichkeit auf unterschiedliche bzw. auf vielfache Weise erschweren können.

Menschen mit ADHS weisen oftmals ein reduziertes Selbstwertgefühl auf, was daraus resultiert, dass die betroffenen Personen die kognitiven Defizite kompensieren müssen, um im sozialen Kontext nicht noch mehr aufzufallen.

Jugendliche mit ADHS sind auch Weltmeister im Schummeln und auf Grund ihrer Intelligenz sowie ihres fotographischen Gedächtnisses können sie mit Hilfe von so genannten Spickzetteln viele schwierige Situationen in der Schule bzw. in der Ausbildung gut bewältigen. Allerdings leiden sie in vielen Fällen unter ihren Lügen. In den meisten Fällen plagt sie ein schlechtes Gewissen und in ihrem Innern denken sie, dass sie Versager wären und das Erreichte gar nicht verdienen würden. Sie erleben ihre Leistung als unecht, übrig bleiben meistens Schuldgefühle und ein schlechtes Gewissen.

Die Bildung eines Selbstwertgefühls und eines Ichbewusstseins setzt voraus, dass man sich an identitätsstiftende Erlebnisse in der eigenen Biographie auch erinnern kann. Darin besteht wiederum eine Schwierigkeit für Jugendliche mit ADHS, weil sie oftmals sehr stark in der Gegenwart verhaftet sind. Ihr Ich-Gefühl ist auf Grund der starken Stimulusgebundenheit, ihrer Vergesslichkeit sowie auf Grund von vielen negativen Erfahrungen nur mangelhaft ausgebildet, sie können sich innerlich nicht an ein starkes SELBST anlehnen, denn die Reizoffenheit bringt es mit sich, dass für die Betroffenen primär die Gegenwart und der Augenblick zählen. Die Gefühle von Identität und Selbstbewusstsein sind deshalb so instabil, weil sie fast jeden Tag neu gebildet werden müssen.

Menschen bzw. Jugendliche mit einer stark ausgebildeten ADHS leben vorwiegend im „Hier und Jetzt". Negative Auswirkungen auf das Selbstbild kann auch die mangelnde Impulskontrolle haben. Dies äußert sich bei Menschen bzw. Jugendlichen mit ADHS beispielsweise darin, dass sie häufig „ins Fettnäpfen treten", was wiederum dazu führen kann, dass Scham- und Schuldgefühle ausgelöst werden. Menschen mit ADHS zeigen auf Grund der Symptomatik des Störungsbildes so gut wie nie ein durchschnittliches

Aktivitäts-, Motivations- oder Energieniveau, was wiederum zur Folge hat, dass sie entweder unter- oder überregt sind.

Daraus lässt sich schließen, dass besonders Jugendliche mit einer Aufmerksamkeits-Defizit-Hyperaktivitätsstörung wiederum in der Schule bzw. in ihrem Fähigkeitskonzept eingeschränkt werden.

Für Familien mit Jugendlichen mit einer Aufmerksamkeits-Defizit-Hyperaktivitätsstörung ist die Anfangsperiode der Pubertät sehr intensiv, um nicht zu sagen viel intensiver als für Familien mit „normalen“ Jugendlichen. Die Konflikte sind gekennzeichnet durch eine negative Kommunikation (z.B.: wenig Augenkontakt, nicht hören wollen, …) und durch unangepasstes Problemlösungsverhalten. Die Eltern verlieren oft die Kontrolle über die Jugendlichen, diese vermeiden ihrerseits Antworten und Auseinandersetzungen und gehen ihren Weg.

> Der Ablösungsprozess von den Eltern verläuft bei Jugendlichen mit ADHS häufig verzögert.

7.4 Diagnose als Wirklichkeitskonstruktion

Aus der bekannten „Labeling-Perspektive“ ist sozial auffälliges Verhalten kein Ausdruck personinhärenter Störungen oder Krankheiten, sondern primär das Ergebnis von Interaktionsprozessen. Die soziale Relativität von Auffälligkeiten, bei der durch Interaktionsprozesse eine abweichende Karriere und Identität durch Rollenzuschreibung stigmatisiert werden kann, brachte die Sicherheit des individualisierenden Pathologisierens ins Wanken. Auffälliges Verhalten ist keine objektiv definierbare Entität, sondern vielmehr eine Beobachtungskategorie, die nur in einem spezifischen Kontext ihre Gültigkeit hat. Dies wird durch das Ergebnis einer Studie, in der sozial auffällige Verhaltensweisen von Schülern durch Eltern, LehrerInnen und ÄrztInnen beurteilt wurden, deutlich. Während ca. 13 % entweder von den LehrerInnen oder von den ÄrztInnen oder den Eltern als gestört bezeichnet wurden, waren es nur 1.3 % der Kinder, die von allen drei Gruppen der Erwachsenen so eingestuft wurden (Lambert et al. 1978). Dieses Ergebnis sagt dementsprechend mehr über die beobachtenden und beurteilenden Erwachsenen aus als über die Kinder. Etwas zugespitzt formuliert könnte man provokant formulieren, dass Diagnosen manchmal mehr über den Diagnostiker als über den Klienten aussagen. Eine der Grundlagen dieser Arbeit ist eine systemische Perspektive, in der nicht der Patient mit auffälligem Verhalten gestört oder krank ist, sondern die Wechselbeziehung zwischen ihm und seinen Umwelten weisen Störungen auf, die in den auffälligen oder als krankhaft bezeichneten Verhaltensweisen zum Ausdruck kommen. Diese Sichtweise erweitert den Fokus auf die Person als Mitglied relevanter Lebenswelten und Kommunikationssysteme, in denen auffälliges Verhalten als Zeichen eines gestörten Beziehungsnetzes angenommen wird.

Erst die einfühlsame, verstehende Auseinandersetzung mit der Person in ihrem komplexen Netz von Beziehungsstrukturen führt zu einer sinnvollen „Diagnose“ des auffälligen oder krankhaften Verhaltens. Eine wichtige systemische Vorgehensweise ist die sogenannte Rekontextualisierung von pathologischen Konstrukten. Andi betritt meinen Raum und stellt sich mit dem Satz „Ich heiße Andi und bin hyperaktiv“ vor. Auf meine Frage, ob er denn jetzt „seine Hyperaktivität dabei hätte“, verneinte er etwas überrascht. Sie sei dann besonders stark, wenn er sich in der Schule oder daheim nicht genug zwingen könne, langweilige Aufgaben zu machen.

Abgesehen von der bereits übernommenen pathologischen Identität durch den Jungen „Ich bin hyperaktiv“ wurde das Verhalten durch die defizitorientierte Diagnose entkontextualisiert.

Ein anderer 13-jähriger Junge meinte einmal: „Man sagt, ich sei hyperaktiv“. Dieser Jugendliche hatte sich noch nicht mit dem Etikett identifiziert und antwortete auf die kontextuelle Frage, wer ihn denn als „hyperaktiv“ bezeichnen würde, mit einer Aufzählung der Personen im familiären und schulischen Kontext. Interessant war, dass ihn ein männlicher Lehrer lediglich als „sehr aktiv“ bezeichnete.

Im systemischen Arbeiten ist nun entscheidend, mit bestimmten Fragetechniken relevante Unterschiede zu rekonstruieren, gemäß dem Motto von Gregory Bateson (1983, S. 112), einem der wichtigen Pioniere der systemischen Konzepte, „Information ist der Unterschied, der einen Unterschied macht“. Besonders die Fragen, in welchen Ausnahmesituationen ein Klient völlig konzentriert, ausdauernd und mit hoher Selbstkontrolle agieren kann, bringen mehr Information für therapeutische Impulse als der einseitige Fokus auf die Geschichte aller Defizite. Dadurch soll jedoch nicht die Bedeutung differenzierter Anamnesen und Diagnosen in diesem Bereich geschmälert werden. Systemische Diagnose heißt jedoch den Menschen ganzheitlich in seiner Vielfalt und besonders auch in der subjektiven Auseinandersetzung zur Umwelt „wahr“ „zu“ „nehmen“, statt ihn einfältig auf vorgefasste Kategorien abzufragen. Systemische Diagnose versucht multiperspektivisch der Ganzheit von Subjekten in einem kooperativen Beziehungsangebot gerecht zu werden und sieht den Beobachter (Diagnostiker) stets als Teil eines gemeinsam gebildeten Systems und Prozesses.

7.5 Psychosozial und sozialpädagogisch diagnostische Perspektiven

„Um Wahrheit zu erfahren, muss man Wissen hinter sich lassen." (Lao-Tse)

Mischel und Shoda (1995) haben versucht, das Konstrukt des Selbst in die Persönlichkeitspsychologie zu integrieren. Sie konzipieren Persönlichkeit als System, das vermittelt, wie ein Individuum soziale Informationen auswählt, konstruiert, verarbeitet und damit Verhalten generiert. Ein System vermittelnder dynamischer Prozesse macht nach Ansicht der Autoren die Konstruktion des „Selbst" und der Persönlichkeit aus. Dabei spielen verschiedene Kategorien für das Selbst, Erwartungen und Überzeugungen, Affekte, Ziele und Werte, Kompetenzen und selbstregulierende Pläne eine wesentliche Rolle. Für die sozialpädagogische Arbeit ist diese Sichtweise insofern wesentlich, als diese Autoren selbstregulierende Systemprozesse in den Mittelpunkt von Veränderung rücken. Erfolge in der Entwicklungsberatung und auch therapeutischen Arbeit stellen sich erst ein, wenn das Individuum seine kognitiv-affektiven Strukturen verändert und nicht nur assoziative Konditionierungen auf Reize bildet. Für eine prozessorientierte sozialpädagogische Diagnose erscheint es auch wesentlich, Lebensziele zu identifizieren und die Hindernisse auf dem Weg zum Ziel zu identifizieren. Solche Hindernisse kann man in Mangel an Wissen, Mangel an Motivation, Mangel an sozialer Unterstützung und Mangel an Fertigkeiten diagnostisch differenzieren und dennoch die Kategorien des „Selbst" wie Selbstwert, Selbstbild, Selbstkonzept dabei berücksichtigen. Dementsprechend können Hilfsangebote in einer sozialpädagogischen Beratung präziser gebündelt werden. Dieses Vorgehen unterscheidet sich klar von einer klinischen Diagnose nach dem ICD-10 (1991) der WHO oder dem DSM-IV (1996) der APA, den üblich verwendeten Klassifikationssystemen in Kliniken und ähnlichen Einrichtungen. Dabei erfolgt z.B. im DSM IV die Diagnose auf fünf Achsen. Auf Achse I werden die klinischen Störungen, auf Achse II Persönlichkeitsstörungen, auf Achse III medizinische Krankheitsfaktoren aufgelistet, auf Achse IV werden psychosoziale und umgebungsbedingte Probleme beschrieben und auf Achse V wird das Funktionsniveau der Gefährdung global erfasst. Trotz dieser Differenzierung bleiben wesentliche Kritikpunkte an dieser Klassifikationsdiagnose bestehen. Eine sozialpädagogische Diagnose wird auf jeden Fall durch die „Achsen" der Lebensthemen, der Entwicklungsaufgaben und des Entwicklungsniveaus, der Lebensziele und der Bewältigungsformen (z.B. internalisierend vs. externalisierend) dem Konstrukt des „Selbst" entsprechenden Raum gewährleisten.

Da Sozialpädagogen in vielen Berufsfeldern mit Professionen kooperieren müssen, die ihre Diagnosen selbstbewusst und selbstverständlich vertreten, ist es für die Durchsetzung sozialpädagogischer Anliegen und Hilfen unverzichtbar, dass sie einerseits die anderen Diagnosekonzepte in ihren Vorzügen und Schwächen kennen, andererseits selbstbewusst auf die eigene sozialpädagogische Expertise verweisen.

> Wie die Diagnose in der Medizin der Heilung von Krankheiten dient, so soll sie im Bereich der Sozialpädagogik der Wiederherstellung von erfolgreicher Lebensbewältigung und sozialer Integration dienen. Der Diagnose geht gewöhnlich immer eine Anamnese voraus.

Die Exploration der entwicklungsförderlichen und entwicklungshemmenden subjektiven Einstellungen und Muster der Selbst– und Lebensweltdeutung können die anstehenden konkreten und notwendigen Lösungsschritte der Alltagsbewältigung und anstehenden Entwicklungsaufgaben sichtbar machen. Verhaltenssauffälligkeiten wie auch ADHS werden als subjektiver, aber eben mit bestimmten Lebenskontexten unvereinbarem Problemlösungsversuch angesehen, der innerhalb eines lebensweltlichen Konzepts zu analysieren ist. Das Konzept der „sozialpädagogisch-hermeneutischen Diagnose" ist das Ergebnis einer mehrjährigen Forschungsarbeit, die in Zusammenarbeit mit Praktikern entwickelt wurde und zumindest für den deutschen Sprachraum eines der differenziertesten Modelle einer spezifischen sozialpädagogischen Diagnose darstellen dürfte.

> Sozialpädagogisch-hermeneutische Diagnose meint also etwas anderes als psychosoziale Diagnose. Sie beruht auf den Selbstdeutungen und zentralen Lebensthemen der Jugendlichen und dient primär der Planung sozialpädagogischer Prozesse. Für die Gestaltung dieses sozialpädagogischen Prozesses und nicht so sehr einer gezielten „Behandlung" braucht der Praktiker Anhaltspunkte über die Entwicklungsaufgaben und Lebenssituationen, deren Bewältigung besondere Schwierigkeiten bereiten. Der Jugendliche wird in seiner Identität und Selbstgestaltung wahrgenommen und nicht bloß als Träger zu therapierender Symptome.

8. Das ganzheitlich-multiperspektivische Mosaik diagnostischen Verstehens

Prinzipien ganzheitlich diagnostischen Verstehens

1) Multiperspektivische Orientierung

Von Interesse sind die Differenzen zwischen den Perspektiven, die als relevante Information diagnostisch integriert werden

2) *Sozialökologisch-systemische Orientierung*

Verlangt über die Person und familiären Systeme hinausgehende Diagnosen der relevanten Sozialräume, Umfelder und regionalen Infrastrukturen, Ausstattungsprobleme und Vernetzungserfordernisse.

3) *Partizipative Orientierung*

Multiperspektivische Diagnose erfolgt in einem Klima des Dialogs.

4) Ressourcenorientierung

Aus den Ergebnissen der therapeutischen Wirkungsforschung (Grawe 1994) lässt sich ableiten, dass positive Therapieeffekte umso eher zu erzielen sind, je besser es gelingt, die Ressourcen der Klienten zu aktivieren. Grundsätzlich lassen sich personale, soziale, ökologische und ökonomische Ressourcen unterscheiden.

5) Interdisziplinäre Orientierung

Um eine lebensweltorientierte Integration und Förderung von psychisch belasteten Klienten zu ermöglichen, bedarf es einer diagnostischen Teamarbeit verschiedener Professionen, die transparent in partnerschaftlicher Kollegialität den „Fall" aufbereiten und diskutieren. Auf dieser Basis erfolgt ein abgestimmtes Hilfsangebot.

6) Lebensweltorientierung

Nur über die subjektorientierte Entdeckung der Lebenswelt der Klienten kann ein adäquater diagnostischer Zugang erschlossen werden. Die subjektive Binnenperspektive ist ein oft vernachlässigter Baustein der herkömmlichen klinischen Diagnose.

7) Diagnostische Prozessorientierung

Diagnosen werden als jederzeit revidierbare Hypothesen formuliert, sollten möglichst falsifizierbar sein und bedürfen der ständigen selbstkritischen Überprüfung.

Im Folgenden soll nun ein ganzheitliches, diagnostisches Inventar als Integrationsversuch der verschiedenen bisher dargestellten und diskutierten Konzepte vorgestellt werden.

Dabei werden jedoch insbesondere Kategorien verwendet, die für Menschen mit ADHS bedeutsam sind. Dieses ganzheitlich und multiperspektivisch angelegte Mosaik diagnostischen Verstehens soll in seinem Grundgerüst wie folgt konzipiert sein:

Die ganzheitliche Anamnese umfasst folgende Bereiche:

- *Lebensgeschichte* (selbsterzählt, kritische Lebensereignisse und deren subjektive Bedeutung, Fakten)
- *Entwicklungsgeschichte* (prä-peri-postnatal, Verzögerungen und Vorsprünge in verschiedenen Dimensionen)
- *Familiengeschichte* (ADHS in den Verwandtenbeziehungen, verschwiegene und ausgeschlossene uneheliche Mitglieder, vorangegangene Beziehungen etc.)
- *Krankengeschichte* (psychiatrische Erkrankungen in der Familie, eigene Krankheiten, Unfälle etc. Prinzipien eines multiperspektivischen Fallverstehens)

Ein ganzheitlich-multiperspektivisches Mosaik diagnostischen Verstehens berücksichtigt die Blickwinkel und Aspekte aus Tabelle 4. Eine derart angelegte ganzheitliche Fallanalyse erweitert die Grenzen der üblichen klinischen, aber auch psychosozialen Diagnose. Sie soll verdeutlichen, dass es ein Kunstfehler sein kann, auch organisch bedingte Verhaltensprobleme wie ADHS losgelöst von den sozialen und subjektiven Wirklichkeitskonstruktionen zu betrachten. Der vorliegende Raster einer multiperspektivischen Anamnese und Diagnose soll primär zu einer ganzheitlichen und systemisch kompetenten Beurteilung der Situation von Menschen mit ADHS und anderen klinischen Verhaltensauffälligkeiten dienen. Dabei werden auch verschiedene Aspekte von primären bzw. vorrangigen Schwierigkeiten auf dem Weg zur Erreichung der dringlichen Entwicklungs- und Lebensziele genau erfasst. Die Hindernisse auf dem Weg zu den Zielen können in Mängel an Wissen, Risikobereitschaft, an sozialer Unterstützung und an Fertigkeiten unterschieden werden. Dementsprechend müssten die Hilfen zur Überwindung der Hindernisse geplant werden. So bedarf z.B. das Treffen von Zukunftsentscheidungen bei manchen ADHS- Betroffenen einigen Spielraum im ganzheitlichen Unterstützungsmanagement.

Tab. 4: Multiperspektivische Diagnose von ADHS

	Ziele
Medizinische Diagnose	medizinisch-therapeutische Maßnahmen
Schwerpunkt: organisch-funktionelle Diagnosen, Diff.diagnose, ICD-10, DSM IV	
Psychologisch-heilpädagogische Förder-Diagnose	psychotherapeutisch, heilpädagogisch, lern- und verhaltenstherapeutische Maßnahmen
Schwerpunkt: Diagnose von Entwicklungsproblemen Kognitive, affektive, behaviorale, psychomotorische Problemanalyse	
Psychosozial-systemische Diagnose	Systemtherapeutische, familiäre, psychoedukative Maßnahmen, Netzwerkinterventionen
Schwerpunkt: Risikofaktoren und Ressourcen des ökosozialen Umfeldes	
Sozialpädagogisch-subjektorientierte Diagnose	Lebensweltorientierte, entwicklungsfördernde Maßnahmen, pädagogische Milieuvorschläge, etc.
Schwerpunkt: Diagnose sozial-emotionaler Risiken und Kompetenzen der Lebensbewältigung, Selbstentwürfe, Selbstdeutungsmuster, Identität	

Dazu gehören: Wohnqualität, Verkehrslage, Umweltbelastung durch Noxen und Unfallgefahren in der Umgebung, Freiflächen, Spielplätze (Skaterplatz), informelle Treffpunkte, Freizeitangebote, soziale Einrichtungen usw.

Die sozialpädagogische Perspektive innerhalb dieses Diagnoserasters soll letztlich klären, welche Bedingungen einer menschenwürdigen Entwicklung, Bildung und Erziehung entgegenstehen und welche Risiken eine stabile Identitätsfindung gefährden.

8.1 Medizinische Diagnose und Differentialdiagnose

Wenn Eltern oder Jugendliche mit der Frage zum Kinder- und Jugendpsychiater kommen, ob eine ADHS vorliege, kann die Symptomatik durch verschiedene Komorbiditäten überlagert sein, sodass die Diagnostik im Jugendalter besondere Anforderungen stellt. Gerade im Pubertätsalter kommt es häufig zu Konzentrations- und Aufmerksamkeitsstörungen in der Schule und zu Stimmungsschwankungen. Daher müssen in diesem Lebensalter die standardisierten diagnostischen Kriterien des kürzlich erschienenen DSM-V oder des ICD-10 besonders berücksichtigt werden. Während noch im DSM-IV die Symptome vor dem 7. Lebensjahr aufzutreten hatten, wurde dieses Kriterium im DSM-V auf 12 Jahre verschoben. Wenn die Problematik erst im Jugendalter nach 12 Jahren aufgetreten ist, kann demnach ADHS ausgeschlossen werden.

Eine weitere diagnostische Erschwernis stellt die Tatsache dar, dass gerade Jugendliche mit einer Aufmerksamkeitsstörung sich nur sehr schlecht an die frühere Kindheit erinnern können. Aus diesem Grund sind anamnestische Angaben von Dritten (Eltern, ehemalige LehrerInnen, Partner) unerlässlich. Eine weitere Möglichkeit besteht darin schriftliche Dokumente einzuholen, wie Schulzeugnisse, oder bereits bestehende Fragebögen aus der Kindheit.

Bezüglich des diagnostischen Vorgehens orientiert man sich am besten an den Leitlinien der „American Academy of Child and Adolescent Psychiatry“ (1997), die für Erwachsene erstellt wurden.

A) Exploration

1. Entwicklungsanamnese: Diese muss bereits in der frühen Kindheit beginnen, erste Symptome im Säuglings- und Kleinkindesalter sind wichtig, die Meilensteine der Entwicklung wie Sprechen, Sitzen, Gehen, Entwicklung der koordinativen Funktionen ist wichtig. Auch der schulische Weg ist hier von Bedeutung.
2. Aktuelle und frühere ADHS-Symptome: Der Verlauf einer Schulkarriere vor allem auch in der Volksschule ist hier von wesentlicher Bedeutung, sind Symptome der Aufmerksamkeitsstörung bereits zu diesem Zeitpunkt vorhanden gewesen? Wie präsentierte sich die motorische Unruhe (Hyperaktivität) in der Volksschule, wie ist sie jetzt ausgebildet?
3. Entwicklung und Kontext der Symptome und die daraus resultierende Beeinträchtigung in Schule, Arbeit und sozialem Umfeld: Wie weit beeinträchtigen die derzeit vorhandenen ADHS-Symptome den jungen Patienten? Sind mehrere Bereiche deutlich beeinträchtigt?
4. Sonstige psychiatrische Anamnese: Sind andere psychiatrische Erkrankungen vorhanden, wie Depression, Psychosen, bipolare Störungen, beginnende Persönlichkeitsstörungen.
5. Bisherige psychiatrische Behandlung.
6. Symptome möglicher anderer oder komorbider psychiachtrischer Diagnosen: Die DSM-IV Kriterien für mögliche andere Erkrankungen müssen hier festgelegt werden,
7. Stärken und Talente: Viele ADHS-Patienten haben besondere Talente, sind besonders kreativ, in einigen Berufen besonders erfolgreich. Diese Merkmale zu erkennen und zu stärken, sind bereits der erste Schritt zu einer Therapie.
8. Psychopathologischer Befund.

B) Von Eltern des Patienten ausgefüllte standardisierte Beurteilungsskalen: Hier gibt es im deutschsprachigen Raum keine standardisierten Fragebögen, man muss daher auf Fragebögen, die bis zum 18. Lebensjahr standardisiert sind, wie die CPCL (Aschenbach 1991) zurückgreifen.

C) Allgemein medizinische Anamnese:

1. Internistische und neurologische Untersuchung: Hier müssen somatische Erkrankungen, welche mit den Kernsymptomen (ADHS, Hyperaktivität, Aufmerksamkeitsstörung, Impulsivität) einhergehen, eingegangen werden, wie z.B. Schilddrüsenüberfunktionen, epileptische Leiden (Absencen), Erkrankungen des zentralen Nervensystems, wie Hirntumore, Gehirnerschütterungen.
2. Genaue Anamnese von Medikamenteneinnahmen, wie Beruhigungsmittel, Asthmamedikamente (Cortisonpräparate, Sympathomimetika).

D) Familienanamnese

1. Anamnese hinsichtlich der Erkrankung der Diagnosen (ADHS, Tickstörungen inkl. Tourette Syndrom, Substanzmissbrauch (legal/illegal), Angststörungen, Depressionen, Sozialverhaltensstörungen)
2. Entwicklungs- und Teilleistungsstörungen: Hier erscheint es wichtig, die Schulkarriere genauer zu beleuchten, im Zweifelsfall Teilleistungstests bzw. Intelligenztests durchzuführen.
3. Familiäre Kommunikationsmuster, Organisationsniveau und Ressourcen (siehe 8.3 Psychosozial-systemische Diagnose!)
4. Familiäre Belastungen
5. Missbrauch oder Ablehnung (Opfer oder Täter)

E) Nach Möglichkeit Interview mit den Eltern oder für den Jugendlichen bedeutende Person wie Partnerin: Dies ist wichtig, da einerseits das Erinnerungsvermögen der Patienten die frühe Kindheit oft nicht einschließt, andererseits die Selbstwahrnehmung sich von der Fremdwahrnehmung unterscheidet. Dies betrifft vor allem die Impulskontrollstörung.

F) Somatische Evaluation

1. Körperliche Untersuchung, die eine Standardlaboruntersuchung (Blutbild, Leberwerte, Nierenwerte, Schilddrüsenwerte) inkludieren sollte, dies vor allem dann, wenn eine medikamentöse Therapie geplant ist. Weitere wichtige Parameter sind die Durchführung eines Elektroenzephalogramms sowie der kardiozirkulatorischen Parameter (Blutdruck, Puls). Neurologischer Status inkl. ausführlicher Motoskopie, die Koordinationsstörungen zu Tage bringen kann.

G) Information aus der Schule (auch retrospektiv)

1. Standardisierte Beurteilungsskalen, wenn sie in der Kindheit erhoben wurden, können außerordentlich hilfreich sein.
2. Kontaktierung der Eitern (siehe auch Punkt E) oder wenn möglich der ehemaligen LehrerInnen.
3. Testberichte und Zeugnisse objektivieren und ergänzen die anamnestischen Daten.

H) Weitere Explorationen wie psychologische Tests (Intelligenztest, Teilleistungstest), neuropsychologische Tests wie Aufmerksamkeitstests (CPT, TOVA) in Verbindung mit einer psychologisch-heilpädagogischen Diagnose werden zumeist durchgeführt.

Die anamnestischen Angaben und medizinisch-psychologischen Untersuchungen sollten durch Selbstbeurteilungsbögen ergänzt werden. Hierzu steht uns die Wender Utah Rating Scale (WURS) 1993, Trott 1995, Krause und Krause 2005 zur Verfügung. Diese Skala umfasst 25 Items, welche die Kindheit durch den Patienten selbst beurteilen lassen. Weiters empfehlenswerte sind die Brown ADD Scales, die 40 Items umfassen.

8.2 Psychologisch-heilpädagogische Diagnose/Förderdiagnose

Da zwischen psychologischer Diagnose und heilpädagogischer Förderdiagnose beträchtliche Überschneidungsbereiche vorliegen (z.B. Diagnose von Teilleistungsstörungen) wurden beide Bereiche als Blickwinkel integriert. In der Folge sollen einzelne diagnostische Verfahren und Möglichkeiten für Jugendliche erörtert werden, wobei es sich keineswegs um eine erschöpfende Darstellung der diagnostischen Bandbreite handelt. Während Intelligenz-, Aufmerksamkeits- und Persönlichkeitsdiagnostik eher dem klinisch psychologischen Bereich zugeordnet werden, beschäftigt Heilpädagogik eher die Feststellung von Teilleistungsschwächen und Lernschwierigkeiten mit der Zielrichtung einer prozessorientierten Förderdiagnose von Bereichen wie Kognition, Motorik und sozial-emotionales Verhalten. Praktisch ist diese Trennung jedoch eher willkürlich und künstlich und verweist auf die Notwendigkeit enger interdisziplinärer Kooperation.

Die Einschätzung nach den Kriterien des DSM IV, DSM V und ICD 10 wird wohl von allen beteiligten ExpertInnen als wesentlicher Anhaltspunkt dienen.

Kompetenzorientierte Checklist von ADHS bei Jugendlichen

Um die einseitige Defizitorientierung und den pathologisierenden Charakter der üblichen Einschätzungsskalen entgegenzuwirken, wird folgende kompetenzorientierte Checklist verwendet. Die einzelnen Items werden auf fünf Stufen eingeschätzt.

Tab.5: Kompetenzorientierte Checklist von ADHS bei Jugendlichen
0= nie, 1=selten, 2= manchmal, 3= öfter, 4= sehr oft, häufig

	0	1	2	3	4
Aufmerksamkeit					
Kann genau auf Kleinigkeiten und Details achten					
Ist bei Tätigkeiten aufmerksam					
Ist schwer ablenkbar					
Kann gut zuhören, wenn man mit ihm spricht					
Bringt Arbeiten und Projekte konsequent zu Ende					
Kann gut Aufgaben und Aktivitäten organisieren					
Mag Arbeiten am Schreibtisch					
Dinge werden sorgfältig beachtet und aufbewahrt					
Kann sich gut konzentrieren					
Merkt sich gut Informationen und Anweisungen					
Aktivität					
Hände und Füße wirken ruhig und entspannt					
Kann ruhig und geduldig sitzen					
Wirkt gelassen und strahlt Ruhe aus					
Mag ruhige Freizeitaktivitäten und Spiele					
Kann entspannt längere Zeit an einem Ort verweilen					
Hört lieber zu als selber zu reden					
Impulskontrolle					
Kann mit der Antwort warten, bis eine Frage zu Ende gestellt ist					
Kann geduldig warten (z.B. beim Anstellen)					
Geht Dinge geplant und umsichtig an					
Kann zuhören ohne andere zu unterbrechen					
Ergänzungen zu den DSM IV Kriterien *Verhalten und Affekte*					
Kann Arbeiten mit Ausdauer bis zum Ende durchziehen					
Erreicht die Ziele, die gesteckt wurden					
Zeigt Toleranz gegenüber Langeweile und Frust					
Wartet passende Gelegenheit ab, um Meinung zu äußern					
Zeigt für sein Alter emotionale Reife					
Kann kritische Rückmeldungen akzeptieren					
Macht riskante Entscheidungen und Aktionen					

Ist sicher und ohne Unfälle unterwegs					
Verhält sich gegenüber Suchtmitteln abstinent (ablehnend)					
Hat sein Temperament unter Kontrolle					
Bleibt cool, auch wenn Frust und andere stressen					
Kann mit Stimmungswechsel konstruktiv umgehen					
Hat zwischendurch geistige Höhenflüge					
Leistungsqualitäten					
Ist kreativ und ideenreich					
Zeigt Interesse an der Schule					
Kopfrechnen und Vokabeln lernen fallen leicht					
Hat ein gutes Gedächtnis					
Kann Sachen in Ordnung halten					
Kann Zeit sinnvoll einteilen und planen					
Kann auch monotone Routinetätigkeiten konzentriert bewältigen					
Denkt nach, bevor etwas begonnen oder entschieden wird					
Macht Arbeiten sorgfältig und genau					
Erfasst schnell den Punkt (Kern) einer Sache					
Setzt sein Potential effizient in Leistungen um					
Soziale Kompetenz					
Hat gutes Selbstvertrauen					
Pflegt gute Beziehungen zu Freunden					
Zeigt Einfühlung gegenüber anderen					
Ist in Gruppen, Schule oder Arbeitsplatz beliebt					
Zeigt gegenüber Erwachsenen Respekt					
Respektiert die Regeln und Rechte von anderen					
Kommt mit seiner Familie gut aus					
Ist bei Sport und Spiel fair					
Verbringt Zeit in einer Beziehung					
Subtyp Novelty-Seeking					
Verhält sich ruhig und konzentriert, wenn etwas interessant ist.					
Ist begierig, Neues zu erfahren und auszuprobieren					
Mag Nervenkitzel und Herausforderungen					
Im Kopf laufen gleichzeitig mehrere Programme					
Kann mehrere Dinge gleichzeitig tun					

Nach der Analyse der Checklisten werden im Rahmen der psychologischen Diagnose die computergestützte Testung der Aufmerksamkeitsleistung mit dem CPT oder TOVA durchgeführt.

Child-Behavior Checklist (CBCL)

Bei der neuesten Version des CBCL (Aschenbach 1991) handelt es sich um einen Fragebogen zur Symptom- und Verhaltensbeschreibung, der in neun Skalen eingeteilt wurde. Dabei soll es sich um ein Inventar mit sehr guten Testkennwerten handeln (Dulcan 1997), der Verhaltensauffälligkeiten und emotionale Störungen zwischen 4 und 18 Jahren erfasst, die durch 120 Items anhand von dreistufigen Skalen beschrieben sind.

Manchmal wird im Rahmen der psychologisch-heilpädagogischen Diagnose die Intelligenz mit einem entsprechenden Test für das entsprechende Alter getestet. Manche Jugendliche mit ADHS können auch in bestimmten Intelligenzbereichen über hohe Begabung verfügen. Intelligenztests werden häufig noch immer als Selektions- und Zuweisungsinstrument gesehen. Im Sinne eines ganzheitlichen Förderkonzepts müssen jedoch konkrete Hinweise und Empfehlungen von Fördermaßnahmen gegeben werden.

Da ADHS immer wieder auch mit Lern- und Teilleistungsstörungen auftritt, bedarf es in manchen Fällen der objektivierten Überprüfung von Lese-Rechtschreibschwäche und einer möglichen Rechenschwäche (Dyskalkulie). Im Rahmen der heilpädagogischen Diagnose werden folgende Bereiche präzise erfasst:

Kognition: Gedächtnisfunktionen (Arbeitsgedächtnis, Langzeitgedächtnis) Sprachstatus (Sprach- und Sprechstörungen)

Visuelle Wahrnehmung (Wahrnehmungskapazität, Differenzierungsleistung, Serialität)

Akustische Wahrnehmung

Raumlagestabilität

Sensorische Integration (visuomotorische Koordination)

Hypersensibilität, Hyposensibilität in Wahrnehmungsbereichen

Motorik: Grobmotorik

Feinmotorik (Handgeschick, Schrift)

Bilaterale Koordination

Körperschema

Gleichgewicht

Handlungsplanung, Handlungssteuerung

Sozial-emotionaler Bereich:

Soziale Position in Gruppen

Sozial- moralische Einstellungen

Sozial- emotionale Intelligenz (Empathie etc.)

Kommunikationsfähigkeit

Konfliktlösungskompetenz

Hilfsbereitschaft

Teamfähigkeit

Selbstkonzept, Selbstwertgefühl

Im sozial-emotionalen Bereich können sowohl ein Soziogramm als auch spezifische Tests Aufschlüsse über Stärken und Defizite geben.

8.3 Psychosozial-systemische Diagnose

Zentrales Merkmal der systemischen Ansätze ist die Perspektive, soziale Beziehungen und Gemeinschaften als System zu betrachten, wobei die Relationen zwischen den Systemelementen in den Fokus rücken und nicht die einzelnen Elemente (Personen) selbst. Insofern ist die Familie kein System, sondern sie kann lediglich als System betrachtet und analysiert werden. Die Probleme und Symptome von Einzelnen werden immer auch auf dem Hintergrund der Kontexte und Systemdynamik beobachtet und beschrieben. Auf die vielfältigen Aspekte der systemischen Diagnose kann in diesem Rahmen nicht näher eingegangen werden. Im Unterschied zu einer reinen psychosozialen Bestandsaufnahme berücksichtigt eine integrativ psychosozial-systemische Diagnose die Vorzüge beider Ansätze. Zusätzlich hilfreich erweist sich manchmal eine systemische Strukturdiagnose nach Minucchin (1992) oder das Aufstellen der Familie mit Hilfe von Symbolen (Figuren, Klötze etc.).

Unerlässlich sind folgende Aspekte:

- Familienanamnese: Entwicklung der Familie und Familiengeschichte
- Wohnsituation
- Sozioökonomische Situation (z.B. Arbeitssituation der Eltern)
- Besondere Belastungen (z.B. Alkoholismus des Vaters)
- Bisherige institutionelle Erfahrungen (z.B. Helfersysteme)

Familienstruktur: Subsysteme, Grenzen, Bindungsmodus, Triangulation, Beziehungsdynamik, Verstrickung, wesentliche „Gesetze“, Mythen und Regeln des Systems, Kommunikationsmuster, Rollenverteilung und unbewusste Rollenprojektionen, Umgang mit Konflikten und Stress, normative Erziehungsorientierungen der Eltern, Erziehungsklima, Vernetzung mit dem sozialen Umfeld

Entwicklung des Jugendlichen in der Familie: Akute Ereignisse im Leben des Jugendlichen, psychosoziale und emotionale Belastungen in der Lebensgeschichte, aktuelle Problembeschreibungen: (aus der Sicht der Betroffenen)

- Ressourcen des Jugendlichen, der Eltern und des sozialen Umfeldes
- Ressourcen und Kompetenzen der umgebenden helfenden Netzwerke
- Risikofaktoren und akute Belastungen beim Jugendlichen
- Risikofaktoren und akute Belastungen in der Familie
- Prozess der psychosozial-systemischen Hilfeplanung: Gefährdung, Durchführbarkeit, Akzeptanz, Ebenen, Formen, zeitliche Abfolge

8.4 Sozialpädagogisch-subjektorientierte Diagnose

Kategorien sozialpädagogischer Diagnose

In einer umfassenden Studie haben Mollenhauer und Uhlendorff (1995) unter Bezugnahme auf die Themen der ersten Studie von 1992 wiederum narrative, schwach strukturierte Interviews durchgeführt, diesmal jedoch die Analyse auf fünf relevante Dimensionen erweitert, auf die 70 verhaltensauffällige Jugendliche in ihren erzählten Geschichten Bezug nahmen. Da diese fünf Dimensionen weniger geläufig sind und vielleicht auch missverstanden werden könnten, werden sie etwas ausführlicher beschrieben und mit Beispielen verdeutlicht.

1) Zeitschemata, die sich auf die Strukturierung der alltäglichen Handlungsplanung, der Vergangenheit und zukünftigen Erwartungen richten

Zu seiner bisherigen Schulzeit sagt ein 15-jähriger Jugendlicher eines Polytechnischen Lehrganges mit ADHS Folgendes:

> „Ein Horror. Ich habe mich oft mit anderen geprügelt oder habe die Schule auch geschwänzt. Nur mit dem Turnlehrer bin ich gut ausgekommen. Mit dem haben wir immer Fußball gespielt, ich war im Tor, und wir sind einmal auch ausgegangen. Ein Lehrer war besonders doof und hat uns einmal eine Stunde stehen lassen. In der letzten Klasse habe ich in einem Spielsalon mit einem Freund Scheiße gebaut, viel verloren. Einmal haben mich die Polypen gesucht."

Dieser Jugendliche hat Schwierigkeiten mit der chronologischen Darstellung von Zeitpunkten, die assoziativ hin- und herspringen. Die Schilderung orientiert sich an aufregenden Momenten.

2) Körpererfahrungen, die sich auf die Auseinandersetzung mit der eigenen Leiblichkeit und auf körperliche Interessen beziehen

Äußerungen des ADHS-Jugendlichen, wie „Ich habe mich oft mit anderen geprügelt", „haben wir immer Fußball gespielt", „Ich war im Tor", weisen darauf hin, dass der Körper als Instrument zur Durchsetzung von Kraft und

Sportlichkeit dargestellt wird, und das Messen der eigenen Stärke noch im Vordergrund steht.

3) Selbstentwürfe, die sich auf die Selbstsicht im Hinblick auf soziale Beziehungen, Interessen, Kompetenzen und Lebenspläne beziehen

Über seine Zukunftspläne befragt, meinte der Jugendliche:

> „Das weiß ich nicht. Genaue Pläne hab ich nicht. Vielleicht werde ich einmal Fernfahrer. Wichtig ist, dass mir niemand ständig was dreinredet, oder mir Vorschriften macht. Auf keinen Fall will ich in einem Büro sitzen. Vielleicht geh ich auch einmal ins Ausland arbeiten."

Diese Äußerung passt am ehesten in die anschließend dargestellte Kategorie eines unsicheren Selbstentwurfs, enthält aber auch Aspekte eines impulsiven Selbstbildes, da harte Kontraste und Zustände von Lust und Unlust die Beschreibung dominieren. Er schwankt in seiner Selbstbeschreibung zwischen Antriebs- und Erwartungskomponenten und lässt eine reflexiv-distanzierende Sicht auf sich vermissen. „Fernfahrer" und „Ausland" deuten auf eine Sehnsucht nach Ferne, die eine entwicklungsgemäße Ablösung vermuten lässt.

4) Normative Orientierungen, die sich auf die Normenvorstellungen und interpersonellen Erwartungen beziehen

Hier unterscheiden die Autoren zwischen einem egoistischen Orientierungsmuster, Orientierung an den konventionellen Werten wie Leistung und der Suche nach gemeinschaftlich akzeptierten normativen Orientierungen. Die bisherigen Schilderungen des Jugendlichen vermitteln den Eindruck, dass er frei von autoritativen Regeln und Konventionen („wichtig ist, dass mir da niemand ständig dreinredet") sein Leben gestalten will. Die Ideale des Jugendlichen bezüglich Freiheit und Stärke dominieren in den Äußerungen. Sein Verhältnis zu Autoritäten scheint problematisch. Der Turnlehrer könnte die Durchsetzungsfähigkeit und Stärke haben, der sich dieser Jugendliche beugt. Er geht an die Grenzen von Normen (Schulschwänzen) und überschreitet sie gelegentlich („Besuch des Spielsalons") und „Gesuchtwerden von der Polizei". Insofern ist er noch stark in einem egoistischen Orientierungsmuster verfangen, obschon sich auch eine Tendenz zu den konventionellen Werten der Leistung zeigt, was sich in seiner angedeuteten Arbeitsbereitschaft widerspiegeln.

5) Devianz, die sich auf die Selbstbeschreibungen und Erklärungsmuster der eigenen abweichenden Verhaltensweisen bezieht

Dieser Jugendliche ist in Gefahr, ein aggressives Devianzmuster zu entwickeln. Schuleschwänzen und Besuche des Spielsalons könnten als Vorboten einer delinquenten Spielerkarriere interpretiert werden. Da er lediglich seiner Mutter Geld für den Spielsalon gestohlen hat, blieb er bisher von Anzeigen verschont. Die Äußerung „Wenn mich einer anmacht, dann flipp ich aus und schlag zu" lässt sich auf dem Hintergrund der für ADHS typischen

Impulsivität gut verstehen. Dennoch deutet sie auf ein antriebsgebundenes Selbstkonzept, das als nächsten Entwicklungsschritt die Anbahnung eines reflexiven eigenständigen Selbstkonzepts bedürfte. Dazu sind alle gemeinschaftsfördernden Aufgaben gut, in denen er kooperatives Lösen von Konflikten lernt.

Vergleicht man nun diese fünf Dimensionen mit den Grunddimensionen der Lebensbewältigung von Böhnisch (1997), so zeigen sich erwartungsgemäß Überschneidungsbereiche und Parallelen. So fällt die Erfahrung des Selbstwerteverlusts in die Kategorie der Selbstentwürfe und Körpererfahrungen, die Erfahrung sozialer Orientierungslosigkeit in die Kategorien Zeitschemata und normativer Orientierungen und die Erfahrung fehlenden sozialen Rückhalts. Die Kategorie normativer Orientierung und der Sehnsucht nach Normalisierung könnte unter dem Aspekt der Devianz betrachtet werden.

8.5 Fallstudie

Fallstudie 1: „Kevin; Rekontextualisierung einer subjektiv zerrissenen Identität"

Auch in diesem Fallbeispiel wurden aus Datenschutzgründen Details und Namen verändert und wesentlich erscheinende strukturelle Aspekte fokussiert.

Es handelt sich um einen 16-jährigen Schüler namens Kevin, der im Erstgespräch durch massive impulsive Wutausbrüche gegenüber seiner Mutter auffiel, einmal schon suizidale Gedanken hatte und auch Drogen konsumierte.

Medizinische Anamnese

Die Mutter berichtet, dass es in der Schwangerschaft keinerlei Vorfälle, Belastungen oder Stress gegeben hätte. Die Kindsbewegungen wurden als unauffällig beschrieben. Die Geburt erfolgte in der 40. Schwangerschaftswoche und wurde durch Kaiserschnitt eingeleitet. Kevin wurde 9 Monate lang gestillt. Die statomotorische Entwicklung verlief altersentsprechend (Sitzen mit ca. 6 Monaten, Gehen mit ca. 14 Monaten). Im Säuglingsalter habe Kevin öfter Schwierigkeiten mit dem Durchschlafen gehabt. Mit drei Jahren besuchte Kevin den Kindergarten, wo es bis auf eine gewisse Neigung zu Wutanfällen und eine geringe Frustrationstoleranz keine nennenswerten Probleme gab. Er war deswegen jedoch sozial nie isoliert oder ausgeschlossen. Bezüglich durchgemachter Krankheiten gab es keine besonderen Belastungen, jedoch häufig leichte Verletzungen, mehrere ambulante Behandlungen wegen Frakturen am Unterarm und Beinen und eine stationäre Aufnahme auf einer chirurgischen Station wegen eines Unfalls beim Snowboarden mit leichter Gehirnerschütterung. Er war in einer Drogenberatungsstelle wegen regelmäßigen Konsums von täglich einem „Joint“. Diese Beratung wurde als „sinnlos“ abgebrochen wie auch eine Aufnahme in der Psychiatrie wegen Lebensüberdrusses vor einem Jahr.

Psychosoziale Anamnese

Kevin lebt mit seiner Mutter und ihrem Lebensgefährten in einer 4-ZimmerWohnung am Stadtrand. Die Mutter ist seit 5 Jahren geschieden und lebt seit 4 Jahren mit ihrem neuen Partner. Der Vater ist als Vertreter viel unterwegs. Sie gibt an, dass sich Kevins Probleme mit Aggression, Unkonzentriertheit, Desorganisation und Vergesslichkeit seit der Trennung vom Vater vor 5 Jahren verstärkt hätten. Sporadisch trifft er sich mit seinem Vater, der ebenfalls mit einer neuen Lebensgefährtin wohnt. Die Beziehung zum Lebensgefährten der Mutter wird von ihr als schwierig beschrieben. Kevin wechselte nach der Grundschule in ein Gymnasium, wo er die 4. Klasse wiederholte. Er geht derzeit in die fünfte Klasse, wo er in den sprachlichen Fächern und in Mathematik auf „Nicht-genügend“ steht. Da er keine Hausaufgaben macht und häufig die Schule schwänzt, ist er auch in einigen Fächern nicht beurteilt. Der Sportunterricht und handwerklich-bildnerische Fächer machen ihm mitunter sogar Spaß. Kevin ist ein guter Läufer und gewann schon schulische Wettbewerbe. Nach einer Auseinandersetzung mit seiner Mutter verließ er einmal fluchtartig das Haus und kam erst spät nach Mitternacht wieder. Die Mutter hatte schon die Polizei verständigt.

Auch in diesem Fallbeispiel wurde von einer eigenen psychologischen, heilpädagogischen und sozialpädagogischen Anamnese abgesehen, da es klar erscheint, dass für diese Aspekte zu wenig anamnestisch interessantes Material vorliegt, das die psychosoziale Anamnese inhaltlich erweitert. Im Folgenden wird das diagnostische Mosaik von Kevin mit den verschiedenen Perspektiven dargestellt.

Medizinisch-psychiatrische Diagnose

Der neurologische und internistische Status ist unauffällig. Es bestehen Nahrungsmittelallergene (Weizen) und saisonale Allergene auf bestimmte Gräser und Birke.

Bei Kevin liegt der Verdacht auf ADHS (Mischtypus) mit komorbiden aggressiven und depressiven Tendenzen vor. Eine akute Suizidalität kann derzeit mit hoher Wahrscheinlichkeit ausgeschlossen werden. Als sekundär bedeutsame zusätzliche Problematisierung erscheinen die Scheidung und sein Drogenmissbrauch. Differentialdiagnostisch scheint es bedeutsam, dass die Stimmungen bei Kevin rasch in Abhängigkeit von äußeren Bedingungen wechseln. Eine primäre klinische Depression mit sekundären Symptomen von Wutanfällen, Impulsivität und Konzentrationsschwierigkeiten dürfte deshalb nicht vorliegen, weil die depressive oder auch manische

Stimmung über längere Zeiträume das Geschehen dominiert und nicht so stimulusabhängig erscheint. So konnte eine entsprechende Herausforderung bei Kevin sehr schnell seine Stimmung zum Positiven verändern, was für eine reaktive depressive Tendenz spricht. Dennoch sprechen seine impulsiven Wutausbrüche für einen Serotoninmangel, der sowohl bei ADHS als auch Depression eine entscheidende Rolle spielt. Ein möglicher Zusammenhang zwischen den häufigen Wutausbrüchen und seiner Suchttendenz könnte ebenfalls gegeben sein, da Wut den Stoffwechsel energetisiert.

> „Die Hypofrontalität bei manchen Wutstörungen hat noch eine weitere faszinierende und unerwartete Nebenbedeutung. Schlechte Frontallappenfunktion bedeutet, dass es vielleicht einen biologischen Grund gibt, warum Menschen an ihrer Wut festhalten: eine Person kann wutsüchtig werden. Suchtverhalten zeichnet sich dadurch aus, dass es wie eine Selbstmedikation wirkt.“ (Ratey und Johnson, 1997, S. 187)

Laut den Kriterien des DSM-IV beschreibt die Mutter Kevin deutlich unaufmerksam und etwas hyperaktiv-impulsiv. (Punktescore = 21/18). Im Connors-Fragebogen erreicht die Einschätzung einen überdurchschnittlichen Wert von 21 Punkten. Die Blutgruppe ist O positiv.

Kevins Neigung zum regelmäßigen Konsum von Cannabis und auch Alkohol ist sowohl auf die höhere Suchtneigung bei ADHS als auch auf psychosoziale Belastungen zurückzuführen.

Behandlungsvorschläge: Stationärer Aufenthalt zur Anbahnung einer Psychotherapie und medikamentöse Einstellung

Psychologisch-heilpädagogische Diagnose

Kevin macht einen jüngeren Eindruck, als es seinem biologischen Alter entspricht. Ihm ist auch nicht klar, warum er schon wieder zu einer Untersuchung muss, da ihn seine Mutter von einer Institution zur nächsten schleppe. Helfen könne ihm sowieso niemand. Er müsse seine Probleme alleine lösen. Im Gespräch wird er gegenüber seiner Mutter so zornig, dass er fast vom Sessel aufhüpft, kaum einen Satz hervorbringt, sich dann aber dennoch einbremst. Auslöser für dieses „explodierende Aufhüpfen“ sind Andeutungen der Mutter, dass sie ihn nicht mehr daheim behalten wolle, wenn sich in Zukunft nichts ändere. Einmal wäre er auch von zuhause weggelaufen und erst spät in der Nacht wiedergekommen. Diese Verhaltensmuster können als klare Hinweise der Aktivierung des Kampf-Fluchtsystems gedeutet werden, dass er dann aber doch immer wieder unter seine Kontrolle bekommt. Insofern ist eine gewisse Impulskontrolle bei Kevin als eine wichtige Ressource zu beobachten. Das Fehlen der Worte angesichts seiner Wutausbrüche kann vielleicht folgend interpretiert werden:

„Der sprachliche Ausdruck des Denkens ist natürlich in erster Linie eine links-frontale Funktion, und es sind gerade die Frontallappen, die bei vielen Wutstörungen „ermattet" sind. Es ist keine Überraschung, wenn wir bei gewalttätigen Menschen Sprachschwierigkeiten feststellen: die beeinträchtigte Frontallappenfunktion führt zu einer doppelten Beeinträchtigung der Impulskontrolle und der Sprachfähigkeit." (Ratey und Johnson 1997, S. 185)

Im CBCL zeigten sich starke externalisierende und internalisierende Tendenzen. Die Werte der Einzelskalen (Durchschnitt: T=50) sind: Sozialer Rückzug (T=72), Körperliche Beschwerden (T=60), Ängstlich/Depressiv (T=85), Soziale Probleme (T=72), „Thougth Problems" (T=65), Aufmerksamkeitsprobleme (T=75), Delinquentes Verhalten (T=92), Aggressives Verhalten (T=85). Das aggressive Verhalten bezieht sich vorwiegend auf eine impulsive Zerstörung eigener Sachen, wenn ihm etwas nicht gelingt. Als er noch jünger war, suchte er richtiggehend Streit mit anderen und prügelte sich auch manchmal halb im Spaß, ein typisches Zeichen von Stimulationshunger. Im Hamburg-Wechsler-Intelligenztest zeigte er bei einer Testung durchschnittliche Gesamtintelligenz von IQ=98, bei einem Wert von 103 im Verbalteil und von 94 im Handlungsteil. Einbrüche in der Leistung zeigt er erwartungsgemäß im Zahlen-Symboltest, der konzentriertes, aber langweiliges Arbeiten erfordert und auch beim Figurenlegen infolge mangelnder Planung. Da Kevin nach Aussage der damals testenden Psychologin recht müde wirkte, könnten seine tatsächlichen Intelligenzwerte auch über dieser Leistung liegen. Im TOVA zeigte Kevin Werte, die alle im Durchschnittsbereich liegen (Omissions T=52, Commissions T=49, Reaction Time T=50, Variability T=48). Der Test wurde jedoch von Kevin als sehr langweilig beurteilt.

Therapeutische Ziele: Aufgrund der Untersuchungen liegen Kevins Probleme weniger im kognitiven Bereich, sondern im persönlichen Bereich seines Selbstwertes, seiner Wutanfälle, seiner depressiven Tendenzen und seinem Drogenmissbrauch, vor allen von Cannabis. Eine Psychotherapie scheint dringend indiziert.

Aufgrund der medizinischen und psychologischen Befunde sowie der psychosozialen Anamnese erscheint Kevin in allen Bereichen von Kognition, Wahrnehmung und Motorik unauffällig. Jedoch beim Schreiben zeigte Kevin in den ersten Klassen der Volksschule große Probleme. Für Schreibaufgaben und Hausaufgaben brauchte er doppelt so lange wie seine Freunde. Probleme gab es auch in einer mangelnden Lernmotivation angesichts von Misserfolgen. Seit einem Jahr macht er auch keine Hausaufgaben mehr, was auch als Folge seiner „Schreibtraumas" in der Volksschule gedeutet werden könnte. Wie die meisten Menschen mit ADHS zeigt er hohe Schwankungen in seinem Motivations- und Energieniveau. Seine Planungsfunktionen sind eingeschränkt. Bei Prüfungsarbeiten in der Schule macht er viele unnötige Flüchtigkeitsfehler, was auf mangelnde kognitive Prüfprozesse schließen lässt. Die meisten LehrerInnen sind für Kevin „Unsympathler". Vor kurzem schrie er auch eine Professorin an, worauf er die Androhung eines Verweises von der Schule erhielt. Häufig schwänzt er auch die Schule. Bei Kevin kann man einen selbstverstärkenden Teufelskreis zwischen schulischem Misserfolg – geringer Lernausdauer – Schuleschwänzen und Drogenkonsum erkennen.

Therapeutische Ziele:

- Entwicklung seiner Planungsfunktionen, der Frustrationstoleranz angesichts von Fehlern und der Ausdauer für die Fertigstellung von Aufgaben
- Organisation einer lerntherapeutischen Hilfe

Psychosozial-systemische Diagnose

Die Mutter hatte bisher schon einige helfende Institutionen mit ihrem Sohn befasst. Von der Schulpsychologie, psychologischer Beratung, Drogenberatung bis zur klinischen Psychiatrie reicht die Palette der Vorstellungen. Die Mutter ist auch von der Angst geplagt, Kevin könnte sich einmal „wirklich was antun" und Alkoholiker wie sein Vater werden. Kevins Vater ist als Handelsreisender ständig unterwegs, ist laut Aussage der Mutter ein Alkoholiker. Er hatte schon mehrere Verkehrsunfälle, wobei ihm einmal wegen alkoholisierten Fahrens der Führerschein für drei Monate entzogen wurde. Die Ehe wurde wegen der gewalttätigen Impulsivität des Vaters in Verbindung mit seinem Alkoholkonsum in beiderseitigem Einverständnis geschieden. Kevin hat auch gelegentlich Kontakt zum Vater, der auch ein starker Raucher sein soll. Diese Schilderungen der Mutter legen die Hypothese nahe, dass auch Kevins Vater ADHS haben könnte, die er mittels Nikotin, welches ja bekanntlich stimulierend auf das Dopamin- und Serotoninsystem wirkt, „behandelt". Diese Selbstmedikation wird durch den spannungsabbauenden Alkoholgenuss ergänzt. Durch die eben erfolgte Erklärung auch gegenüber der Mutter relativierte sich der augenscheinlich negative Affekt, den sie zeigte, als sie von ihrem „Ex-Mann" sprach. Dieser Affekt ist jedoch familiendynamisch höchst problematisch, da er die Identifikation mit dem Vater nur noch stärkt. Hier gilt die alte familiendynamische Erfahrung: Wenn ein Sohn nach Ansicht der Mutter nicht so werden soll wie der „schlechte Vater", wird er es unbewusst ganz sicher. Genau deshalb wiederholt Kevin nicht nur strukturell, sondern auch inhaltlich genau dieselben Muster des Vaters, wie z.B. den Alkoholkonsum. In diesem Fall wirken genetische Ähnlichkeit und Familiendynamik eng miteinander verschränkt auf den „Wiederholungszwang". Die Wutanfälle Kevins gegenüber der Mutter könnten auch damit zu erklären sein, dass neben der „frontalen Mattigkeit" und einer möglichen Suchtkomponente auch die Position des Vaters stellvertretend eingenommen wird, die ja durch den Lebensgefährten ersetzt wurde. Bei genauerem Nachfragen ergab sich nämlich, dass Kevin oft dann in Wut geriet, wenn die Mutter zum Lebensgefährten hielt und nicht zu ihm, und wenn sie negative Andeutungen über den leiblichen Vater machte. Die Mutter ihrerseits fühlt sich zwischen den beiden „Männern" oft zerrieben. Gegenüber dem Lebensgefährten zeigt Kevin weniger Wutausbrüche, da sich dieser grundsätzlich aus dem Geschehen heraushält und sich nicht anmaßte, auch erziehungsmäßig die Rolle des Vaters zu ersetzen. Andererseits erscheint Kevin durch sein ADHS sowohl organisatorisch als auch emotional noch sehr von seiner Mutter abhängig.

Therapeutische Ziele:

- Entwicklung einer verständnisvollen Akzeptanz gegenüber dem leiblichen Vater durch die Mutter.
- Setzen klarer Grenzen und Regeln gegenüber Kevin.
- Einbeziehung des leiblichen Vaters zu einem Vater-Sohn Gespräch, Stärkung dessen Position, der Vater-Sohn Koalition und allenfalls Intensivierung des Kontakts.
- Bearbeiten der Ablösungsproblematik von der Mutter.
- Vernetzung der bisherigen Lösungsversuche in verschiedenen Institutionen.

Sozialpädagogisch-subjektorientierte Diagnose

Trotz seiner Wutanfälle und typischen ADHS- Eigenschaften verfügt Kevin über ein beträchtliches Freundesnetz und hatte auch bis vor kurzem eine Freundin. Der Mutter wurde erzählt, dass sich Kevin gegenüber den Freunden sehr hilfsbereit und auch sensibel verhält. Diese Beobachtungen stellen eine wichtige Ressource für Kevin dar. Die meiste Zeit hält er sich in einer Clique von Skatern auf.

Im ersten Eindruck erschien ein 16-Jähriger, der mit seiner gestylten Frisur und seinem Auftreten einen möglichst „coolen" Eindruck von sich geben möchte. Er kam eine halbe Stunde zu spät zum Interview, entschuldigte sich jedoch und meinte, dass er Uhren hasse. Insgesamt macht er von seinem Aussehen und seiner Art her einen jüngeren Eindruck als es seinem Alter entsprechen würde. Die folgenden Textpassagen wurden aus dem Interview mit Kevin entnommen.

Selbstkonzept und Selbstentwürfe

„... und wenn dann meine Mutter so vorwurfsvoll daherredet, dann krieg ich so eine Wut, dass ich alles zertrümmern könnte. Ich bin da wie ferngesteuert. Danach möchte ich oft, dass es mich gar nicht gibt."

Kevin hat auch schon etliche seiner wertvollen Sachen wie Radiorecorder, CD-Player usw. im Zorn zertrümmert. Diese Beschreibungen deuten bezüglich der Entwicklungsstufen des Selbst noch auf einen beträchtlichen Anteil der impulsiv antriebsgeleiteten Ausdrucksform, die sich noch im Koordinatensystem der Stimmungen, Spannungen, Lust und Unlust und vorwiegend in „Ich-Form" versprachlicht.

„Manchmal kann ich etwas nicht aufmachen und ich schleudere es aus Zorn in eine Ecke.... Und dann bin ich nachher selbst überrascht, wie unberechenbar ich da bin."

Kleinste Irritationen können Kevin wegen seiner niedrigen Frustrationsschwelle und hohen Empfindsamkeit zu solchen impulsiven Aktionen veranlassen. Chaostheoretisch haben wir es hier auch mit unberechenbaren nichtlinearen Prozessen zu tun, wo anscheinend unbedeutsame kleinste Veränderungen in der Außenwelt zu stürmischen Wellen in der Innenwelt führen. Nach dem Orkan stellt sich bei Kevin ein Gefühl des Versagens ein, das häufig mit Gefühlen der Selbstvernichtung gekoppelt ist. All dies zeigt ein äußerst fragiles Selbst, das von äußeren Reizen überflutet und zerrissen wird. Kevin hat auch wenig Gefühl dafür, wer er ist und was er im Leben will.

„In meinem Hirn geht es zu wie bei einem Autorennen. Ein Gedanke jagt den anderen und manchmal sind da mehrere Stimmen gleichzeitig – durcheinander. Dann dreh ich meine Musik voll auf-und ich kann mich relaxen."

Hier schildert Kevin das Problem seines inneren Chaos, das Übertönen der inneren Reize durch äußere und die paradox stimulierende Wirkung lauter Musik, um sich zu entspannen und vielleicht auch innerlich zu sammeln. Wenn er einmal daheim lernt, dann nämlich immer bei Musik und im ständig bewegten Schaukelstuhl. Die starke Abhängigkeit von äußeren stimulierenden Reizen kann das Wachsen eines stabilen Selbstgefühls gefährden. Es hat den Anschein als hielten all diese starken Stimulationen wie die laute Musik, seine Joints, Zigaretten, riskanten Skateboardmanöver und Wutanfälle seine subjektive Welt zusammen. Das Gefühl des Selbstzweifels dominiert auch über ein Gefühl der in sich ruhenden Selbstsicherheit, was typisch für Pubertierende ist, sich bei ADHS-Betroffenen jedoch dramatisch zuspitzen kann. Durch die starke Reizoffenheit und Assoziiertheit mit der Gegenwart verliert Kevin ein Gefühl für sich selbst, da er sich immer mehr als ein Reagierender denn als Agierender durch die Welt bewegt. Diese dominante Tendenz ‚im Augenblick zu leben, gepaart mit der Abhängigkeit zu rascher Bedürfnisbefriedigung (Belohnungsabhängigkeit) sowie die fraktal organisierte „Neugier" entziehen der Entwicklung eines autonomen Selbstkonzepts den Boden. Dazu kommt noch eine Vergesslichkeit für die alltäglichen Dinge des Lebens.

„Ich habe schon viele Sachen vergessen oder verloren."

Die Vergesslichkeit beeinflusst auch die Bildung der Identität, die ja auf der kohärenten Erfahrung der eigenen Lebensgeschichte mit all den schönen und schwierigen Erlebnissen beruht. Lebenserfahrung und Lebensklugheit sind durch die Vergesslichkeit für die „Geschichten" im eigenen Leben gefährdet. So berichtete Kevins Mutter auch, dass er aus Erfahrungen nicht lerne und immer wieder dieselben Fehler mache.

> „Auf einer tieferen Ebene beeinflusst die Vergesslichkeit aber auch das Selbst. Die für ADD kennzeichnende Vergesslichkeit bedeutet, dass jedes neue Erlebnis genau dies ist: neu, allzu neu. Letztlich bilden wir unser Identitätsgefühl durch das Erkennen, durch das Erfassen eines Erlebnisses als etwas, das wir früher schon gesehen, getan oder gehört haben, sowie durch die Erinnerung an die Gefühle, die wir damals hatten. Klugheit entsteht durch Gedächtnis. Wenn wir jedoch andauernd vergessen, lässt sich das Leben nicht festhalten. Wir leben ohne Geschichte." (Ratey und Johnson 1997, S. 232)

So lebt Kevin, das Kontinuum seiner eigenen Lebensgeschichte vergessend, relativ hilflos seiner Umwelt und ihren stimulierenden Reizen ausgeliefert in innerer Zerstreutheit und Ruhelosigkeit. Paradoxerweise wird er dann entspannt und konzentriert, wenn die Dosis an äußerer oder innerer Stimulation hoch genug wird, was im Sport und am Computer als konstruktives Coping gewertet werden kann, bei seinem Drogenmissbrauch und Eingehen von unfallträchtigen Risiken jedoch längerfristig seine Gesundheit beeinträchtigen könnte.

„Ich kann stundenlang in der Nacht am Computer sitzen. Da werde ich absolut, relaxed'."

Als Gefangener der Gegenwart verliert er auch die Fähigkeit zu längerfristigen Zukunftsplänen und Selbstentwürfen. Zu seiner Absicht, die Schule abzubrechen und sich nur mehr auf Computer zu spezialisieren meinte die Mutter treffend: „Er weiß nicht, was er will". Er selbst meint:

„Vielleicht kann ich als Profiskater Geld machen oder mit einem Computerjob. Auf die Schule habe ich keinen Bock mehr. Ich will einfach gut verdienen und was Spannendes machen."

In diesen Äußerungen zeigt sich auch die enge Vernetzung zwischen Selbstkonzept, Identität, Zukunftsplanung und den noch zu analysierenden Zeitschemata. So bleiben die dominanten Selbstinstanzen bei Kevin ein „impulsiv-antriebsgeleitetes Selbst" in Abwechslung mit einem unsicheren Selbst, da er sich fallweise selbst auch kritisch und differenziert zu beschreiben vermag:

„Ich schaue mir manchmal richtig zu, wie ich da abarbeite und ein Ding zerstör. Wie ein ferngesteuerter Roboter agiere ich da einen Scheiß aus, der in mir steckt und den ich nicht loswerde".

Auf die Frage, was denn dieser Scheiß ist oder sein könnte antwortet Kevin:

„Ich mag mich nicht so wie ich bin. Ich wundere mich, dass mich andere aushalten.“

In dieser Äußerung zeigt sich das Problem seines Selbstwertes, aber auch ein Ansatz, sich in andere hineinzuversetzen. Natürlich sind alle Muster, die im Zusammenhang mit der komplexen und selbstbewussten Identitätsfindung bei Kevin auftreten, für die Lebensphase der Jugend recht typisch. Die Anforderungen der gesellschaftlichen Individualisierungsprozesse an die biographische Selbstgestaltung erscheinen jedoch bei Jugendlichen mit ADHS in extrem zugespitzter Ausprägung zu kulminieren. Die Entkoppelung von haltgebenden Ritualen und klaren Orientierungen, verbunden mit erheblichen Freiheitsspielräumen stellt nicht nur für Kevin, sondern ADHS-Jugendliche generell eine Überforderung dar. Die Erosion der familiären Bande durch die Scheidung lässt diesen Entwicklungsprozess der Identitätsbildung nochmals zerbröckeln. Kevin muss die von der Mutter entwertete Männlichkeit des Vaters mit einem Mannsbild „des impulsiv aggressiven Alkoholikers“ in sich integrieren, da eine Abspaltung ins Unbewusste einen unwiderstehlichen Wiederholungszwang im Leben von Kevin bewirken könnte. Je eher es der Mutter und ihm selbst gelingt, den Vater als Mensch mit ADHS und der Alkoholkrankheit vom Herzen her zu akzeptieren, desto weniger muss Kevin die Partei des Vaters ergreifen, ihn gegen die Mutter auch mit „Wutausbrüchen“ verteidigen und sein Schicksal schablonenhaft wiederholen. Je eher Kevin seinen Weg zum Vater und prägenden „Mannsbild“ findet, desto wahrscheinlicher kann er sich die Erlaubnis zu einem eigenen Weg mit einem glücklicheren Schicksal geben. Um diese systemisch-unbewusst wirkende Verstrickung aufzulösen, und um ein positives Bild männlicher Identität in sich aufzubauen, müsste Kevin zu einer längerfristigen therapeutischen Begleitung bereit sein. Eine systemische Familienaufstellung könnte diesen Entwicklungsprozess auf günstige Weise beschleunigen. In Kevin ist jedoch ein starker Glaubenssatz wirksam, der eine tiefergehende und längerfristige Arbeit zurzeit nicht ermöglicht.

„Mir kann im Grunde sowieso niemand helfen. Ich muss das alleine schaffen.“

Körperlichkeit, Interessen

Entwicklungsthemen, die auf den Körper bezogen werden, sollen einen symbolischen Gehalt aufweisen, wie dies bei Seewald in „Leib und Symbol“ (1992) diskutiert wird. Mollenhauer und Uhlendorff (1995) meinen zu dieser Thematik:

> „Es wäre wohl abwegig, alle Körperäußerungen, die nicht unmittelbar verständlich scheinen (z.B. die Graffiti-Malereien, das Skateboard-Fahren mit großer Geschwindigkeit, die tätlichen Auseinandersetzungen der Fans in den Fußballstadien) nur im Sinne von Entwicklungsthemen zu interpretieren. Denkt man etwa an die Körper-Inszenierungen in den Initiationsritualen von Stammeskulturen, dann wird deutlich, dass „Ent-

wicklung“ höchstens eine Komponente derartiger Symbolisierungen sein kann.“ (Mollenhauer und Uhlendorff 1997, S. 42)

Skateboard-Fahren aktiviert ein Körper-Schema und einen subkulturellen Habitus, der mit bestimmten Selbstdeutungen und modischem Erscheinungsbild verbunden ist.

„Einmal sind wir eine steile Straße mit dem Board hinuntergefahren. Mich hat es unten gegen einen Müllkübel gepickt. Meine Ellbogen, Kniescheiben waren lädiert, so dass ich mich eine Woche kaum bewegen konnte.“

Dieses Beispiel könnte als Ausdruck des ins Unermessliche gesteigerten Dranges nach Grenzerfahrungen und Risiko stehen, wobei die Grenzen der eigenen körperlichen und gesundheitlichen Belastbarkeit kaum reflektiert werden. Diese körperlichen und gesundheitlichen Belastungsgrenzen werden von Kevin nicht „wahr“ und „ernst“ genommen.

Die von der Mutter angegebenen Daten in der Biografie seiner Verletzungen und Unfälle liegen weit über dem Durchschnitt der Altersgruppe und zeigt auch in allen Schweregraden geballte Häufungen. Die Demonstration des Mutes in der Clique der Skater sichert Status und Zugehörigkeit und kann im Sinne des „Young Male Syndroms“ (Wilson und Daly, 1985) auch evolutionspsychologisch gedeutet werden.

> „Several authors have suggested that an young adult peak in risk-prone competitiveness is a prediction from sexual selection theory.” (Wilson und Daly 1985, S. 70)

In seiner Selbstbeschreibung kommt auch dem Messen der eigenen Stärke und Überlegenheit eine wesentliche Bedeutung zu. Noch dazu hat Kämpfen und Streiten stimulierende Wirkung.

Zu seinem aggressiven Verhalten befragt, meint Kevin, dass es sich hauptsächlich auf sich selbst und Sachen beziehe. Manchmal kommt es jedoch auch zu Auseinandersetzungen.

„Dann haben wir einmal die ‚Kings‘ so richtig vermöbelt. Die glaubten, sie könnten die Pipe für sich allein beanspruchen.“

Des Weiteren wird der Drang zur unmittelbaren Bedürfnisbefriedigung durch den Konsum von Cannabis, Nikotin und Alkohol erleichtert. Die für eine leistungsmäßige Integration notwendige Fähigkeit zum Bedürfnisaufschub, die bei Menschen mit ADHS symptomatisch schwach ausgebildet ist, wird dadurch ebenso geschwächt wie seine Fähigkeit zur gezielten Aufmerksamkeitssteuerung.

„Einmal, da hab ich eine ‚geile Mischung‘ eingezogen. Da war ich wie weggeblasen, hatte einen tollen Trip und war nachher richtig ‚cool‘ drauf.“

Die körperbezogenen Selbstdeutungen lassen sich also vorwiegend dem Muster einer befriedigenden Stimulierung, Selbstdarstellung in der Gruppe, Wettbewerb und dem Bedürfnis nach Grenzerfahrungen zuordnen. Die mit dem Drogengebrauch und anderen stimulierenden Tätigkeiten verbundenen Lustgefühle können mit der Zeit so starke Attraktorwirkungen entfalten, dass ein Entkommen immer schwieriger wird. Werden diese Gefühle von Lust und „thrill" mit bestimmten kognitiven Inhalten, Ideen, Personen und Orten konditioniert, so entwickelt sich ein geschlossenes biopsychosoziales System mit einer selbstorganisierenden Eigendynamik, das sich spiralig potenzieren kann und alle guten Vorsätze und Versprechungen zur Besserung in einem immer tieferen affektiven Attraktorbecken verschluckt. Die durch Drogen und risikoreiche Aktivitäten hochgepeitschten Lustintensitäten sind von einer Stärke, wie sie von den Selektionsmechanismen der Evolution in Form des Orgasmus für die Fortpflanzung vorgesehen sein dürften. Gewöhnung lässt diese Lust abstumpfen, so dass eine ständige Dosiserhöhung zu einer Ausweitung des „Suchtattraktors" führt, bis er das gesamte Leben fraktal bis in die kleinsten Facetten beherrscht. Ein Gedanke, ein Treffen mit einem bestimmten Freund kann die Suchtdynamik aktivieren. Sämtliche Interessen ordnen sich dieser Affektlogik (Ciompi 1997) unter. Chaostheoretisch führt jedes Suchtgeschehen auch zu einer Bifurkation im Leben, d.h. zu einem Kipppunkt, wo ein System einen anderen Verlauf nimmt. Im System der Lebensbiografie ist die Frage nach den Kipppunkten und Schmetterlingseffekten eine neue Dimension der Analyse. Der Attraktor des „Suchtbeckens" kann auch zu einer affektiv-kognitiv-körperlichen Eigenwelt führen, welche differenzierte Gefühle verdrängt. Wo sind im Leben von Kevin Kipppunkte und schmetterlingseffektartige Dynamiken zu beobachten? Die Auslösung seiner Wutanfälle, die Scheidung, seine Familiendynamik zeigen durchgehend Attraktorwirkungen, denen gegenüber es schwer fällt, sich zu entziehen und einen geradlinigen „rechten" Lebensweg mit einem konturierten roten Faden zu gehen.

Normative Orientierungen

Die Maxime „Gut ist, was mir Nutzen bringt" ist nach Mollenhauer und Uhlendorff (1997) Ausdruck einer egoistischen normativen Orientierung, die sich stark im bereits zitierten Satz

„Ich will einfach gut verdienen und was Spannendes machen" abbildet. Allerdings zeigt Kevin in bestimmten Kontexten eine hohe Hilfsbereitschaft, die vor allem dann zutage tritt, wenn es jemand anderem schlecht geht.

Mutter: „Als ich allein war und es mir eine Zeit lang schlecht ging, kümmerte sich Kevin sehr um mich und machte Dinge, die er sonst nie gemacht hat."

Diese Passage bezieht sich auf die Zeit nach der Trennung, wo man die Hypothese vertreten könnte, dass Kevin auch die Rolle eines Ersatzpartners eingenommen hat. Dennoch wurde die Hilfsbereitschaft von Kevin gegenüber seinen Freunden auch von der Mutter vorhin bestätigt.

Im Folgenden Beschreibungsfragment betont Kevin die Wichtigkeit seiner Freunde.

„und als ich da so im Spital lag, es war fürchterlich langweilig, merkte ich, dass meine Freunde und Kontakte das Wichtigste sind.“

Diese Äußerung lässt sich im Sinne einer gemeinschaftlichen normativen Orientierung deuten. Der tiefere Sinn und eine Differenzierung bleiben jedoch noch unbestimmt.

Interessant erscheint auch die folgende Äußerung, in der ein Perspektivenwechsel in Form einer installierten Außenperspektive eingeführt wird.

„Mit meinem Vater versteh ich mich nicht so ganz, weil er oft anderer Meinung ist. Er flippt dann immer gleich aus und dann flipp auch ich noch dazu – und die Katastrophe ist fertig. Wir brüllen uns dann nur mehr an und ich geh. Wenn uns da wer sehen würde, der würde glauben, wir gehören beide in die Klappsmühle.“

Gegenüber jeglichen Autoritätsansprüchen von Eltern oder auch LehrerInnen scheint Kevin besonders empfindlich zu sein. In der Anamnese wurde ja geschildert, dass er mit einem Schulverweis zu rechnen hätte, wenn er nochmals einen LehrerIn anschreien würde. Insgesamt zeigt sich auch bei den normativen Orientierungen, dass Kevin genauso wie in anderen Diagnosekategorien nicht eindeutig einer moralischen Entwicklungsstufe zugeordnet werden kann, sondern sich ein differenziertes stark kontextabhängiges und dynamisches Bild abzeichnet.

Zeitschemata

Gefragt nach seinem Tagesablauf meinte Kevin:

„Wenn ich in der Früh aufstehe, dann kommt mir der Gedanke an die Scheißschule. Dort sitzen und den langweiligen Quatsch anhören. Manchmal bleib ich auch daheim im Bett liegen, zieh mir einen Joint ein. Einmal hatten wir eine ganze Woche blau gemacht. Da waren wir öfters in einem Spielsalon. Es war dann aber bald fade.“

Dem Jugendlichen fällt eine geordnete chronologische Schilderung eines Tagesablaufs offensichtlich schwer. Die Beschreibungen erfolgen vorwiegend assoziativ und orientieren sich letztlich an aufregenden Momenten. Die Zeit dazwischen scheint irrelevant oder ausgestanzt zu sein. Die Fragmente ergeben aber dennoch einen ganzheitlichen Sinn, der jedoch nicht aus der geordneten zeitlichen Abfolge der Ereignisse resultiert, sondern aus dem „Sinn“ eindrücklicher, aufregender Erlebnisse. Als Gefangener der Gegenwart oder „Kind des Augenblicks“ ist der ADHS-Jugendliche auch in seinen Lebensentwürfen, Plänen und Visionen eher „kurz-sichtig“.

„Ich will gut verdienen und was Spannendes machen."

Der dominierende Affekt der „Neu-Gier" und „Suche/Sucht nach thrill" gekoppelt mit einem eingeschränkten Zeithorizont, der Vergangenheit und Zukunft weitgehend ausblendet, durchzieht fraktal viele Facetten des Lebens von Kevin. Er lebt noch wie ein Kind ohne Zeitbegriff, einfach in den Tag hinein. Er lehnt auch interessanterweise das Tragen einer Uhr kategorisch ab und kommt oft zu spät wie auch zum vereinbarten Termin. Evolutionspsychologisch könnte man sagen, er lebt nicht in einer chronologischen Zeitvorstellung, sondern in einer Ereigniszeit, wie sie bei noch lebenden nomadisierenden Urvölkern wie den Aborigines und Buschleuten üblich und evolutionär gesehen bis in die Neuzeit immer war.

Das damit verbundene Problem ist jedoch die mangelnde Abschätzung von zukünftigen Konsequenzen seiner Handlungen, welche seine Risikobereitschaft und Anfälligkeit für Unfälle und Sucht zusätzlich zu anderen Faktoren erhöht. Gerade in diesem Punkt liegt ein wichtiger Entwicklungsbedarf für die Zukunft Kevins.

Devianz

In dieser Kategorie werden alle Äußerungen und Ereignisse berücksichtigt, die ein Überschreiten von Grenzen und Normen zu erkennen geben wie z.B. Ausreißen, Schule schwänzen, Leistungsverweigerung, Drogenmissbrauch, aggressive Übergriffe, selbstdestruktive Tendenzen und kriminelle Delikte.

Bedingt durch die grundsätzliche Reizoffenheit ihres Nervensystems sind Menschen mit ADHS empfänglich gegenüber sozialen Normalitätserwartungen, sofern diese auch belohnenden Charakter haben. Die häufigste Begleitstörung des „oppositionellen Verhaltens" prädestiniert jedoch zu einem Protest gegenüber vorgegebenen Normen, die für den Betroffenen nicht einsichtig sind. Besonders das Erleben von Langeweile in Verbindung mit einem gewissen Frust in der Schule und in der Familie ergibt eine explosive Mischung, die auch besonders in einer Clique zu Gewalt und Delinquenz verführt. Dies kommt in folgender Feststellung zum Ausdruck:

„Ja, wenn wir Langeweile hatten, dann musste Action passieren. Da hätten wir fast mal eine Scheiße gebaut, die uns Zoff mit der Polizei gebracht hätte."

Abweichendes Verhalten ist eng mit dem Körperbild „Durchsetzung und Stärke", mit einer egoistischen Wertorientierung, einer kurzsichtigen Zeitorientierung und mit einer Mischung aus impulsivem Selbst mit unsicheren Anteilen vernetzt. Die loyale Orientierung auf die Werte und Zugehörigkeit zur Clique potenziert die Wahrscheinlichkeit devianten Verhaltens.

Da bei Kevin ein regelmäßiger Cannabis-Konsum, Schuleschwänzen, aggressive und selbstdestruktive Verhaltensweisen sowie ein hohes Unfallrisiko vorliegen, ergibt sich aus der Summe dieser Risikofaktoren die Gefahr einer abweichenden „Karriere“. Als Schutzfaktoren können seine gute Intelligenz, seine Hilfsbereitschaft und soziale Sensibilität gelten.

Fasst man all diese Ergebnisse in ihrer grundlegenden Bedeutung für die weitere Entwicklung zusammen, so ist festzustellen: Kevins zentrales Problem sind sein Selbstwert und die damit verbundenen Schwierigkeiten mit der Entwicklung seiner männlichen Identität. Ein erhöhtes Unfallrisiko und Risiko des Abgleitens in eine deviante Karriere sind derzeit nicht auszuschließen, weil Kevin auch die Schule abbrechen will. Die künftige Umgangsweise nicht nur in therapeutischer Sicht ergibt sich aus seiner abweichenden Informationsverarbeitung und seiner zerrissenen Identität. Er muss sich eine Differenzierung seines Selbstbildes erarbeiten und durch Erweiterung seines Zeithorizonts vorausplanendes und risikoabschätzendes Verhalten erlernen. Darauf aufbauend könnte sich eine gewisse Frustrationstoleranz entwickeln. Da Kevin jegliche therapeutische Maßnahmen und auch die Einnahme von Medikamenten ablehnt, die Mutter jedoch andererseits auf einer Veränderung der jetzigen Situation besteht, da sie zuhause nicht mehr mit ihm zurechtkommt, erscheinen folgende sozialpädagogischen Maßnahmen sinnvoll:

- Der Einsatz eines männlichen Erziehungshelfers zur Stabilisierung seiner Identität
- Die Intensivierung des Kontakts zum Vater
- Die Einbeziehung des Vaters in gemeinsame Besprechungen
- Die Möglichkeit einer Übersiedlung zum Vater
- Eine Bildungsberatung bezüglich der weiteren beruflichen Möglichkeiten, falls Kevin die Schule abbricht
- Die Erwägung einer sozialpädagogischen Wohngemeinschaft, falls es bei den Eltern nicht geht
- Die Absolvierung eines „Coolness-Trainings“ zum Abbau seiner Wutausbrüche
- Abbau seines Unfallrisikos durch lösungsorientiertes Coaching
- Teilnahme an erlebnispädagogischen Aktivitäten
- Ermutigung, die sportlichen Aktivitäten (Skaten, Laufen etc.) zu intensivieren

Tab. 6: Inventar zur sozialpädagogischen Diagnose (Kevin)

	Selbstentwürfe Selbstwert	Zeitschemata Orientierung	Lebensbewältigung Copingstrategien	Lebensziele Werte	Sozialer Rückhalt/ Beziehungen
Sozialsystem					
Familiäre Subsysteme	┤├	-	┤├	┤├	┤├
Peers	0	0	0	0	+
Schule	-	-	-	0	+/-
Schwierigkeiten	V – K	lebt in der Gegenwart	Kommunikation M – K V – M	wenig zielorientiert	Konflikte, diffuse Grenzen V – M, M – K
Ressourcen	gute Intelligenz	0		ausgeprägter Gerechtigkeitssinn	K ist sozial gut integriert Eltern kooperativ
Aktivitätsbereich		trödelt beim Arbeiten			
Lernen, Arbeit	-	-	-Aufmerksamkeit	-	+/-
Hobbies	+	0	+	+	+
Interessen	+	0	+	+	+
Risikofaktoren	Selbstwert	vergisst häufig Leistungsversagen	Geringe Ausdauer	Geringe Frustrationstoleranz	Teufelskreis M – K V – M
Entwicklungsaufgaben	Beziehung V – K männliche Identifikation	Vorausplanendes Verhalten	Gezielte Bewältigung von Leistungsaufgaben		klare Kommunikation autonome Individuation

		Ökologische Bedingungen (Sozialraum)	Soziokulturelle Bedingungen (kognitive, soziale Anregung)	Sozioökonomische Bedingungen (Arbeitslosigkeit etc.)
Familie	Ressourcen	+	+ förderliches Milieu	+
	Schwierigkeiten	0	+/-	0
Umwelt	Ressourcen	+	+	+
	Schwicrigkeiten	0	0	0
Risikofaktoren		0	0	0

Mangel an:		0	
	Wissen	+	
	Fähigkeit, Strategie	-	
	Motivation	+	
	Soziale Unterstützung	+	
	Selbstvertrauen	-	
	Selbstwahrnehmung, Selbstkritik	+	

Legende:-bedeutet Problembereich

0 kein Problem

+ Ressourcen

⊣ ⊢ Konflikt

M = Mutter

V = Vater

K = Kevin

Teil III:
Praktische Möglichkeiten und Perspektiven der Hilfe

9. Prinzipien einer systemisch-lebensweltorientierten Förderung

Lebensweltorientierte soziale Arbeit bedeutet einen Respekt gegenüber der alltäglichen „Erfahrungswelt" von Jugendlichen und deren Familien (vgl. Thiersch 1992). Konkret heißt dies ein Öffnen gegenüber dem Alltag der Betroffenen und eine flexible Anpassung der pädagogischen Angebote an diese konkrete Lebenswelt. Anders als bei einer Therapie ist diese Alltagslebenswelt stets Teil der Intervention, die mit den Betroffenen vor Ort in einem gemeinsamen kooperativen Prozess ausgehandelt wird. Deshalb werden mobile Arbeitsformen bevorzugt, die zu einer konkreten Bewältigung von schwierigen Lebens- und Alltagssituationen im natürlichen Lebensraum (Familie usw.) der Jugendlichen beitragen.

Die folgenden Prinzipien können dazu dienlich sein, um eine lebensweltorientierte Förderung mit systemischer Perspektive zu verwirklichen.

9.1 Prävention

> Würden die ersten Anzeichen von ADHS und die damit verbundene Tragweite frühzeitig erkannt werden, bestünde die Chance, sich teufelskreisartig verwickelnde Problemauswüchse im späteren Alter aufzuhalten und einzudämmen.

Bereits im Kindergarten sollten die Möglichkeiten der Früherkennung verbessert und institutionalisiert werden. Eine starre zeitliche Festlegung der Diagnose erst ab 6 Jahren erscheint dringend diskussionsbedürftig. Erfahrungen zeigen, dass bereits im Klein- und Vorschulalter ADHS mit hoher Sicherheit diagnostiziert werden kann und gerade durch präventive Maßnahmen eine spätere Pathologisierung durch Sekundärsymptome vermieden werden kann.

Risikofaktoren für die Verstärkung von ADHS:

- impulsives Temperament
- pränatale Belastungen (Alkohol, Rauchen, Stress etc.)
- unsichere frühkindliche Bindung
- inkonsequentes Erziehungsverhalten
- negative familiäre Kommunikationsmuster (z.B. ständig Vorwürfe, Schimpfen usw.)

- psychische Probleme der Eltern (z.B. Depression, ADHS, Suchtprobleme etc.)
- familiäre Gewalt
- mangelnde außerfamiliäre Beziehungsnetze
- Überladung mit audiovisuellen Reizen durch Medien

9.2 Jugendliche in ihrer Lebenswelt ganzheitlich wahrnehmen

Jugendliche mit ADHS sollten nicht primär als Kranke und Träger von Symptomen betrachtet, sondern ganzheitlich als aktiv handelnde, kompetente und mitgestaltende Akteure „wahr- genommen" werden. Unter der Hypothese, dass man ADHS als eine Genvariante und impulsives Temperament auf dem Hintergrund einer systemisch-evolutionären Perspektive auffassen könnte, sollten die möglichen Effekte einer Stigmatisierung dieser Jugendlichen als „krankhaft Gestörte" oder „Behinderte" vermieden werden. Da die Verhaltensmuster von ADHS als Anpassungsschwierigkeiten an gesellschaftliche Erwartungsstrukturen interpretiert werden können, sollte mit der Stigmatisierung einer „krankhaften Störung" vorsichtig umgegangen werden. Die offensichtlichen Schwierigkeiten dieser Jugendlichen werden häufig erst durch die Reaktionen und gut gemeinten „Lösungsversuche" der sozialen Umwelt zum eigentlichen Problem.

> Im Mittelpunkt dieser Perspektive steht nicht ein Patient als Symptombündel mit seiner Krankengeschichte, sondern ein Mensch mit einer „eigensinnigen" Lebensgeschichte.

Wahrend sich aber die herkömmliche Diagnostik lediglich auf die Diagnoserichtlinien beschränkt, erfordert eine subjektorientierte Perspektive, dass die Jugendlichen sich selbst zu den Problemen äußern und das Erleben aus ihrer Binnenperspektive ausdrücken.

Es besteht ein großes Forschungsdefizit zur subjektiven Binnenperspektive von Menschen mit ADHS. Vor allem Fachkräfte im Jugendbereich können durch das Sammeln der authentischen spontanen Beiträge ihrer Klienten diese Lücke durch systematisch qualitative Forschung schließen.

Wenn ein Jugendlicher erklärt: „In meinem Hirn laufen verschiedene Filme gleichzeitig", kann man diese Innenwelt durch Fragen erkunden, wie schnell die Filme laufen oder ob sie farbig, klein usw. sind. Nicht zu unterschätzen ist auch der sekundäre Krankheitsgewinn durch die Diagnose. Hierzu die Aussage eines 17-jährigen Jugendlichen:

„Könnte ich nicht noch ein Ritalin haben, dann geht das Ausmalen meines Zimmers (in einer Jugendwohngemeinschaft) viel leichter."

9.3 Alltagsnähe und konkrete Hilfen zur Lebensbewältigung

Die Gestaltung und Bewältigung des Alltags ist ein Schwerpunkt der Entwicklungsbegleitung von Jugendlichen mit ADHS. Zum Alltagsleben in verschiedenen Gemeinschaften gehören nicht wählbare Anforderungen, Rücksichtnahmen und Abstimmungsprozesse. Insofern dient der pädagogische Alltag als wichtiges Lernfeld für soziale und emotionale Erfahrungen. Die Überwindung des Prinzips „nach Lust und Laune" den Tag zu verbringen stellt die Jugendlichen vor die größten Herausforderungen; nämlich Frustrationstoleranz und Selbstdisziplin zu erlernen.

> Jugendliche mit ADHS benötigen Klarheit, Orientierung und Selbstsicherheit in ihrem unmittelbaren Lebensfeld. Dazu gehören die Gestaltung und Gliederung des Tagesablaufs und dessen Regeln.

Auch die Abstimmung von Pflichten und Freiräumen, die Festlegung von Ritualen und Routinen ermöglichen Halt und Orientierung. Jugendliche zwischen 12 und 18 Jahren haben jedoch häufig erhebliche Schwierigkeiten, sich als hilfs- und unterstützungsbedürftig wahrzunehmen. Die Fähigkeit, sich auf eine Vertrauensperson oder eine professionelle Hilfe einzulassen, ist deshalb ein wesentliches Ziel bei der Lebensbewältigung, welches Geduld und Behutsamkeit erfordert.

Klinische und therapeutische Institutionen verlieren manchmal den konkreten Alltag der Jugendlichen und ihrer Familien aus den Augen, indem sie sich vorwiegend an ihren diagnostischen und therapeutischen Kriterien orientieren.

Manchmal fühlen sich jedoch die Eltern, aber auch PädagogInnen von den umfangreichen Ratschlagkatalogen der ExpertInnen gelähmt und in ihrer Hilflosigkeit nur noch verstärkt, wenn diese an der Alltagsrealität der Betroffenen trotz gut gemeinter Absicht vorbeizielen. Insofern sind die folgenden Tipps für die alltägliche Lebensbewältigung nur kontextsensibel zu verstehen.

Zielsetzungen und Möglichkeiten der Lebensbewältigung im Alltag

Zeit- und Organisationsmanagement

Das Bewusstsein für Zeitabläufe und realistische Planung ist für Jugendliche mit ADHS ein wesentliches Problem, da ihr Zeithorizont zumeist auf das „Hier – und Jetzt" beschränkt bleibt. Eine realistische Tages-Wochen-Monats-Jahres- und Lebensplanung müssen durch Hilfen erlernt werden.

Etablieren von täglichen Routineabläufen mit klarer Zeitstruktur

Signale zur Unterbrechung von Hyperfokussierungen (z.B. Internetspiel etc.), die dann zu spät kommen oder Zeitstress nach sich ziehen

Gemeinsames Erstellen von Zeitplänen und Hilfen für Zeitmanagement (sichtbare Erinnerungshilfen für Termine etc.) um das typische „Aus den Augen, aus dem Sinn" zu unterbrechen.

Stressmanagement

Vor Beginn eines Trainings kann eine erste diagnostische Einschätzung z.B. durch den Stressverarbeitungsfragebogen für Kinder und Jugendliche (Hampel et al. 2001) günstig sein.

> Herkömmliche vorgegebene Entspannungsprogramme sind für Jugendliche mit ADHS nur selten anwendbar. Es bedarf zumeist eines sehr individualisierten und maßgeschneiderten Programms, das die Bedürfnisse des Jugendlichen berücksichtigt.

Konfliktmanagement

Unangepasste Wahrnehmungs-, Denk- und Handlungsschemata verlernen und durch funktionale Zugänge ergänzen, Verbesserung der kommunikativen Fähigkeiten, Training in sozialer Kompetenz z.B. Fit for Life – Training in sozialer Kompetenz für Jugendliche (Jugert et al. 2001).

Im Fall der Neigung zu gewalttätiger Konfliktaustragung empfiehlt sich das Antiaggressionstraining nach Weidner (2001).

Lernmanagement

Lernen, Schule und Beruf nimmt in einem mehrdimensionalen Hilfskonzept für ADHS einen gewichtigen Platz ein. Chronische Leistungsprobleme können zu negativem Selbstbild und negativen Zukunftserwartungen führen, wodurch die Bewältigung der adoleszenten Entwicklungsaufgaben gefährdet werden kann und ein Anschluss an deviante Gruppen und Cliquen wahrscheinlicher wird. Oft lassen sich die Jugendlichen mittels Computereinsatz und praktisch-handwerklichem Lernen wiederum dazu bewegen, ihre Verweigerungshaltung gegenüber schulischen Lerninhalten aufzugeben. Die Stärken der ADHS-Jugendlichen liegen oftmals außerhalb der Inhalte des regulären Lehrplans. Lebenspraktische Tätigkeiten können von Nutzen sein und verwendbare Produkte entstehen lassen, wobei es vorerst nur um die Weckung von Neugier und Wiedergewinnen einer Freude am Tätigsein geht.

> Es hängt auch stark vom pädagogischen Verständnis der Lehrenden ab, ob Schule ein Ort der Selbstachtung, Zuwendung und eine Insel der Ordnung wird oder ein Ort des Versagens, der Entmutigung und Demütigung.

Finanzmanagement

Jugendliche mit ADHS haben häufig einen unzuverlässigen und lockeren Umgang mit Geld. Sie machen Schulden bei Freunden und vergessen dann diese zurückzuzahlen. Sie können Geld schwer vorausplanend einteilen und geben es aufgrund ihres auf die Gegenwart bezogenen Zeitfensters häufig sehr schnell aus. Sie kaufen auch impulsiv ein, ohne realistisch abzuschätzen, wie viel Geld ihnen wirklich zur Verfügung steht. Deshalb empfiehlt es sich, dem Jugendlichen erst allmählich und schrittweise größere Summen zur eigenen Geldverwaltung zur Verfügung zu stellen. Besonders problematisch erweist sich der unreflektierte Gebrauch einer Kreditkarte. Günstiger ist es, diese mit einem geringen Höchstbetrag zu limitieren.

9.4 Partnerschaftliche Kooperation mit den Eltern

Die Familienkonstellationen von Jugendlichen mit ADHS ergeben ein breit gefächertes Spektrum. So finden sich alle Schichten, psychisch stabile und labile Verhältnisse, Alleinerzieherinnen und Großfamilien. ADHS kann in allen Familienverhältnissen vorkommen. Häufig hat jedoch ein Mitglied der Familie ebenfalls Züge von ADHS.

> Selbst pädagogisch kompetente Eltern können mit ihren Erziehungsversuchen bei ADHS-Jugendlichen scheitern.

In manchen Familien haben sich über die Jahre dysfunktionale Interaktions- und Erziehungsmuster um die Symptome von ADHS verfestigt. Betroffene Eltern leiden häufig unter Versagens- und Schuldgefühlen, ihre Nerven liegen blank und lassen sich vom Jugendlichen mit Erpressungen sogar tyrannisieren.

> Entlastung erleben die Eltern, indem sie für ihre Probleme Verständnis erfahren und dass manche Erziehungsfehler aufgrund der Symptomatik bei vielen Eltern in ähnlicher Situation fast unvermeidlich sind.

Besonders die Alltagstheorien, Erfahrungen und Erklärungsversuche der Eltern und auch der Kinder sind wichtiger Bestandteil einer partnerschaftlichen Kooperation. Eltern entwickeln ihre eigene „Wirklichkeit im Zusammenleben mit dem Kind, kennen die Wirklichkeit des Kindes am besten und sind auch Teil dieser Wirklichkeit." (vgl. Speck 2003)

Die Familien haben im Umgang mit dem Betroffenen oft ihre Kraft verloren sich selbst und auch das Kind zu schützen. Für diese Fälle bietet sich das Konzept der „elterlichen Präsenz" an, welches „Autorität ohne Gewalt" wiederherzustellen versucht (vgl. Omer und Schlippe 2003). Dabei lassen sich drei wesentliche Aspekte dieser Haltung unterscheiden:

1) die Fähigkeit, wirksame Handlungen gegenüber dem Jugendlichen durchzuführen
2) ein Bewusstsein für eigenes moralisches und persönliches Selbstvertrauen
3) das Gefühl, dass die eigenen Aktionen von anderen unterstützt und mitgetragen werden

> „Wenn das Kind die elterlichen Handlungen als ein stimmiges Abbild ihrer ethischen und persönlichen Position wahrnimmt und diese Position durch ein interpersonelles Netz verstärkt wird, kann elterliche Präsenz am stärksten erfahren werden." (Omer und Schlippe 2003, S. 35)

In diesem Sinne setzen sich z.B. beide Eltern ins Zimmer des Jugendlichen und teilen klar mit, dass sie sein Benehmen nicht mehr akzeptieren werden. Sie sagen dann: „Wir werden hier sitzen und auf Ideen von dir warten, wie du dieses Benehmen in Zukunft vermeiden kannst." (ebd. S. 58)

Jugendliche und Eltern werden als ExpertInnen ihrer eigenen Lebensgestaltung angenommen. Wird das auffällige Verhalten vor allem defizitorientiert und krankhaft wahrgenommen, stehen Behandlungen und Sanktionen im Vordergrund, was eher mit einer ExpertInnenrolle einhergeht. Eine klar begründete ExpertInnenrolle ist jedoch immer wieder auch notwendig und für nötige Veränderungen hilfreich und wird von den Eltern gewünscht.

Eltern sollen immer Eltern bleiben und nicht als Hilfsfachkräfte verwendet werden. Dennoch stellt ExpertInnenwissen den nötigen Halt und Orientierung in der Förderung von Jugendlichen mit ADHS dar. Elternseminare und Selbsthilfegruppen können eine wichtige Stütze für die oftmals ratlosen Eltern sein. In speziellen Müttergruppen erfahren die Betroffenen, dass auch andere Mütter ähnliche Probleme haben und welche Überwindung es kostet eigene Hilfsbedürftigkeit anzuerkennen.

Um die Väter anzusprechen ist es wesentlich, sie in ihrer vorhandenen Kompetenz anzusprechen. Auch sie können ein Gefühl der Entlastung erleben und profitieren oft von den Erfahrungen der anderen Väter.

Hilfe heißt für Eltern: Verständnis für ihre Probleme erfahren; über konkrete Möglichkeiten der Entlastung und Stützung informiert und dabei begleitet werden; Ressourcen und Hoffnung wiedergewinnen und Solidarität erleben durch Teilnahme an Gruppen für Mütter und Väter.

9.5 Soziale Integration

Sozial- und heilpädagogisches Handeln zielt auf Integration von Kindern in belasteten Lebenslagen, die in Gemeinschaften an den Rand gedrängt oder ausgegrenzt werden. Diese Auffassung gehört zum Kernbestand sozial- und heilpädagogischen Denkens. Zahlreiche Untersuchungen zeigen, dass bei hyperaktiven Kindern das Risiko des Abgelehntseins in Gruppen hoch ist (Pelham/Bender 1982, Wheeler/Carlson 1994). Soziale Integration ist ein gesellschaftlicher und pädagogischer Auftrag.

Bei hyperaktiven Jugendlichen muss häufig die soziale Eingliederung erzieherisch unterstützt werden.

Sie sollen soziale Rollen und Aufgaben in Spielen und im Zusammenleben übernehmen lernen. Dabei geht es aber nicht um bloße Anpassung an bestehende Regeln, sondern auch um die Erweiterung der Toleranz von anderen gegenüber ihrer manchmal unkonventionellen Art.

Damit ist gemeint, dass es bei der so genannten Normalisierung nicht um Anpassung an gesellschaftliche Normalitätsforderungen und Erwartungen geht, sondern im Gegenteil oft darum, sich beständig für das Recht der Kinder und Jugendlichen auf unkonventionelle Selbstbestimmung einzusetzen und die Toleranz gegenüber dem „Eigensinn" der Betroffenen zu erweitern. Dieser „Eigensinn" darf natürlich nicht andere schädigen oder einschränken.

Soziale Integration wird besonders dann zum Thema, wenn dieser Prozess Probleme mit sich bringt. Altersbedingte Übergänge von einem System in das andere sind mit speziellen Risiken der Integration behaftet.

Da die meisten Jugendlichen in der Pubertät zu Erwachsenen auf Distanz gehen, wird die Gruppe der Gleichaltrigen zum wichtigen Faktor für soziale Integration. Besonders die notwendige Erweiterung der Selbst- und Fremdwahrnehmung, der Teamfähigkeit und Konfliktfähigkeit sind Ziele einer pädagogisch-therapeutischen Gruppenarbeit. Dort wo sich die Schwierigkeiten vieler Jugendlicher mit ADHS am prägnantesten zeigen, soll sozialpädagogisch und therapeutisch gearbeitet werden. Dieser Arbeit setzen nicht wenige Jugendliche Abwehr und eine Maske der Unbedürftigkeit entgegen.

Widerstände und Misstrauen gegen die Gruppenarbeit sind in der Anfangsphase üblich. Insofern ist das Prinzip der Freiwilligkeit der Teilnahme in manchen Fällen kontraindiziert.

Gruppenarbeit im Rahmen stationärer und teilstationärer Angebote nutzt eine Vielzahl von Methoden und Elementen auf verschiedenen Ebenen, um Entwicklungsräume und Spielräume in sozialen Interaktionen zu ermöglichen. Nicht selten ist die Behandlung heikler Probleme eher im Setting der Gruppe möglich als in einer Einzelsitzung. Dennoch können stützende Einzelgespräche parallel zum Gruppenprozess die Eingliederung ins Geschehen bei schwierigen Jugendlichen fördern.

9.6 Autonomie und „Eigensinn"

In der systemischen Theorie ist der Begriff der Autonomie zentral. Lebende Systeme wie das menschliche Gehirn oder die Persönlichkeit erzeugen, regulieren und erhalten sich selbst (vgl. Maturana et al. 1987). Auf diese Weise bildet sich im Kontakt mit der Umwelt das Bewusstsein für Einzigartigkeit, Identität und Eigensinn. Die Persönlichkeit eines Kindes organisiert sich also entsprechend ihres „Eigensinns" und ist von außen nicht direkt kontrollierbar, steuerbar und belehrbar. Schon Pestalozzi meinte, dass der Mensch das Werk seiner selbst sei, und Galilei sagte:

> *„Du kannst niemanden etwas lehren. Du kannst ihm nur beibringen, es selbst zu entdecken."*

Systeme verarbeiten in einer selbstorganisierenden („eigensinnigen") Art und Weise Impulse ihrer Umwelt mit dem Ziel der Erhaltung ihrer Identität.

Unaufmerksames, hyperaktives und impulsives Verhalten kann als scheinbar chaotisches Verhalten Ausdruck einer sinnvollen Selbstorganisation des Bewusstseins sein und als Ausdruck von Selbstbestimmung dieser Menschen verstanden werden.

> Bezogen auf Verhaltensmodifikation durch verschiedene Maßnahmen der Konditionierung ist zu beachten, dass bei den Kindern und Jugendlichen die Vorstellung entstehen könnte, dass die Lösung ihrer Probleme ähnlich wie bei einem Medikament von außen gesteuert werden muss. Deshalb ist der allmähliche Abbau dieser von außen steuernden Interventionen zugunsten autonomer selbstbewusster Eigensteuerung nötig.

So setzen nach unserer Erfahrung besonders Kids und Jugendliche in der Pubertät die Einnahme von Medikamenten nicht selten „eigenwillig" ab.

9.7 Empowerment

Empowerment ist ein Konzept, das aus den angloamerikanischen Selbsthilfebewegungen stammt und seit den 90er Jahren in der Sozial- und Heilpädagogik auf zunehmendes Interesse stößt (Herriger 1997). Durch strukturelle Unterstützung werden Betroffene befähigt, sich selbst im sozialen Netzwerk zu artikulieren und den Blickwinkel auch unter eingeschränkten Bedingungen gezielt auf eigene Ressourcen und Potentiale zu richten. Ein Mehr an Selbständigkeit, Kontrolle und Selbstbestimmung über das eigene Leben wird eingefordert. Die sozialpolitische Dimension von Hilfe wird in den Vordergrund gerückt und die politische Teilhabe (Partizipation) an der Verbesserung der eigenen Lebenslage durchgesetzt.

9.8 Netzwerkarbeit und Regionalisierung

> „Man benötigt ein ganzes Dorf dazu, um ein Kind großzuziehen." (Südafrikanisches Sprichwort)

Zunehmende Einsamkeit und soziale Isolierung sind weit verbreitete Tendenzen von Familien mit auffälligen und hyperaktiven Kindern. Der Grund dafür ist, dass „man" mit diesen Kindern in der Öffentlichkeit, z.B. in Geschäften, Gasthäusern usw. unangenehm auffallen kann, wenn etwa ein Wutanfall in einem Geschäft erfolgt und sich einige anwesende Zuschauer über die schlechte Erziehung des Kindes beklagen. Aber auch bei Besuchen werden die Verhaltensweisen der Kinder rasch anstrengend.

PädagogInnen und TherapeutInnen, die aus einer Netzwerkperspektive heraus arbeiten, werden sich bemühen, gemeinsam mit den betroffenen Familien deren mögliche Netzwerke zu mobilisieren. Alle wichtigen Personen und Entscheidungsträger werden zusammengerufen, um die Probleme zu lösen. Es ist wie ein Wiederbeleben der Idee einer Stammesgemeinschaft. Die PädagogInnen haben selbst keine Macht, aber sie haben die Möglichkeit, die Kräfte und Ressourcen des Netzwerks immer wieder zurück auf einen konstruktiven Veränderungsprozess für alle Betroffenen zu lenken.

Das Einnehmen einer Netzwerkperspektive führt weg von der Haltung des Einzelkämpfertums zur Bewältigung der Probleme durch stärkere Umfeldorientierung, welche versucht, die Kompetenzen, das Umfeld der Betroffenen zu aktivieren und Ihnen zugänglich zu machen.

Im Kontext der „elterlichen Präsenz" kann die Unterstützung durch ein Netzwerk als wirksame Intervention nützen (vgl. Omer/Schlippe 2003).

> „Eine der Hauptaufgaben des Netzes ist es, den elterlichen Anstrengungen die soziale Zustimmung zu verleihen, zum Beispiel wenn die Eltern von sich aus etwas höchst Ungewöhnliches unternehmen, wie mitten in der Nacht ein Lokal zu betreten, um ihren halbwüchsigen Sohn oder ihre Tochter zu suchen. Aller Wahrscheinlichkeit nach würde der Teenager

> eine solche Aktion als eine einzigartige und verrückte Handlung ansehen. Wenn jedoch dieses Unternehmen vor einem Chor unterstützender und bestätigender Stimmen ausgeführt wird (z.B. von Verwandten, Freunden und LehrerInnen), ist es nicht mehr ein isolierter, abwegiger Vorgang, sondern eine neue Realität, mit der man rechnen muss. Das Netz hat so die Aktion mit Substanz ausgestattet: Das elterliche Verhalten hat den Status einer neuen Regel erlangt. Tatsächlich braucht es nicht immer ein sehr großes Netz, um eine Wirkung zu erzielen.“ (Omer/Schlippe 2003, S. 157)

Bei einem sechzehnjährigen Jungen, der seine Eltern mit einer Suiziddrohung erpresste, ihm ein Motorrad zu kaufen, erfolgte eine Netzwerkintervention. Er hatte einen Unfall, wollte dann wieder ein Motorrad, was ihm die Eltern verweigerten, woraufhin er von zuhause weglief. Zwei Wochen später wurde er mit einem Drogenhändler und anderen dissozialen Jugendlichen gesehen. 12 Personen aus dem Kreis von Verwandten und Freunden der Familie wurden in die Prinzipien der elterlichen Präsenz eingeführt. Daraufhin starteten alle eine Suche in Diskotheken und verdächtigen Orten und hinterließen Botschaften an den Jungen. Eine Woche nach dieser Aktion kehrte der Junge nach Hause zurück. Er ging wieder in die Schule, bis er wieder drohte wegzulaufen, worauf wieder alle Netzwerkteilnehmer Präsenz im und um das Haus zeigten. Danach gab es keine Drohungen mehr und der Jugendliche entwickelte sich erfolgreich (vgl. Omer/Schlippe 2003, S. 158).

Der Aufbau und die Weiterentwicklung von Strukturen, in denen Prozesse der solidarischen Vernetzung und Selbstorganisation der Betroffenen stattfinden, angesiedelt im „Zwischenraum“ der ADHS-Betroffenen und der Öffentlichkeit können die Suche nach selbst bestimmten Lebensweisen unterstützen.

Regionalisierung meint die Einbettung der Arbeit in die gewachsenen lokalen und regionalen Strukturen, wie sie in der Lebenswelt der Betroffenen gegeben sind. Das Netz von öffentlichen Einrichtungen und Aktivitäten für die Kinder ist damit ebenso inkludiert wie das Geflecht von Nachbarschafts- und Freundschaftssystem.

Statt sich jedoch anmaßend in den Lebensraum von Familien einzumischen und zu intervenieren, werden die Selbstgestaltungskräfte von Systemen mit Respekt begleitet.

9.9 Sozialräumliche Angebote und die Medienwelt

> „Wenn ein Mensch nicht in einer geeigneten Umgebung lebt, kann er nicht all seine Fähigkeiten entwickeln, und er kann nicht lernen, sich selbst zu erkennen.“ (Maria Montessori)

Die „Entdeckung“ und die Analyse von räumlichen und personellen Ressourcen in einem bestimmten Territorium gehören zu den wesentlichen Aufgaben einer lebensweltorientierten sozialen Arbeit.

Der Sozialraum ist ein Raum, in dem Menschen aufeinander treffen, wobei er häufig nicht mehr den Bedürfnissen von Kindern entspricht. Die mit der Modernisierung verbundene Vertreibung von Kindern und Jugendlichen aus dem öffentlichen Raum zugunsten von Straßen, Parkplätzen Geschäften, Betrieben und Wohnanlagen führte zu einer zunehmenden Einengung des „natürlichen Spiel-Raums“ und gesundheitlichen Gefährdung dieser Altersgruppe. Ein wichtiger Zusammenhang von räumlicher Umwelt und Sozialverhalten betrifft die Abgrenzung und Identifizierbarkeit dieses Raums. Jugendliche kämpfen oft erbittert um ihre Räume für verschiedene Aktivitäten z.B. zum Skaten. Zwar werden verbal Freiheits- und Entwicklungsräume zugestanden, die konkrete Wohnumwelt vieler Jugendlicher spricht jedoch eine andere Sprache und stellt eher einen Zwangsraum für funktional angepasstes Verhalten dar. Zu Recht wird immer wieder darauf hingewiesen, dass zu enger Raum aggressionsförderlich sein kann und das Auseinanderklaffen von Bauformen und jugendlichen Lebensformen insbesondere Jugendliche mit Problemen betrifft.

Kinder und Jugendliche brauchen ausreichend „wilde Räume“ und spontane „Spiel-Räume“ ohne die Kontrolle durch Erwachsene. Eine Analyse der Raumgestaltung um und in Schulen ist notwendig, da hyperaktive Kinder und Jugendliche durch ihr raumexpansives Verhalten oft achtlos die Grenzen überschreiten und zu Verletzungen und Unfällen neigen.

Raum hat eine existentielle Bedeutung, da er mit bestimmten Gefühlen und besonders unbewussten Zuständen einhergeht. Ein Raum für das Austoben sollte klar von einem Raum der Ruhe und des Rückzuges unterschieden werden.

Anforderungen an adäquate Raumgestaltung für Kinder und Jugendliche mit ADHS:

- eine Atmosphäre von Geborgenheit vermitteln
- übersichtliche Gestaltung, um Orientierung zu ermöglichen
- für psychomotorische Aktivitäten geeignet
- Rückzugsmöglichkeiten, Ruhezonen und Nischen ermöglichen
- gegen Unfallgefahren gut gesichert
- von den Kindern und Jugendlichen mitgestaltet werden

- ökologischen Kriterien genügen (Luftaustausch, Helligkeit, Störzonen usw.)
- mit rutschfesten Böden ausgestattet
- von den Kindern und Jugendlichen kreativ gestaltbar und veränderbar

Manche Kinder und auch Jugendliche werden ohne Bombardierung stimulierender Reize unruhig und nervös. Die Fähigkeit zu innerer Bilderzeugung und kreativer Langeweile kann durch ständigen TV-Konsum verlernt werden. Mangelndes autonomes Vorstellungsvermögen kann Verhaltensstörungen begünstigen. Der Erfahrungsraum dieser „medial-virtuellen Lebenswelt" muss derart begrenzt werden, dass er für die Konsumenten „sinnvoll" zu bewältigen ist.

Die Fähigkeit, Geschichten aufmerksam zuzuhören, ist mit innerer Bilderzeugung gekoppelt. Nicht jeder Jugendliche, der beim Zuhören Probleme hat, kann mit der Diagnose ADHS etikettiert werden. In den USA besagen Studien, dass bis zum fünften Lebensjahr das Durchschnittskind sechstausend Stunden Fernsehen absolviert hat (Pearce 1994).

> „Mit dem rapiden Umsatz an Bildern tricksen scheinbar neue Programme den nach Neuheit strebenden Teil des Neokortex aus. Kommt Gewöhnung hinzu, haben wir Schwierigkeiten uns abzuwenden, selbst wenn uns das ablaufende Programm zuwider ist. Die Kinder sind von Abstraktionen äußerst und zu Recht gelangweilt. Sie können nur spüren, was ihr physisches System unmittelbar bombardiert. Ohne solche Bombardierung werden sie unruhig und nervös. Wegen des sensorischen Defizits erzeugen sie sich Stimuli dadurch, dass sie ständig heftige Bewegung oder heftige sprachliche Interaktionen suchen, was oft fälschlich für Frühreife gehalten wird, aber eigentlich eine (sprachliche) Hyperaktivität ist, die die Lücken der gewohnten Bombardierung füllen soll." (Pearce 1994, 212)

ADHS ist jedoch nicht durch vermehrten TV-Konsum verursacht. Allerdings gibt es keine präzisen Studien, die den Einfluss der Medien auf Unaufmerksamkeit, Impulsivität und Hyperaktivität empirisch bestätigen oder ausschließen können.

Möglicherweise verschlimmert expansiver Konsum von TV und PC bei diesen Kindern die ausgeprägte „Neugier-Sucht" und fördert aggressive bzw. ängstliche Tendenzen (vgl. Brandau et al. 2003).

9.10 Förderung nach einem ganzheitlich-interdisziplinären Konzept

Eine systemökologische Förderung von Adoleszenten mit ADHS stellt den Dialog mit den Betroffenen, die therapeutisch-pädagogische Hilfe brauchen, in den Vordergrund. Das mehrdimensionale und multiperspektivische Arbeiten heißt auch immer wieder, sich auf Gratwanderungen mit den Jugendlichen einzulassen.

> „Jede einengende, für den Gesamtzusammenhang blinde Sichtweise zerreißt den Betroffenen in nicht zusammen hängende Fragmente, die kein geschlossenes Bild mehr von ihm enthalten. So schafft sie ein eindimensionales Bild. Den Schatten eines nicht existierenden Kindes.“ (Comparetti 1986, 40)

In einer Studie von Swanson (1988), welche die Effekte einer Gruppe von Jugendlichen mit ADHS, die nur Medikation erhielt mit einer Gruppe verglich, die keine Behandlung bekam, zeigte sich kein Unterschied. Die Gruppe, die eine kombinierte Behandlung von Medikation und zusätzlichen familiären Beratungsmaßnahmen erhielt, zeigte bessere Resultate, als die Gruppe die nur Medikation erhielt. Ganzheitlichkeit ist deshalb eines der wichtigsten Förderprinzipien.

Dabei bedeutet Ganzheitlichkeit

- die Stärken des Jugendlichen zu fördern, um mit diesen mögliche Schwächen und Defizite auszugleichen. Wenn Menschen mit ADHS die Fähigkeit zu schneller visueller Informationsverarbeitung haben, dann macht es Sinn, diese Fähigkeit verstärkt einzusetzen (z.B. durch Suchspiele im Turnsaal).
- integrative Fähigkeiten hervorzuheben und zu fördern: Die Stärkung des Selbstwertes als oberste integrative Leistung, sich als sinnvoll Handelnder zu erleben, ist wichtiger als das isolierte Erlernen von Fertigkeiten.
- die Umwelt einzubinden. Entsprechend dem systemischen Motto „Das Ganze ist nicht nur mehr, sondern etwas anderes als die Summe seiner Teile“, wird das Kind stets auf dem Hintergrund aller seiner wichtigen Bezugssysteme betrachtet und gefördert. Das bedeutet die kooperative Abstimmung der Expertinnen des Förderteams in allen Vorschlägen und Maßnahmen zur Entwicklungsförderung.

10. Therapeutische Möglichkeiten und pädagogische Hilfen für die Jugendlichen

10.1 Die medikamentöse Therapie

Von allen Therapieansätzen in den letzten 10 bis 15 Jahren dominiert am stärksten die Behandlung mit Psychostimulanzien. Deren wichtigster Vertreter ist die Substanz Methylphenidat (MP), bekannt als Ritalin oder Concerta. Die Verschreibung dieser Substanz unterliegt dem Betäubungsmittelgesetz/Suchtmittelgesetz (Österreich). Die Anzahl der Verschreibungen betrifft in den USA ca. 7 bis 8 Mio. Kinder und erfolgt weitaus häufiger als in europäischen Ländern wie England. In den USA bekommen ca. 90% der Kinder, bei denen ADHS diagnostiziert wurde, Methylphenidat verschrieben (Kimko et al. 1999). Die kurzfristig positive Wirkung von Ritalin auf die Kernsymptome des ADHS ist in zahlreichen Studien bestätigt und brachte vielen Betroffenen eine effektive Hilfe und Erleichterung zur Bewältigung des schulischen, beruflichen und sozial familiären Alltages.

Nach dem Staatsinstitut für Schulpädagogik und Bildungsforschung München (2001) ist die medikamentöse Therapie sehr zuverlässig, sicher, wirksam und mit geringem Risiko verbunden, da die Nebenwirkungen sehr gering sind und aufgrund der Schwere der Störung meist zu tolerieren sind. Die Dauer der Therapie ist abhängig vom Ausmaß der Störung und dem Entwicklungsstand des Kindes/Jugendlichen. Nach Döpfner/Schürmann/ Lehmkuhl (1999) ist die genaue Wirkung der Medikamente noch nicht bekannt. Man weiß aber, dass sie den Hirnstoffwechsel beeinflussen und auf den Botenstoff Dopamin, der vermutlich für die Entstehung einer hyperkinetischen Störung eine wesentliche Rolle spielt, Einfluss haben. Allerdings ist das Medikament kein Wundermittel, denn der Jugendliche lernt dadurch nichts dazu, es verhindert lediglich die Auftrittswahrscheinlichkeit von problematischen Verhaltensweisen durch die Reduktion der Kernsymptome wie motorische Unruhe, Impulsivität und Aufmerksamkeitsstörung.

Wie wirken Medikamente?

Grundsätzlich stehen zwei Substanzgruppen zur Verfügung:

1. Stimulanzien (Ritalin, Concerta, Amphetamin)
2. Atomoxetin (Strattera)

Die Wirkungsweise beider Medikamente betrifft die Hirnbotenstoffe, welche an einer raschen Wiederaufnahme in die Nervenzelle gehindert werden und so biologisch länger im synaptischen Spalt zur Verfügung stehen. Die Gruppe der Stimulanzien wirkt hauptsächlich auf den Hirnbotenstoff Dopamin, die Substanz Atomoxetin hindert den Hirnbotenstoff Noradrenalin an der Wiederaufnahme in die Nervenzelle.

Laut den Leitlinien der Deutschen Gesellschaft für Kinder-und Jugendheilkunde wird Atomoxetin dann empfohlen, wenn der Patient selbst oder jemand in seinem Umfeld Substanzmissbrauch betreibt, Tics vorliegen oder Angst als Begleitsymptom auftritt.

Die Wirkung auf Methylphenidat betrifft die 3 Hauptgruppen des ADHS. Hyperaktivität, Impulsivität und Aufmerksamkeit werden positiv beeinflusst. Dies umfasst mehrere Bereiche.

Eine Jugendliche (18 Jahre) berichtet:

„Mein Hauptproblem ist, dass ich große Schwierigkeiten habe, Ordnung zu halten. Es ist schwierig für mich mein Zimmer in Ordnung zu halten, was immer wieder zu Streitereien mit meinen Eltern führt. Eigentlich haben Sie ja recht. Wenn man mein Zimmer betritt, liegen viele Dinge am Boden, allerdings ist es nicht so dramatisch, wie meine Mutter oft sagt, dass bereits die Essensreste unter dem Bett zu schimmeln beginnen würden. Es ist jedoch eine Tatsache, dass ich viele Dinge, durch das Chaos, das in meinem Zimmer und auch auf meinem Schreibtisch herrscht, nicht finde. Dies sind einerseits Schulsachen aber auch andere Dinge, die ich oft dringend rasch brauche, wie Dokumente oder Geldbörse. Diese sind in meinem Durcheinander einfach nicht zu finden.

Seit mir das ADHS diagnostiziert wurde, obwohl ich nicht „hyperaktiv“ bin, sondern nur chaotisch und mit Ritalin behandelt werde, hat sich die Situation deutlich verbessert. Es ist mir nun möglich, zumindest die wichtigsten Schulsachen auf und in meinem Schreibtisch in Ordnung zu halten und auch ein- bis zweimal in der Woche das Zimmer aufzuräumen. Dies war für mich davor eine wirkliche Qual und geht nun viel leichter von der Hand. Ich kann auch bei so unangenehmen Dingen, wie Zimmer aufräumen oder Ordnen meiner Dokumente, länger dabeibleiben und bin nicht sofort abgelenkt. Ohne Medikament habe ich eine so langweilige Aufgabe zwar begonnen, es sind mir jedoch tausend Sachen eingefallen, die wichtiger sind, wie Tee kochen, Freunde anrufen, Schuhe putzen, u.v.a.“

Ein anderer Jugendlicher, 16 Jahre, Schüler berichtet:

„Für mich war es fast unerträglich in Schulstunden, die mich nicht interessiert haben, wie Physik, Chemie oder Mathematik dem Unterricht zu folgen. Ich war leicht abgelenkt, mich interessierte das, was die Nachbarn machten, mich interessierte, was vor der Schule passierte, ich schaute ständig beim Fenster hinaus und war innerlich sehr unruhig. Durch das ständige

Wippen meiner Beine merkten das auch die anderen. Besonders im Klassenverband fiel es mir schwer, dem Unterricht längere Zeit zu folgen, da mich die vielen Mitschüler ständig ablenkten. Häufig kam es dadurch zu Frustrationen durch Maßregelungen der LehrerInnen bzw. durch schlechte Schulnoten, deren Ursache mein Konzentrationsmangel war. Es fiel mir auch schwer, wenn der Lehrer meiner Meinung nach einen Blödsinn verzapfte, dies ihm nicht sofort zu sagen, was mich bei Lehrern nicht unbedingt beliebt gemacht hat. Seit ich nun ein Medikament einnehme fällt es mir sowohl in der Schule als auch zu Hause leichter, langweilige Sachen zu einem Ende zu führen. Zuvor habe ich drei Sachen begonnen und keine beendet. Jetzt gelingt es mir leichter eine Sache zu Ende zu führen und dann erst die nächste zu beginnen. Auch nehme ich intensiver das wahr, was andere Menschen sagen und setzte mich geistig damit auseinander bevor ich mit einer Antwort herausplatze. In den schulischen Leistungen hat sich ein deutlicher Knick nach oben ergeben seit ich behandelt werde. Ich fühle mich aber auch von meinen Mitschülern und vor allem von den LehrerInnen besser akzeptiert. Es gibt einfach weniger Reibereien."

Von der Substanz Methylphenidat steht uns das bekannte Medikament Ritalin zur Verfügung, welches einen raschen Wirkungsbeginn aber auch eine kurze Wirksamkeit aufweist. D.h. wenn eine längere Wirksamkeit als 3 bis 4 Stunden erforderlich ist, muss eine 2. Dosis verabreicht werden. Dies ist jedoch gerade bei Jugendlichen, die Schwierigkeiten haben sich selbst zu organisieren und zu strukturieren, häufig außerordentlich schwierig. Trotz verschiedener Hilfsmittel wie Erinnerung durch das Handy oder Erinnerungszettel im Jausenpaket wird die 2. Gabe, die am späten Vormittag erforderlich wäre, nicht eingenommen. Auch die Angst vor Stigmatisierung durch Mitschüler spielt hier eine Rolle. Daher ist sehr häufig die Gabe eines langwirksamen Medikamentes zielführend. Concerta hat durch den speziellen Aufbau der Kapsel eine Wirksamkeit von 12 Stunden.

Neben den positiven erwünschten Wirkungen zeigt Methylphenidat aber auch Nebenwirkungen:

Grundsätzlich zeigt Methylphenidat wie alle anderen wirksamen Medikamente manchmal Nebenwirkungen. Im Behandlungskonzept ist daher der Schweregrad der ADHS-Symptomatik gegen das Risiko von möglichen Nebenwirkungen abzuwägen. Auch dies ist ein Grund, dass vor einer Behandlung mit Stimulanzien die Diagnose sichergestellt werden muss.

Die häufigste Nebenwirkung von Stimulanzien ist die Appetitreduktion. Diese kann bei Jugendlichen, die ohnehin eher schlank sind zu Problemen führen, daher sind diese Patienten ausführlich diätetisch zu beraten. Die Appetitreduktion findet ja nur während der wirksamen Phase der Medikation statt, daher ist gegen Nachmittag und am Abend, wenn die Medikamentenwirkung nachlässt, der Appetit meist wieder vorhanden. Ernährungsumstellungen mit kalorienreichen Nahrungen zu diesen Zeiten sind dann erforderlich. Es gibt aber auch adipöse Jugendliche bei denen die Nebenwirkung Appetitreduktion sogar erwünscht ist. In jedem Fall muss beim Auftreten dieser Nebenwirkung eine engmaschige medizinische Kontrolle mit exakter Kontrolle des Gewichts- und Längenverlaufs stattfinden.

Vor allem zu Beginn der Therapie mit Stimulanzien kann es zu dysphorischer Stimmungslabilität kommen. Die Jugendlichen wirken dann dysthym, manchmal auch depressiv, reagieren auf Kritik manchmal weinerlich. Hier muss eine primäre bereits vor der Medikation bestehende Depression oder auch Angststörung ausgeschlossen werden. Mit Reduktion der Einzeldosis bzw. langsamer Titration verschwindet diese Nebenwirkung meist nach einigen Tagen oder Wochen.

Tics

Wie im Kapitel Komorbiditäten bereits erwähnt, haben etwa 10% aller Jugendlichen mit ADHS Ticstörungen. Diese können nun durch Methylphenidat verstärkt werden. Es können auch neue Tics auftreten. Wenn Tics durch die Medikation beeinflusst sind, verschwinden diese wieder nach Absetzen der Medikation. Es kann jedoch auch vorkommen, dass Tics unabhängig von der Medikation während einer medikamentösen Behandlung auftreten, dann verschwinden diese Tics nach Absetzen der Medikation nicht mehr.

Einschlafstörungen

Auf das Schlafverhalten kann die Einnahme von Methylphenidat in verschiedener Weise wirken. In Einzelfällen vor allem bei zu später Einnahme (nach 18.00 Uhr) kann es zu Einschlafschwierigkeiten durch die stimulierende Wirkung des Methylphenidat kommen. Manche Jugendliche berichten jedoch auch, dass unter der Methylphenidatgabe eine Verbesserung des Schlafverhaltens eintritt. Dies scheint damit zusammen zu hängen, dass die gesamte Situation am Tag eine Entspannung hinsichtlich des Nachtsschlafes bringt. Grundsätzlich ist dabei zu berücksichtigen, dass Jugendliche mit ADHS häufig auch ohne Medikation sehr spät einschlafen und oft nur kurz schlafen.

Kopfschmerzen, Bauchschmerzen

Vor allem zu Beginn der Medikation und dann vor allem, wenn es zu einer zu raschen Steigerung der Dosis kommt, können Kopf- und Bauchschmerzen auftreten. Diese verschwinden meistens nach Modifikation des Medikamentes.

Rebound-Effekt

Wenn der Methylphendidatspiegel sinkt und die Wirksamkeit des Medikamentes abklingt, zeigt sich bei Jugendlichen vermehrt motorische und innere Unruhe. Dieses Reboundphänomen kann durch den Wechsel von mehrmaliger Gabe eines kurzwirksamen Medikamentes (Ritalin) auf ein langwirksames Medikament (Concerta) reduziert werden.

Obwohl Methylphandidat unter das Betäubungsmittelgesetz fällt, führt es bei sachgemäßer Anwendung nie zu Abhängigkeit. Dies obwohl ähnliche Rezeptoren im zentralen Nervensystem wie bei verschiedenen stimulierenden Drogen besetzt werden (Kokain, Extasy, Speed), kommt es bei der Einnahme von Methylphenidat nie zu einer euphorisierenden Wirkung. Dies hängt vor allem damit zusammen, dass der Anflutungszeitraum langsam erfolgt und es daher zu keinem euphorisierenden „Kick“ kommt. Diese euphorisierende Wirkung der erwähnten Drogen führt jedoch zur Abhängigkeit.

Wenn ein Jugendlicher sich in einem Milieu befindet, in welchem die Drogen gedealt werden, ist die Verschreibung von Methylphenidat nach Möglichkeit zu unterlassen, da dann die Möglichkeit besteht, dass der Jugendliche oder seine „Kumpels“ die Ritalintabletten zerkleinern und in großer Menge entweder intranasal zuführen (schnupfen) oder intravenös aufgelöst injizieren. Diese Applikationsformen können dann zu ähnlichen Effekten, wie die oben erwähnten Drogen führen. Insgesamt zeigt sich jedoch bei korrekter Anwendung und Indikation, dass ADHS-Patienten, die mit Methylphenidat behandelt wurden, weniger gefährdet sind eine Abhängigkeit von Drogen (legale oder illegale) zu entwickeln als Nichtbehandelte (Biedermann et al. 1999). Auch bereits süchtige Jugendliche, die mit Methylphenidat behandelt werden, zeigen nicht nur eine Verbesserung der ADHS-Symptomatik sondern auch eine Reduktion der Suchtmittel (Levin et al. 1998). Auch Huss zeigt in seiner Profilstudie (2002), dass Methylphenidat ein potenziell protektiver Faktor bei der Entwicklung von Suchterkrankungen sein kann.

Führerschein-Tauglichkeit

Studien, sowohl mit kurz- als auch mit langwirksamen Stimulanzien zeigen, dass die Fahrtauglichkeit (gemessen am Übersehen von Stopptafeln, unüberlegten Überholmanövern und rasches Anfahren und Bremsen) sich unter der Therapie mit Methylphenidat bessert. Bei der Absolvierung des Führerscheins ist daher die Notwendigkeit der Methylphenidateinnahme unbedingt anzugeben.

Methylphenidat und Doping

Methylphenidat fällt unter die verbotenen Substanzen des internationalen Dopingkomitees. Es ist hier wichtig, dass der behandelnde Arzt den Krankheitsverlauf klar dokumentiert und auch die Verbesserung der Symptomatik mittels Stimulanzien dokumentiert und objektiviert (Fragebogen, Aufmerksamkeitstests). Wenn ein Jugendlicher Leistungssport betreibt, was ja bei Jugendlichen mit ADHS häufig der Fall ist, ist die Medikation beim nationalen Antidopingkomitee anzugeben und um eine Ausnahmegenehmigung anzusuchen. Diese wird nach unserer Erfahrung meist erteilt, wenn nicht die medizinische Möglichkeit besteht auf ein anderes Medikament (Atomoxetin) auszuweichen. Es wäre ja diskriminierend, wenn Leistungssportler, die an einer ADHS leiden, ihre Medikation vor Wettkämpfen absetzen müssten.

Bei der medikamentösen Therapie ist das Medikament bzw. die Substanz Methylphenidat (MP) ausschlaggebend, bekannt unter dem Spitznamen „Ritalin R". Hierbei handelt es sich um eine Substanz aus der Gruppe der Stimulanzien, welche bei Kindern und Jugendlichen sehr gut erforscht ist. Die Wirkung des Medikaments erfolgt über ein Eingreifen in den Gehirnstoffwechsel. Die Kernsymptome, wie die motorische Unruhe, werden reduziert, die Impulsivität wird positiv beeinflusst und es kommt zu einer Verbesserung der Aufmerksamkeit.

Stimulanzien sind Substanzen, die manche physiologische und psychologische Funktion des zentralen Nervensystems verbessern: Sie erhöhen motorische und psychologische Aktivitäten, verbessern die Stimmungslage, nicht nur bei Kranken, sondern auch bei Gesunden. Sie aktivieren allgemeine Cortexaktivitäten, den Wachzustand, das Konzentrationsvermögen und das Selbstwertgefühl. Die alleinige Wirkung von Psychopharmaka stellt keinen Beweis für eine rein biologische Basis von ADHS dar, da diese Medikamente bei den meisten Personen leistungssteigernd wirken.

Dopaminerge Nervenfasern spielen bei der Regulierung von motorischer Aktivität und der Aufmerksamkeits- und Impulskontrollsteuerung eine wichtige Rolle. Noch steht jedoch der exakte Beweis aus, dass ADHS auf eine mangelhafte Verwertung von Neurotransmittern in der Stirnregion zurückzuführen ist, da exakte Messungen der spezifischen Unausgewogenheit der Signalübertragung zwischen den Nervenzellen technisch noch nicht durchführbar sind.

Medikation als Risikoprävention

Eine Metaanalyse von 155 Forschungsstudien über die Effizienz der Psychostimulanzien Methylphenidat, Amphetamine und Pemolin zeigen, dass durchschnittlich 70% von 5608 Kindern und Jugendlichen und 160 Erwachsenen positiv reagieren (Spencer et al. 1996). Positive Effekte wurden in der Reduktion von Hyperaktivität, Impulsivität und Unaufmerksamkeit erzielt sowie in der Verbesserung des Verhaltens (z.B. Wutausbrüche) in Familie und Schule.

Jedoch nur 4% der Studien wurde bei Adoleszenten durchgeführt. Bei sieben Studien, die sich ausdrücklich auf diese Altersgruppe bezogen, konnte nur mehr eine durchschnittliche Erfolgsrate von 50% festgestellt werden (Smith et al. 1998). Ob dieses Ergebnis durch die besondere „Neurobiologie des Gehirns im Jugendalter" oder/und komorbide Faktoren bedingt ist, bleibt noch eine offene Forschungsfrage.

Für Erwachsene wird die Wirksamkeit der Psychostimulanzien auf 50% geschätzt (Quinn 1997) mit einer Streuung der Effizienz von 25% bis 78% in den einzelnen Studien (Wilens 1995, Krause und Krause 2005). Die Schwankungen scheinen also bei Jugendlichen und Erwachsenen erheblich größer zu sein als bei Kindern, wo die Erfolgsrate relativ konstant zwischen 70% bis 80% liegt.

Folgende Mythen über die Medikation mit Psychostimulanzien bestehen und sollen im Folgenden beantwortet werden:

1) *Die Medikation ist gefährlich:* Jedes Medikament ist gefährlich, wenn es unfachgemäß angewendet und ohne genaues ärztliches „monitoring" verwendet wird. Die Anwendung der im Gebrauch üblichen Dosen hatte in der langen Geschichte bislang zu keinen bekannten nachhaltigen und gravierenden Nebenwirkungen geführt. Ritalin ist jedoch bei Tics des Patienten, bei einer Suchtfamilie und bei Herz- und Kreislaufstörungen sowie Anfallsleiden des Patienten kontraindiziert.
2) *Die Medikation macht süchtig*: Empirische Studien ergaben, dass bei ADHS-Patienten durch die Einnahme von Ritalin keine erhöhte Suchtgefahr oder Abhängigkeit entstand (Safer und Allen 1989). Manche Autoren meinen, dass die Medikation sogar im Gegenteil vor einem Abgleiten in die Sucht schützt (Bennett et al. 1999, Biederman et al. 1999).
3) *Die Medikation reduziert das Wachstum*: Die niedrigen Standarddosen (bis zu 20 Milligramm) scheinen nach bisherigen Ergebnissen zu keiner Reduzierung des Wachstums zu führen (Spencer et al. 1996). Dennoch wird eine Verbindung zwischen Methylphenidat und Unterdrückung des Wachstumshormons von manchen Autoren angenommen und kann zu Problemen führen (Rao et al. 1998).
4) *Die Wirkung der Medikation beweist ADHS*: Studien zeigen, dass die Wirkung der Stimulanzien sich nicht spezifisch auf Kinder mit ADHS bezieht. Sie verbessern auch Leistungen und Aufmerksamkeit bei enuretischen Kindern (Werry und Aman 1984) und normalen Kindern (Rapoport et al. 1978, Peloguin et al. 1986). In Anwendung ist derzeit auch ein neu entwickeltes Medikament ohne Suchtpotential mit dem Wirkstoff Atomoxetin. Es verstärkt – anders als Ritalin, das vor allem den Dopaminstoffwechsel beeinflussen soll – das Noradrenalinsystem durch Hemmung der Wiederaufnahme dieses Neurotransmitters im synaptischen Spalt. Nach verschiedenen Versuchen soll Atomoxetin bei 75% der Versuchspersonen eine positive Wirkung haben, ist aber mit dem Namen Strattera noch nicht in allen Ländern offiziell zugelassen. Spezielle Studienergebnisse bei Jugendlichen fehlen bislang. Der genaue Wirkungsmechanismus von Stimulanzien ist bis heute nicht genau bekannt. Die am häufigsten vertretene Hypothese glaubt an eine Freisetzung der Neurotransmitter Dopamin und Noradrenalin aus den präsynaptischen Nervenendigungen und die Hemmung ihrer Rückaufnahme

in das präsynaptische Neuron. Dieser Effekt soll zu einer Erhöhung der Konzentration dieser Überträgerstoffe im synaptischen Spalt führen. Dadurch kommt es zu einer Unterdrückung von Müdigkeit und Steigerung der Aufmerksamkeit und Leistungsfähigkeit.

Grundsätzlich besteht eine Übereinstimmung in der Fachwelt darüber, dass die vielfältigen Probleme von Menschen mit ADHS zusätzliche Interventionen benötigen. In der neueren MTA-Studie (MTA = Multimodality treatment of ADHD) an 579 Kindern mit ADHS (1999) wurde deutlich nachgewiesen, dass die verabreichten Ritalindosierungen, die in 64% der Fälle zu leichten bis schweren Nebenwirkungen führten, dann reduziert werden konnten, wenn die Kinder gleichzeitig mit psychosozialen und verhaltenstherapeutischen Methoden behandelt wurden. Conners und Mitarbeiter konnten durch eine differenzierte statistische Analyse nachweisen, dass ein kombinierter Behandlungsansatz signifikant bessere Ergebnisse zeigte als die isolierten therapeutischen Interventionen der Pharmakotherapie und verhaltensorientierten Therapie über 14 Monate (Connors et al. 2001).

Eines der Medikamente, welches in den USA in den letzten Jahren vermehrt zur Anwendung kommt, ist Guanfacin. Es wirkt ähnlich wie das älter bekannte Clonidin aktivierend an einer Gruppe bestimmter Noradrenalinrezeptoren (Alpha-2-Rezeptoren) und dockt so an den Postsynapsen der noradrenergen Zellen an. Guanfacin funktioniert also nicht wie Stimulantien oder Atomoxetin (Strattera) als Wiederaufnahmehemmer. Laut Untersuchungen wirkt es auch eher auf hyperaktiv-impulsives und aggressives Verhalten und weniger auf die Aufmerksamkeitsregulation. In einer Studie konnten Biedermann und Mitarbeiter (2008) nachweisen, dass Guanfacin bei ADHS-Symptomen höhere Effektstärken aufwies als Atomoxetin. Als häufige Nebenwirkungen wurden Müdigkeit, Unruhe, Blutdruckschwankungen, Schwindel und Kopfschmeerzen berichtet. Bislang fehlen noch weitere Kontrollstudien und Guanfacine ist unter dem Handelsnamen Intuniv seit September 2009 nur in den USA zugelassen.

Ein weiteres Nichtstimulanzium in Erprobung ist Matadoxine, ein Wirkstoff, der in der Entzugstherapie von Alkoholkrankheit seit 30 Jahren in Verwendung ist. In einer israelischen Doppelblindstudie (Manor et al. 2012) zeigten sich bei Erwachsenen mit ADHS signifikante Symptomverbesserungen.

Ungesättigte Omega-3 und Omega-6 Fettsäuren haben sich in einer Reihe von randomisierten und plazebokontrollierten Studien als wirksam auf die Verbesserung der Aufmerksamkeitsleistung und Verhalten erwiesen (Sonuga-Barke et al. 2013). Kinder mit ADHS weisen auch niedrigere Omega 3- und 6 Fettsäurespiegel im Plasma sowie in der Phospholipidmembram der Enthrozyten auf. Den größten Effekt auf ADHS-Symptome hatte die Kombination der Omega-3 Fettsäuren EPA und DHA mit der Omega-6 Fettsäure GLA (vgl. Schuchardt 2010).

Es ist angesichts des starken Anstiegs der medikamentösen Verordnungen (Schubert et al. 2010) darauf hinzuweisen, dass die in den deutschen ärztlichen Leitlinien von 2009 gebotene multimodale ganzheitliche Behandlung von ADHS vorsieht, Medikamente wie Ritalin erst dann zu verordnen, wenn sich andere therapeutische Maßnahmen als nicht ausreichend erwiesen haben (Sachverständigenrat zur Entwicklung des Gesundheitswesens, 4.8.2009).

10.2 Verhaltenstherapeutische Interventionen, Psychoedukation und Neurofeedback

Ziel der Psychoedukation ist der erfolgreichere Umgang mit den eigenen Schwierigkeiten und dem seelischen Leid. Unter dem Konzept werden Maßnahmen verstanden, die geeignet sind, Betroffene und ihre Angehörigen über die Störung und ihre Behandlung zu informieren, das Verständnis und den selbstverantwortlichen Umgang zu fördern.

Die Methode stützt sich auf lerntheoretische und pädagogische Konzepte zur Vermittlung von wichtigen Informationen, Fertigkeiten und Bewältigungsstrategien. Diese Arbeit verlangt ein umfangreiches Fachwissen und erfolgt meist in Gruppen. Interesse an den Erfahrungen, Ängsten und Erwartungen der Betroffenen und Angehörigen. Das psychoedukative Angebot ist keine Alternative zum Behandlungskonzept, sondern immer eine Ergänzung. Das Informations- und Lernprogramm wird mit den Teilnehmern der Gruppe besprochen und abgestimmt. Das Erreichen der kurzfristigen Lernziele lässt sich durch Feedback-Runden und Hausaufgaben evaluieren.

Im Wesentlichen geht es bei der Psychoedukation um:

- Aufklärung über Diagnose und Behandlungsprinzipien
- Erlernen von kompensatorischen Kompetenzen bei spezifischen Defiziten
- Entwicklung von Selbstmanagement und Bewältigungskompetenzen
- Lernen eines gesundheitsfördernden Lebensstils

Längerfristige Ziele sind:

Angemessener Umgang mit Stress und Konflikten

Hilfen zur Organisation des Alltages

Hilfen zum Lernen

Verantwortungsvoller Umgang mit Medikamenten

Verminderung von Rückfällen in problematische Verhaltensweisen

Entspannung von Beziehungen

Reduzierung des Rückfallrisikos

Zentral für ein positives Ergebnis der Psychoedukation ist; dass der Transfer in den Alltag der Betroffenen im Sinne der Hilfe zur Selbsthilfe erfolgt.

Verhaltenstherapeutische Übungen und Problemlösungstraining sind wesentliche Bausteine eines solchen Programms. Verhaltensauffälligkeiten basieren häufig auf einer gestörten Verhaltensregulation durch Hinweisreize, Regeln und Konsequenzen, welche dann zu Interaktionsstörungen im Sinne von Eskalationsspiralen begünstigen.

Durch Stimulusmanagement (Abwechslung schaffen), kognitives Management (Regelerinnerung, Selbstverbalisation), Kontingenzmanagement (positive Verstärkung größtmöglichster Selbststeuerung) und Problemlösungsstrategien (Suche nach Verhaltensalternativen) werden z.B. erfolgreiches Zuhören und Arbeiten im Team gefördert.

Wesentlich ist dabei, die anfängliche Außensteuerung gezielt durch eine Innensteuerung zu ersetzen, was besonders bei Jugendlichen wichtig ist.

Bei den verhaltenstherapeutischen Interventionsmöglichkeiten unterscheidet man:

- *Eltern- und familienzentrierte Verfahren*, wobei diese Elterntrainings oder Eltern-Kind-Therapien auf eine Verminderung von problematischen Verhaltensweisen in der Familie durch Veränderung der Eltern-Kind-Interaktion abzielen.
- *Schulzentrierte Interventionen* versuchen konkrete Verhaltensauffälligkeiten des Jugendlichen hauptsächlich durch operante Verstärkermethoden zu vermindern.
- *Personzentrierte Verfahren* setzen direkt beim hyperkinetischen Jugendlichen an. Zu diesen Verfahren der kognitiven Verhaltenstherapie zählen Konflikttrainings, Selbstinstruktionstrainings und Techniken des Selbstmanagements.

Eine spezielle Form der verhaltenstherapeutischen Anwendung sind Verhaltenskontrakte. Diese Kontrakte werden zumeist in schriftlicher Form zwischen Jugendlichen und Eltern vereinbart.

Ein Kontrakt umfasst nun folgende Voraussetzungen:

1) Die Erwartungen und Ziele sind konkret und klar formuliert.

2) Die Konsequenzen bei Nichterfüllung sind klar geregelt.

3) Das erwünschte positive Verhalten wird präzise fokussiert

4) Mögliche positive Verstärker werden definiert

5) Regeln für eine Erneuerung und den Ablauf sind klar

6) Monitoring und Kontrolle des Erfolges sind geregelt

Eine weitere Möglichkeit, um Kindern und Jugendlichen mit ADHS eine Unterstützung zu bieten, ist die Gruppentherapie. Diese dient durch die Interaktion und die Auseinandersetzung mit Gleichaltrigen dem Erwerb und dem Training von Sozialkompetenzen.

So verlockend die kognitiv-behavioralen Ansätze für den Erwerb von Selbstmanagement und Selbstregulation erscheinen, so ernüchternd fällt die empirische Bilanz der Effizienz aus. Abikoff (1991) kommt aufgrund einer umfassenden Metananalyse zu folgendem Resümee:

> „The belief, especially in early studies, that the development of internalized self regulation skills would facilitate generalisation and maintenance effects has not been realized ..." (S. 208)

Die Wirkung von Neurofeedback wird durch konditionierte Lernprozesse erklärt und stellt insofern einen Sonderfall der Verhaltenstherapie dar. Neurologische Vorgänge werden mit einem CP sichtbar gemacht, wobei ein Signal erst dann rückgemeldet wird, wenn z.B. ein bestimmtes EEG-Wellenmuster erreicht wird. Werden gewünschte Konfigurationen oder Schwellwerte über- oder unterschritten wird diese Gehirnaktivität positiv verstärkt, d.h. im Fall von ADHS solche Wellenmuster, die mit einen Zustand fokussierter Aufmerksamkeit einhergehen.

Im Kontext von ADHS wird Neurofeedback bis heute sher kontroversiell diskutiert. Obwohl es zahlreiche empirische Studien zu angeblich positiven Effekten gibt, so sind die meisten dieser Studien methodisch angreifbar (Sonuga-Barke et al. 2013). Dennoch erscheinen immer wieder Ergebnisse von Studien, die auf nachweisbar signifikante Lerneffekte bei ADHS-Kindern hinweisen (Levesque et al. 2006).

10.3 Lösungsorientiertes Coaching bei ADHS als Methode des „Empowerment"

Der Begriff „Coaching" tauchte am Beratungsmarkt erst in den 80er Jahren immer häufiger auf und umschrieb ursprünglich Methoden und Maßnahmen der Betreuung von Sportlern. Unter „systemischem Coaching" soll hier ein Beratungsangebot zur Entwicklung persönlicher und beruflicher Ressourcen im Kontext sozial relevanter Systemkonstellationen auf der Basis systemisch-konstruktivistischer Konzepte verstanden werden.

„Empowerment", entstand als sozialpolitisches Konzept im angloamerikanischen Raum, ist in den letzten Jahren zu einem Modebegriff der sozialen Arbeit geworden. „Bemächtigung" bezieht sich auf einen Entwicklungsprozess, in dem Menschen die Kraft und Macht gewinnen, die sie brauchen, um nach eigenen Vorstellungen besser zu leben.

Insbesondere die Aspekte der Selbsthilfe und aktiven Selbstorganisation der Betroffenen mit dem Ziel des Erlangens von Souveränität über das eigene Leben und des aktiven Mitgestaltens erscheinen wesentlich wie dies im folgenden Zitat treffend ausgedrückt wird:

> „Empowerment meint den Prozess, innerhalb dessen Menschen sich ermutigt fühlen, ihre eigenen Angelegenheiten in die Hand zu nehmen, ihre eigenen Kräfte und Kompetenzen zu entdecken und ernst zu nehmen und den Wert selbst erarbeiteter Lösungen schätzen zu lernen.“ (Keupp 1992, S. 149)

Empowerment kann in diesem Sinne auch nicht als Methode verstanden werden, sondern bezieht sich auf ein alltagspraktisches, philosophisches Konzept.

Coaching im Sinne des Empowerment-Ansatzes muss Bedingungen bereitzustellen versuchen, die es Jugendlichen ermöglicht, sich ihrer ungenutzten, vielleicht auch verschütteten Ressourcen und Kompetenzen (wieder) bewusst zu werden.

Wesentliche theoretische Konzepte für ein systemisches Coaching sind die Theorie der Selbstorganisation lebendender Systeme, Konstruktivismus, sozialer Konstruktionismus und lösungsorientierte, narrative und hypnotherapeutische Ansätze wie auch NLP und verschiedene Formen der Kurzzeittherapie. Was jemand als Wirklichkeit erlebt, ist stark durch die jeweilige Wahrnehmungsfokussierung bestimmt. Werden Problemmuster erlebt, kommt es zum Abspalten, d.h. zur Dissoziation eigener Kompetenzen. Coaching soll durch anregende Impulse von einer problemfixierenden Aufmerksamkeitsverengung zu einer lösungserweiternden kreativen Perspektive beitragen. Ohne sozialökologische Validierung ist jedoch eine sinnvolle Umsetzung in konkrete Handlungsschritte kaum möglich. Anders als bei klinisch-therapeutischen Interventionen ist beim Coaching im sozialpädagogischen Kontext insbesondere die Bewältigung des Alltags und der Lebenswelt der Klienten im Vordergrund. Orientierung an der Lebenswelt bedeutet, Coaching konkret und situationsspezifisch auf den Lebensalltag, Lebenssituation, Lebenspläne und zentralen Lebensthemen entsprechend der Entwicklungsziele der Klienten auszurichten.

Grundprinzipien eines lösungsorientierten Coachings

1) Ressourcenorientierung

Ressourcenorientierung ist eine Perspektive, die einen positiven Kontext für den Prozess des Coachings bietet. Ressourcen beziehen sich auf alles, was der Klient und Coach an Erfahrungen einbringen und für den Prozess und die Ziele nutzen können (Nestmann 1997, S. 23). Vielfach sind solche Kompetenzen im Moment der Problemsituation „vergessen“ und nicht zugänglich, manchmal müssen sie durch Training auch neu erlernt werden.

Manche Klienten laden in ihrer Aufmerksamkeitsfokussierung und Sprachverwendung dazu ein, sich lediglich mit ihren Defiziten und Misserfolgsgeschichten zu beschäftigen. Es gibt jedoch bei allen Klienten Zeiten, in denen sie problemfrei agieren. Eine gründliche Ressourcendiagnostik erleichtert wesentlich die Utilisierung dieser Kompetenzen und eine innere Reise in die eigenen Stärken.

2) Zielorientierung

Bereits Alfred Adler hat einmal festgestellt, dass sich im Widerstand gegen Ziele eines der Probleme des Neurotikers manifestiert. Die positive und konkrete Formulierung von wünschenswerten Entwicklungs- und Lebenszielen ist Ausgangsmaterial vieler Beratungsprozesse. Die Fixierung auf den Teufelskreis zwischen Problem und fehlgeschlagenen Lösungsversuchen festigt eine festgefahrene Wirklichkeitskonstruktion, die oft einer Formulierung klarer positiv formulierter Coachingziele zuwiderläuft, weil der Klient oft nur will, dass etwas Unangenehmes aufhört. Vor der „sinnvollen" Zielsetzung muss deshalb manchmal erst die Erwartung einer Veränderung und Veränderbarkeit geweckt werden. Dann sollten lediglich „eigensinnige Ziele" der Klienten von einem Raum des Unvorstellbaren in einen Raum der kleinen, aber machbaren Schritte erleichtert werden.

3) Zukunftsorientierung

Das Konzept der lösungsorientierten Beratung bricht mit dem Mythos an eine zwingende kausale Verknüpfung von Problementstehung und wirksamer Lösung und setzt den Glauben und Blick primär in eine veränderte Lebenszukunft des Klienten. Dabei geht es um die Simulation von realistischen Lebenszukünften der Klienten, die ihnen mehr Lebensautonomie und Empowerment ermöglichen. Die sogenannten „Wunderfragen" (vgl. De Shazer 1989) katapultieren Klienten in eine Lösungstrance, die in Zukunft stattfinden könnte. Dabei stellt man sich vor, dass über Nacht wie durch ein Wunder das Problem weg wäre und verankert diesen Zustand möglichst mit allen Sinnen als „reale Wirklichkeitskonstruktion".

4) Prozessorientierung

Lösungsorientierte Ansätze gehen von der Annahme aus, dass Veränderungsprozesse unvermeidlich sind und sich ständig ereignen. Gemäß dem Motto, dass das einzig Stabile der ständige Wandel ist und wir durch Sprache lebendige Prozesse verdinglichen, geht es im Coaching auch darum, das „Wie" der Wirklichkeitskonstruktionen stärker zu fokussieren als das „Was" und die Inhalte.

Dies möge in kurzen Auszügen aus einem Coaching mit Konrad, einem 16-jährigen Jugendlichen mit ADHS (kombinierte Aufmerksamkeitshyperaktivitätsstörung nach DSM-IV) und Schwierigkeiten mit der beruflichen Integration am Arbeitsplatz aufgrund häufigen Alkoholgenusses und delinquenter Akte (Diebstahl von Geld und einem Mountainbike) veranschaulicht werden. Konrad wurde vom 9. bis 13. Lebensjahr klinisch betreut und nahm das ihm verordnete Medikament Ritalin ein. Er ist leicht überdurchschnittlich intelligent und wächst bei seiner Mutter auf. Fallweise hat er auch mit seinem Vater Kontakt. Er lehnte immer eine Psychotherapie ab, konnte sich aber mit der Idee eines „Coaching" zur Steigerung seiner Fähigkeiten und besseren beruflichen Eingliederung anfreunden, weil ihm dieser Begriff auch aus der ihm bekannten Welt des Sports vertraut war. Wesentliche Ziele des Coachings waren das planvolle und sozial angemessene Rollenverhalten in seiner beruflichen Eingliederung als Spenglerlehrling.

(K= Klient, C = Coach)

K: *Ich habe ja diese Störung, Sie wissen ja.*

C: *Woran merkst du sie?*

K: *Indem ich bei bestimmten Aufgaben viele Fehler mache.*

C: *Und wie noch?*

K: *Indem ich schnell die Geduld verliere und alles hinschmeiße.*

C: *Wobei genau verlierst du die Geduld?*

K: *Beim Lesen von Arbeitsanweisungen....*

5) Fragen, die Unterschiede erzeugen

In einem systemischen und lösungsorientierten Coaching sind nicht gute Antworten des Coaches, sondern unterschiedsförderliche Fragen das wichtigste Werkzeug. Dabei dienen die Fragen dazu, die Wirklichkeitskonstruktionen des Klienten zu erkunden und ihn durch Bewusstseinsräume zu begleiten, die einen Unterschied zu den bisherigen provozieren.

K: *Vor 2 Monaten hat mich der Hans bei der Arbeit kritisiert, da rastete ich aus und beschimpfte ihn wüst.*

C: *Wenn du dir das jetzt wie in einem Film anschauen würdest, wie du da reagiert hast, welche Fähigkeit würdest du brauchen, um anders mit Kritik umzugehen?*

K: *Mich unter Kontrolle zu haben.*

C: *Ist dir dies schon mal gelungen, wenn dich jemand provoziert oder kritisiert hat?*

K: *Einmal, da musste ich dann lachen und einmal war's mir wurscht.*

C: *Gut, möchtest du das in Zukunft können, wenn dich jemand kritisiert?*

K: *Ja, schon irgendwie.*

C: *Ja oder?*

K: *Ja, okay.*

C: *Was wäre das Ärgste, das dein Ausbildner, der Hans, zu dir sagen könnte?*

In diesem Ausschnitt beschreibt K sein Problem mit der Impulskontrolle, was für Menschen mit ADHS typisch und zu den Hauptsymptomen zählt. Er will dieses Verhalten jedoch nicht mehr mit Medikamenten, sondern selbst unter Kontrolle bringen. Die Fragen stellen am Anfang jeweils einen Unterschied im Bewusstseinsraum her und wurden in weiterer Folge provokativ als Desensibilisierung zur Verankerung von mehr „Coolness" vertieft und auch geübt.

6) Externalisierung und Rekontextualisierung

Sozialpädagogische Arbeit soll häufig Menschen in schwierigen Lebenslagen und Krisen mit dem Ziel einer gelingenden sozialen Reintegration begleiten. Die erzählten Lebensgeschichten mit hypnotischen Elementen selbstschwächender „Einredungen" und „Ausredungen" werden zum Teil provokativ dekonstruiert. Basierend auf der schamanischen Technik der „Austreibung von krankheitserzeugenden Dämonen, die vom Opfer Besitz genommen haben" versucht die Technik der Externalisierung eine Distanz und „Spielraum" zwischen der Identität des Klienten und seinen Problemen zu rekonstruieren. Defizitäre und eigene Passivität fördernde Zuschreibungen, Diagnosen und Versprachlichungen verlieren so ihren generalisierenden Trancecharakter. Der Klient wird mehr und mehr selbst zum Experten bezüglich seines nun dissoziierten Problems und somit selbst zum Experten und Beobachter, besser zum „Selbstcoach". Somit wird „Empowerment" durch eine affektiv bergende und gleichzeitig wertschätzend provozierende Haltung des Coaches gefördert.

K: Es hat ja doch keinen Sinn mich anzustrengen, weil ich eben ein Hyperaktiver bin.

C: Hast du jetzt deine Hyperaktivität gerade dabei?

K: Jetzt im Moment gerade nicht.

C: Was wäre denn ein Name für diesen Teil von dir?

K: Weiß nicht.

C: Dann rate mal.

K: Vielleicht ...na mir fällt nichts ein.

C: Könnten wir ihn vorläufig Hypie nennen, bis dir etwas einfällt.

K: Ja.

C: Bist du aber bereit, dir bis zum nächsten Mal deinen Namen auszudenken?

K: Okay, ich kann ihn auch zeichnen.

C: Das wäre super! Wie schaffst du das jetzt gerade, dass der Hypie nicht aktiv und ablenkend ist?

K: Das bin nicht ich.

C: Wer sonst?

Da K sein diagnostisches Etikett nicht selten als Ausrede für Schwierigkeiten nutzt und auch seinen Selbstwert schmälert, wird in dieser Sequenz seine „Störung“ externalisiert und somit als beeinflussbarer Wesensanteil umdefiniert. Nun kann mit dem „Dämon“ verhandelt werden und nach Möglichkeit eine kooperative und freundliche Beziehung aufgebaut werden. Die Methode der Rekontextualisierung gibt dem Problem eine sinnvolle Umrahmung und bewirkt somit auch eine Umdeutung der selbstwertschwächenden Identifikation und Pathologisierung.

C: Wann bist du voll konzentriert und ruhig?

K: Beim Skateboarden, Snowboarden und Videospielen.

C: Für wie lange?

K: Ich glaube, solange das dauert.

C: Also, wenn du so richtig gefordert bist, es gefährlich wird, und du etwas verfolgen oder jagen kannst?

K: Ja, so ungefähr.

C: Also bist du ein Nachkomme der Steinzeitjäger. Bemerkst du da auch jede Gefahr und bist schnell im Reagieren?

K: Genau, ich bin meist schneller als die anderen.

C: Das haben Jäger und Krieger so an sich.

K: Hhm, ich war mit dem Onkel auch gerne jagen.

C: Was wäre jetzt in deiner beruflichen Laufbahn ein für dich wichtiges Jagdziel?

K: Vielleicht, dass ich pünktlicher werde. Da schimpft dann immer der Chef.

C: Warst du schon einmal pünktlich?

K: Ja, aber da war ich mit Kollegen zur Arbeit unterwegs.

C: Also brauchst du jemand, der dich an der Hand zur Arbeit führt?

K: Hhm.

C: Wer könnte dich nächste Woche an der Hand nehmen?

K: Nein, nein, das ist ja Blödsinn. Ich werde das schon allein machen.

In dieser Sequenz mischen sich Angebote der Rekontextualisierung von ADHS als sinnvolle und erfolgreiche Bewältigungsstrategie sowohl im Rahmen von sportlichen und wettkampfähnlichen Situationen und im Kontext der Evolutionstheorie. Wichtig ist der Fokus auf die Ressourcen und Utilisierung für berufliche Zielsetzungen zur Stärkung des Selbstwertes.

7) Kooperation auf der Basis des Respekts vor der Autonomie des Klienten

Arbeitsziel eines lösungsorientierten Coachings ist es, verfügbare Ressourcen der Klienten in autonomen inneren Suchprozessen anzuregen und in einem kooperativen Kontext zur „eigensinnigen und eigenmächtigen" Bewältigung der anstehenden Probleme oder Entwicklungsaufgaben einzusetzen. Fürsorgliche Bevormundung und fremdbestimmte Expertise sollten in diesem „Spiel-raum" und Kontext grundsätzlich unterbleiben. Das heißt jedoch nicht, dass manchmal eine ExpertInnenberatung „not-wendiger" ist, als ein systemisches Coaching. Somit kann Coaching in diesem Sinn nur eines unter anderen Werkzeugen sein, insbesondere wenn Klienten selbstschädigende Aktionen zeigen oder Lern- und Fähigkeitsdefizite aufweisen. Wenn es also um Schwierigkeiten und Defizite geht, bei denen neue Fähigkeiten erst erlernt werden müssen, sind psychoedukative Ansätze angebracht und nicht systemisches Coaching. Systemisch-lösungsorientiertes Coaching hat letztlich die Anregung eines autonomen „Selbstcoachings" zum Ziel.

Die alltäglichen Erfahrungen der sozialpädagogischen Praxis mit „schwierigen" Jugendlichen, Strafentlassenen, Arbeitslosen, niedrigschwelliger Drogenarbeit usw. zeigen, dass die Lebenswelt der Klienten durch zumeist schmerzliche Erfahrungen des Verlusts der Selbstbestimmung beschreibbar ist, also dass sie durch eigenes Handeln wenig zur Erreichung ihrer Ziele beeinflussen können.

Empowerment-Prozesse verlaufen selten in Bahnen des linearen Fortschritts und sind keine geradlinigen „Erfolgsstories", sondern zeichnen sich durch das oft tastende und unsichere Bemühen aus, das eigene Leben und seine Umstände nach dem eigenen Sinn zu gestalten. Diese Prozesse haben ihre eigene Systemdynamik des Lebenslaufs und ihre Eigenzeit, weshalb sie sich nicht in ein enges zeitliches Korsett pressen lassen. Insofern sind Ideen und Kurzzeittherapie in diesem Kontext manchmal problematisch.

Zur Veranschaulichung noch ein Beispiel:

Ein 17-jähriger Jugendlicher, der 3 Jahre in der Drogenszene verbracht hat, wurde nach mehrfachem Scheitern von Abstinenztherapien in ein Substitutionsprogramm integriert. Die Bemühungen des begleitenden Sozialarbeiters blieben mehr als ein Jahr unbeantwortet. Plötzlich meldete sich der Betroffene beim Sozialarbeiter und äußert den Wunsch, dass er ihm beim Einstieg in eine berufliche Ausbildung helfen möge, da er jetzt erst eine Ausbildung als Mittel gegen die Langeweile ohne den Kick der Droge akzeptieren kann. Dieser Lebenskurswechsel kam für den in Supervision stehenden Sozialarbeiter völlig überraschend und kündigt den Versuch des Gewinns von Lebenssouveränität an.

Das Beharren auf den eigenen Weg und die eigene Zeit entzieht sich oft der Logik institutionalisierter Hilfsprozesse und setzt das Vertrauen in die Fähigkeit zur Selbstgestaltung und gelingendem Lebensmanagement voraus. Gerade die Anerkennung von Leidenserfahrungen im Erzählen der Lebensgeschichten ermöglicht Freiraum, diese Geschichten in veränderten Perspektiven neu zu ordnen und verschüttete Stärken zu entdecken und anzunehmen. Auf diese Weise kann systemisches Coaching ein hilfreiches zusätzliches Werkzeug innerhalb der Beratungsarbeit sein und als „Reise in die eigenen Stärken“ die Rolle der BeraterInnen und TherapeutInnen zu einem „Reisecoach“ verwandeln, der die Reisenden ermutigt, selbst ihre eigenen Wege und „Sehenswürdigkeiten“ zu entdecken.

10.4 Familien- und elternorientierte Möglichkeiten

ADHS betrifft immer die ganze Familie und ihren Alltag. Rund um die typischen Verhaltensmuster von ADHS kann sich ein Problemsystem zunehmend verwickeln und verstricken. Bei der Arbeit mit Familien geht es darum, dass jedes Mitglied, das vielleicht bislang Teil des Problems war, zu einem Teil der Lösung wird. Um die alltäglich zermürbenden Kämpfe und Kleinkriege zu vermeiden, bedarf es häufig der Hilfe von außen.

Nach einer gemeinsamen Identifizierung verschiedener Problembereiche werden je nach Energie und Bereitschaft der einzelnen Familienmitglieder schrittweise gemeinsame Lösungen zum konkreten Ausprobieren vereinbart.

Die beiden bekannten US-Psychiater Hallowell und Ratey, beide selbst Betroffene, schreiben:

> „Die Familie hat im Allgemeinen eine ungeheure Macht, sowohl zu heilen, als auch Schmerz zuzufügen. Wenn die Familie bereit ist, ein chronisch angeschlagenes Familienmitglied in einem neuen Licht zu sehen, wenn die Familie bereit ist, dabei mitzuhelfen, dass es geheilt wird, kann dies wirkungsvoller sein, als alle ausgeklügelten Medikationen, Therapien und Beschwörungen.“ (Hallowell und Ratey, 1999, S. 229)

Systemische Interventionen

Familien und Eltern eines ADHS-Kindes benötigen oftmals Hilfe und Strategien, um mit den Belastungen, die durch die Kernsymptome und begleitenden Probleme entstehen, besser umzugehen. Studien konnten den Nachweis für die Effektivität solcher elternorientierter Konzepte bringen (Saile 1996, Bonney 2000). Einerseits wurden durchstrukturierte trainingsorientierte Verfahren für die Eltern entwickelt (Barkley et al. 1995, Döpfner 1995), andererseits werden eher systemisch orientierte familientherapeutische Verfahren angewendet (Bonney 2000, Everett/Everett 1999).

Wesentliches Ziel der oben beschriebenen verhaltensorientierten Elterntrainings ist die Veränderung problematischer Verhaltenssequenzen durch eine Veränderung der elterlichen Reaktionen und Verstärker.

Sehr strukturierte Verhaltensprogramme können motivierten Eltern gut helfen, die nötigen Ordnungsstrukturen und klaren Botschaften für eine bessere Kommunikation zwischen ihnen und dem Kind zu ermöglichen. Bei Familien mit schwerwiegenderen Interaktionsproblemen und schwierigen Konstellationen (z.B. Trennung etc.) sind solche strukturierten Veränderungsprogramme, welche die Eltern manchmal zu sehr in die Rolle von KotherapeutInnen drängen, zu einer anhaltenden Problembewältigung nicht ausreichend. Für manche Eltern sind diese Programme auch zu streng und mit ihrem hohen Aufwand auf Dauer nicht zu leisten.

Anstatt in einem festgelegten Programm die Ziele vorzugeben und immer wieder die Defizite den Eltern vor Augen zu führen, geht ein systemischer Ansatz flexibel von den aktuellen Problemen und Bedürfnissen der Eltern aus. Er verbindet das Gelungene und Ausbaufähige mit kleinen Schritten der Veränderung. Die Eltern legen dabei autonom die jeweils für sie wichtigsten Ziele fest.

In einer Studie von Bonney (2000) wurde versucht, bei Kindern mit ADHS bleibende Veränderungen zu bewirken, indem die Kommunikationsabläufe neu strukturiert wurden. Dabei wurden die bekannten und auch von erfahrenen Praktikern und Eltern berichteten Eigenheiten der Informationsverarbeitung dieser Kinder berücksichtigt, nämlich ihre Fähigkeit, zuzuhören, wenn mit ihnen vorher taktiler und visueller Kontakt mit den Augen aufgenommen wurde. Die Eltern mussten sich an die empfohlene Kommunikationsabfolge halten, nämlich:

1) taktiler Zugang über Berührung

2) Herstellen des Blickkontakts

3) verbale Mitteilung

Die Studie zeigte, dass sich die hyperaktiv reagierenden Kinder schon nach einigen Tagen in Kontaktsituationen konstruktiver verhielten. Die langfristige Prüfung der Effekte dieses Konzepts bezog sich auf die Behandlung von 46 sechs- bis elfjährigen Kindern nach durchschnittlich fünf Jahren. Die Kinder waren ursprünglich entweder Non-Responder auf pharmakologische oder diätetische Maßnahmen bzw. die Eltern verweigerten die medikamentöse Therapie.

Bei einer mittleren Häufigkeit von acht Sitzungen innerhalb von neun Monaten waren in mehr als 80% günstige Verläufe zu beobachten. In 53% der erfolgreich behandelten Fälle besuchten die Kinder eine weiterführende Schule mit gutem Erfolg.

Everett/Everett (1999) behandelten Familien mit ADHS unter systemischer Mehrgenerationenperspektive. Sie legten besonderes Augenmerk auf die Übertragung der Symptomatik bis zu drei Generationen, die sie primär als genetisch bedingt betrachten. Dabei beobachteten sie im Vergleich zu anderen Familien, dass die ADHS-Betroffenen zumeist zu ihren Eltern wesentlich mehr Loyalität zeigten als zu den Ehepartnern. Everett/Everett (1999) fanden aufgrund ihrer langjährigen Arbeit mit Familien, in denen über mehrere Generationen ADHS auftrat, folgende Muster, die sie immer wieder beobachten konnten:

1) intensive Loyalität und Abhängigkeit zu den Eltern auch noch im Erwachsenenalter,
2) geringes Selbstwertgefühl wird generationsübergreifend interaktiv weitergegeben,
3) ein Gefühl von Schuld, da die Kinder jeweils das Gefühl haben, ihre Eltern zu enttäuschen,
4) selbständige Entwicklung und Loslösung von der Familie sind noch bei vielen Adoleszenten und Erwachsenen blockiert, was auch mit einer mangelnden Planung der Zukunft zusammenhängen kann,
5) Sündenbockrolle beim Kind mit dem ADHS-Muster, bedingt durch sein chaotisches und für andere frustrierendes Verhalten,
6) Risiko emotionaler und physischer Misshandlung, bedingt durch das provokative Verhalten des Kindes und die Impulsivität des misshandelnden Elternteils,
7) heftige Geschwisterkonflikte, bedingt durch die typischen Verhaltensmuster,
8) mangelnde elterliche Konsequenz und Kontrolle, bedingt durch die Heftigkeit der Verhaltensmuster des Kindes.

Die vorliegenden Risikofaktoren können, müssen aber nicht in Familien mit einem Kind mit ADHS vorkommen. Die Liste sollte lediglich für mögliche Schwierigkeiten dieser Familien sensibilisieren und nicht zu einer Stigmatisierung der Familie oder Schuldzuschreibung gegenüber den Eltern beitragen, da etliche der Familien aus unserer Erfahrung keines der Merkmale in ausgeprägter Form aufweisen.

Bei den systemischen Interventionen arbeiten die Autoren zuerst mit dem elterlichen Subsystem, dann mit dem Eltern-Kind-System, dann mit der Koordination und Abstimmung von elterlichem und ehelichem Subsystem, dann dem Geschwistersystem und schließlich mit dem Mehrgenerationensystem. Sie gestalten auch je nach Alter der ADHS-Klienten die Sitzungen entsprechend dem Entwicklungsstand.

Kinder mit ADHS repräsentieren ein Dilemma: Man erwartet von ihnen eher – z.B. aufgrund fehlender körperlicher Stigmata -, dass sie unauffällig sind, was eine geringere Toleranz für ihr abweichendes Verhalten mit sich bringt.

> „Wir haben bemerkt, dass es für Familien viel leichter ist, ihre Erziehungskämpfe bei einem Kind mit einer Körperbehinderung, Autismus oder gar Schizophrenie zu rechtfertigen, denn diese Symptome und Probleme sind deutlich vom Normalverhalten unterscheidbar.“ (Everett/Everett 1999, 118)

Familien mit einem ADHS-Jugendlichen zeigen häufig Zustände von Stress, Enttäuschung, gegenseitigem Schuldzuschieben, massive Streitereien und manchmal sogar ein Gefühl der Hoffnungslosigkeit, Resignation und totalen Erschöpfung.

Lösungsorientierte Familiengespräche

In Familiensitzungen sind alle Mitglieder des Systems, die mit dem Jugendlichen Kontakt haben anwesend. Besonders die Geschwister sind oft wichtige Informanten für Verstrickungen zwischen Eltern und ihrem ADHS-Mitglied. Häufig schätzen es die Geschwister auch, dass endlich auch ihnen einmal die Aufmerksamkeit geschenkt wird. Wesentliches Ziel der Sitzungen ist die Verbesserung und Entlastung der familiären Situation und die gemeinsame Aushandlung neuer Umgangsweisen, um eingefahrene Teufelsspiralen zu durchbrechen. Die Stärkung der einzelnen Subsysteme wie des Elternsystems, des ehelichen Beziehungssystems, der klaren Grenzen zwischen den Generationen, z.B. wenn die verwöhnende Einmischung eines Großelternteils besteht. Klare und konkrete Zwischenschritte werden gemeinsam vereinbart und in der folgenden Sitzung ausgewertet. Manchmal kann es hilfreich sein, Diskussionen und Streit auf Video aufzunehmen und dann gemeinsam aus der Außenperspektive zu reflektieren. Allein schon die Ankündigung der Aufnahme ist zumeist eine wirksame Intervention, die gewohnte Teufelskreise durchbrechen kann.

Die Zuweisung zu einer Familientherapie wird nicht selten als versteckte Schuldzuweisung an die Eltern verstanden. Die Begriffe Familienkonferenz, gemeinsame Familiengespräche, Familiencoaching werden positiver aufgenommen. Es ist auch nicht immer sinnvoll mit allen Familienmitgliedern immer die Sitzung gemeinsam durchzuführen. So können flexible Settings wie z.B. alleine eine Sitzung mit den Eltern, mit dem ADHS-Jugendlichen und seinen Geschwistern etc. manchmal mehr bewegen. Grundsätzlich geht es bei einer Sitzung darum, problematische Systemmuster zu unterbrechen und durch lösungsorientierte Spielräume zu ersetzen, bzw. die Familie von einem Zustand der Problemtrance in eine lösungsorientierte Zukunftsperspektive mit kleinen experimentellen „Schrittchen“ einzuladen. Die mögliche Struktur einer lösungsorientierten Familiensitzung könnte folgend aussehen:

1) Kennenlernen und „Einanderankoppeln“.
2) Problembeschreibungen der einzelnen Familienmitglieder anhören und in ihrer Bedeutung klären. Dabei werden Fragen gestellt, wie ADHS und die damit verbundenen Probleme konstruiert, definiert und erklärt werden und welche Auswirkungen diese Beschreibungen und „ADHS“ auf das Leben der Einzelnen hat.
3) Die problematischen Verhaltensweisen und ADHS werden von der Person des Jugendlichen getrennt und externalisiert.
4) Bisherige Lösungsversuche zum Problem werden erfragt.
5) Ausnahmen und erste Lösungsansätze werden fokussiert und mit Fähigkeiten und Ressourcen des Systems vernetzt.
6) Vereinbaren kleiner Veränderungsschritte und Kontrakte als quasi Hausaufgabe.
7) Bestärkung und positives Feedback zur Sitzung allen Beteiligten.

In der Folge soll exemplarisch eine Sequenz aus der Familiensitzung eines 15-jährigen Jungen mit ADHS – Mischtypus, der in seiner „ Peer Group“ schon einige Alkoholexzesse gefeiert hat und wegen öffentlichen Haschrauchens eine Anzeige durch die Polizei erhielt. Er besucht eine AHS, deren Direktor und Klassenvorstand vom Suchtmittelmissbrauch verständigt wurden. Der Bub lebt mit seiner allein erziehenden Mutter. Der Vater lebt im Ausland und sieht ihn regelmäßig in den Ferien. Die stärkere Einbeziehung des Vaters war eines der längerfristigen Ziele des therapeutischen Prozesses. Der folgende Ausschnitt ist aus der 1. Sitzung mit Mutter (M) und Christopher (C) und dem Berater (B).

Zu 2) Subjektive Bedeutungsklärung von ADHS

B: Ist Dr. X dein Arzt?

C: Ja, er sagte dass ich ADHS habe und ich bekam dann die Medikamente

B: Und was verstehst du darunter?

C: Eigentlich nichts. Im Kopf ist da was durcheinander mit der Chemie, na wie heißt das?

B: Neurotransmitter.

C: Ja , genau.

B: Und wie wirkt sich das bei dir konkret aus?

C: Naja, Lernen ist schwierig und ich zuck halt sehr schnell aus, wenn mir jemand blöd kommt. Da hab ich dann halt 2 Jahre Ritalin genommen. Aber seit ein paar Monaten nehme ich sie nicht mehr.

B: Das ist, wie wenn man mit einem Rennauto mit zuwenig Bremsflüssigkeit fährt.

C: Ich bin das Rennauto? (lacht)

Zu 3) Das Konstrukt ADHS und problematische Verhaltensweisen von der Person trennen (externalisieren) und Fokus auf positive Ausnahmen.

B: *Nein, nicht du, sondern ADHS. Wie stark hat dich der ADHS- Teil zurzeit im Griff?*

C: *Schwer zu sagen.*

B: *Wann ist C. der Coole z.B. stärker als das Auszucken und die Lernunlust?*

C: *Wenn ich mich mit meiner Freundin treffe. Da bin ich recht cool. Da lass ich mich nicht so leicht provozieren.*

B: *Interessant. Was meinen Sie, Frau Y?*

M: *Ja, und früher wie er viel Sport gemacht hat. Da war er für mich ruhiger und konzentrierter.*

B: *Und was hindert dich jetzt wieder mehr Sport zu machen?*

C: *Da hab ich im Moment wenig Bock drauf.*

B: *Du hast also vorher gemeint, dass du das Medikament selbst abgesetzt hast. Wie war das aber für Sie, Frau Y.*

M: *Wenn ich nicht täglich dahinter war, hat er sie auch immer wieder vergessen. Dann hat er die Einnahme offen verweigert.*

B: *Was meinst du dazu?*

C: *Ja, ich möchte ohne dem Zeug auskommen.*

B: *Okay, heißt das, du möchtest nicht von einem Medikament abhängig sein?*

M: *Ja, aber er hat dann mit Haschisch, Alkohol trinken angefangen und Unmengen Süßes konsumiert.*

B: *Siehst du da einen Zusammenhang?*

C: *Vielleicht, ich weiß es nicht. Ich rauche sicher viel mehr.*

B: *Ist das nicht ein Widerspruch? Die Abhängigkeit vom Medikament stört dich, die Abhängigkeit von Hasch, Zigaretten; Süßigkeiten und Alkohol ist cool.*

C: *Naja – irgendwie – vielleicht.*

Bisherige Lösungsversuche, positive Ausnahmen erfragen und zukunftsorientierte Lösungsorientierung

B: *Wirst du da von einem Verlangen also einer Sucht dominiert oder geht es dir eher darum mit deinen Kumpels mitzuhalten.*

C: *Das Dabeisein ist stärker. Ich kann durchaus eine Woche ohne Alk und Hasch auskommen.*

B: *Was war die längste Zeit ohne Konsum, die du geschafft hast?*

C: *Ich glaub, einmal 10 Tage.*

B: Was war da anders?

C: Ich war auf Urlaub. (lacht).

B: Frau Y, sie erzählten mir, dass C. eine Anzeige wegen Suchtkonsums hat und dies auch der Schule gemeldet wurde. Er hat auch schon einen Urintest beim Amtsarzt hinter sich.

B: Willst du wirklich, dass du wieder Herr über dich selbst wirst und nicht abhängig von dem Zeug?

C: Ja, schon.

B: Welche Vorteile hätte das für deine Zukunft und dein Leben?

C: Na ja, eh klar.

B: Was ist da klar?

C: Das ist ja Gift für den Körper.

B: Zu wie viel Prozent bist du es jetzt schon bereit, clean zu werden?

C: Ja, weiß nicht, vielleicht 70%.

B: Was meinen Sie, Frau Y?

Konfrontation, Aufzeigen von Grenzen und Aufbau eines neuen Vertrauenskontrakts

M: Ich glaub 50 zu 50. Er hat mir schon einmal versprochen aufzuhören und es nicht gehalten.

B: Da sitzt also noch Misstrauen, weil er sie enttäuscht und getäuscht hat?

M: Genau, aber ich will ihm wieder vertrauen.

B: Wie ist das für dich, wenn das deine Mutter sagt?

C: Ja, das war beschissen und tut mir leid.

Kurze Pause von 10 Sekunden.

B: Möchtest du noch was deiner Mutter sagen?

C: Nein.

B: Wenn C. wiederum Sie täuschen würde, welche Konsequenzen würden Sie ihrerseits ziehen?

M: Dann könnte ich die Verantwortung nicht mehr tragen.

B: Was heißt das konkret?

M: Er müsste in einer betreuten Wohngemeinschaft leben.

C: Das würde ich aber nie.

B: Nun, es scheint bei dir zu liegen. Welche Schritte der Verantwortung wirst du unternehmen, um alle und auch dich davon zu überzeugen, dass du kein Abhängigkeitsproblem hast.

C: Ich gehe nicht mehr auf die bestimmten Partys mit den Freunden und trinke dort auch nicht.

B: Wie willst du das schaffen, der Verführung und dem Druck der Freunde zu widerstehen?

C: Ja, die sind ja auch aufgeflogen und haben eine Anzeige am Hals. Also die müssen ja auch auf der Hut sein.

B: Wenn du diese Schritte für dich und deine Zukunft unternimmst, worüber wären alle und insbesondere deine Mutter am meisten überrascht?

C: Wenn ich wieder regelmäßig den Unterricht besuche und bessere Leistungen zeige. Und meine Freundin würde am meisten schauen.

B: Heißt das, sie wäre darüber sehr erfreut?

C: Genau, sie hat mich ja öfter gewarnt und auch gedroht die Beziehung zu beenden.

B: Hat eure Beziehung dadurch wieder mehr Chancen?

C: Glaub schon.

B: Wer wäre noch überrascht, worüber wäre deine Mutter angenehm überrascht?

C: Und wenn ich an den Wochenenden am Abend wieder pünktlich nach Hause komme.

B: Worüber wäre Dr. X überrascht?

C: Wenn ich wieder das Medikament nehmen würde.

B: Hältst du es für möglich, deine Einstellung zum Medikament mit Dr. X in nächster Zeit einmal offen zu diskutieren?

C: Okay, das kann ich mir vorstellen.

B: Frau Y, wenn über Nacht ein Wunder passieren würde, und bei C. wären die Symptome vom ADHS und die Probleme mit der Sucht wie weggeblasen, was konkret wäre ab morgen früh anders?

M: C würde von selbst in der Früh aufstehen, im Zimmer Ordnung machen und die Schule wieder ernster nehmen, die Hausaufgaben machen und wieder regelmäßig in den Sportverein gehen. Die Gespräche mit ihm wären wieder angenehm und er würde die ausgemachten Regeln auch wirklich einhalten.

B: Wenn Sie Ihre Zuversicht zwischen 0 und 100% einschätzen würden, wobei 0 völlig hoffnungslos heißt und 100% wirkliche Gewissheit, wo liegt sie jetzt bezüglich der positiven Entwicklung ihres Sohnes.

M: Das ist schwer, aber vielleicht so bei 70%.

B: Wo war sie vermutlich zu Beginn des Gesprächs?

M: Ziemlich unten bei 20 bis 30%.

B: C wie hoch schätzt du ein, dass du es schaffen wirst, von dem Zeug weg zu kommen.

C: Irgendwo zwischen 50 und 70%.

B: Was und wer kann dich unterstützen, dass du von 70% auf 100% kommst?

Kommentar: Diese Sequenz ist vorwiegend durch lösungs- und zukunftsorientierte Fragen strukturiert, die immer wieder konkretisiert werden. Dabei wird versucht, auch mögliche Ressourcen und Ausnahmen zu fokussieren. Insgesamt soll durch die Art des Gesprächs die zu Unabhängigkeit tendierende Identität des Jugendlichen gestärkt werden und die allein erziehende Mutter ermutigt werden klare Grenzen zu setzen.

Elternseminare: In diesen Seminaren werden grundsätzliche Strategien im Umgang mit dem Jugendlichen präsentiert und in der Elterngruppe diskutiert. Austausch zwischen den Eltern, Entlastung und Solidarisierung können in diesen Seminaren ein „Empowerment" der Betroffenen bewirken. Lösungsmöglichkeiten zu Problemfeldern wie Disziplin, Umgang mit Ausgehen, Einkaufen, Fernsehen und Computer werden offen diskutiert. Richtlinien für grundlegende Orientierung, individuelle Verstärkungs-Belohnungssysteme für spezifische Ziele und mögliche organisatorische und zeitliche Strukturen werden gemeinsam erarbeitet.

Wesentliche Information und Fakten über Adoleszenz und ADHS (vgl. Robin 1998, S. 210) können Punkt für Punkt den Eltern präsentiert und auf dem Hintergrund von Erfahrungen und Beispielen diskutiert werden. Dabei empfiehlt sich Reflexion und Austausch der elterlichen Pubertätserfahrungen.

1. Die wesentliche Entwicklungsaufgabe der Adoleszenz ist es, von den Eltern unabhängig zu werden, sich abzugrenzen und auch gegen elterliche Werte zu opponieren.
2. Um eine eigene Identität auszubilden, ist es normal, dass Pubertierende gegen die Werte, Ordnungen und Einstellungen der Eltern opponieren.
3. Konflikte gehören deshalb zum Alltag mit Pubertierenden. Doch empfiehlt es sich kaum, in akuten Konflikten zu diskutieren.
4. Es ist normal, dass die Jugendlichen die meiste Zeit mit anderen Jugendlichen verbringen und möglichst wenig Zeit mit den Eltern.
5. In der Suche nach Identität wird durch die innere Fragilität oft eine Fassade der Omnipotenz aufgebaut und Schwächen werden geleugnet. Deshalb ist auch eine Diagnose ADHS problematisch und deshalb werden auch häufig Behandlungen mit Medikation eigenwillig abgesetzt.
6. Die Pubertät bei Jugendlichen mit ADHS wird durch die mangelnden Fähigkeiten der Selbstregulation und Impulskontrolle in verschiedenen Bereichen (z.B. Affekte) zumeist dramatischer durchlebt als bei anderen Gleichaltrigen. Das mangelnde Reflektieren von Handlungskonsequenzen kann auch zu hohen Risikosituationen führen.
7. Bei vielen Jugendlichen ist die emotionale Reife entwicklungsverzögert. Dennoch ist ADHS eine besondere Herausforderung und keine Entschuldigung. Die Jugendlichen müssen Verantwortung für ihre Handlungen übernehmen.

8. Längsschnittstudien zeigten eindrucksvoll (Weiss und Hechtmann 1993), dass der wichtigste Faktor zu einer gelingenden Pubertät für Jugendliche mit ADHS zumindest eine nahe Bezugsperson (Elternteil) ist, die letztlich positiv eine zuversichtliche Erwartung an die Fähigkeiten und eine erfolgreiche Zukunft hat.

Jugendliche mit ADHS brauchen besondere Klarheit und Ordnungsstrukturen, die von den Erwachsenen auch aufmerksam begleitet werden sollten. Eltern sollten auf vier Fragen immer eine Antwort wissen:

1) Mit wem ist mein Sohn zusammen?

2) Wo hält er sich auf?

3) Womit beschäftigt er sich in der Peergroup?

4) Wann wird er nach Hause kommen?

Empirische Forschungsarbeiten zeigten (Patterson und Forgatch 1987), dass Eltern, die diese Fragen nicht beantworten konnten, bei ihren jugendlichen Kindern ein höheres Risiko von Suchtmittelmissbrauch und Delinquenz zu erwarten hatten.

Wesentlich sind auch Pläne für Notfälle und Problemsituationen (z.B. im Falle von Fahruntüchtigkeit wegen Trunkenheit etc.) im Vorhinein klar abzuklären.

Bei Diskussionen mit ADHS-Jugendlichen kann man folgende Aspekte beobachten und für gegenseitiges Feedback einschätzen:

Stimmt / stimmt teilweise / stimmt eher nicht / stimmt überhaupt nicht

Hört aufmerksam zu und geht auf das Gesagte wirklich ein

Spricht ruhig und sachlich

Spricht und antwortet in angemessener Länge

Hält Augenkontakt

Bleibt bei der Sache und behält den Faden

Macht selbst sinnvolle Vorschläge

Lässt sich auf Kompromisse ein

Elterntrainingsprogramme

Die empirisch nachgewiesene Effizienz bestimmter Elterntrainingsprogramme beruht auf der konsequenten Anwendung lern- und verhaltenstheoretischer Prinzipien. In der Arbeit mit Jugendlichen spielen verhaltenstherapeutische Aspekte wie konsequenter Einsatz von belohnenden Anreizen, Nichtbeachtung von Provokationen (Löschung) und auch sinnvollen unangenehmen Konsequenzen eine wichtige Rolle. In verschiedenen Trainingsprogrammen für Eltern (Barkley 1987, Patterson 1982, Döpfner et al. 2002), die jedoch für das Verhaltensmanagement für jüngere Kinder und weniger für Jugendliche konzipiert sind, finden sich auch wertvolle Anregungen für häufige konfliktträchtige Alltagssituationen. Dennoch muss insbesondere im Kontext der Arbeit mit Jugendlichen auch auf die bereits erwähnten Grenzen und Probleme dieser Programme hingewiesen werden.

Die Verhaltenstherapie beginnt gewöhnlich mit einer Verhaltensanalyse bei der die auslösenden und aufrechterhaltenden Bedingungen des problematischen Verhaltens präzise analysiert werden. Als weiterer Schritt werden realistische Therapieziele und mögliche wirksame Verstärker spezifiziert. Ein wichtiger Wechsel in Verstärkergewohnheiten findet oft dadurch statt, dass Bezugspersonen eine gewisse Zeit ihre Aufmerksamkeit auf positive Verhaltensweisen legen und diese verstärken. Dabei gilt es auch, sogenannte Kleinigkeiten und Selbstverständlichkeiten zu beachten. Beim Einsatz von Verstärkersystemen ist es wesentlich, dass ein grundsätzlich konstruktives Klima in der Familie vorherrscht und die Verstärker für den Jugendlichen wirklich Bedeutung haben. Verhaltenstherapeutische Interventionen können bei schwierigen familiendynamischen Konstellationen in ihrer Wirkung verpuffen und bei schweren Konflikten zwischen den Eltern und dem Jugendlichen sogar kontraindiziert sein. Manchmal bedarf es der flexiblen Kombination familientherapeutischer und verhaltenstherapeutischer Methoden.

Ein wichtiges Element in vielen Trainings ist die Stärkung der Selbstmanagementfähigkeiten in Form der Erprobung sozial akzeptablen alternativen Verhaltens. Bei Selbstinstruktionstrainings sollen die Jugendlichen erlernen, zu sich in einer logischen Sequenz zu sprechen, um Probleme gezielter zu lösen, wobei es dabei um systematisch geplantes Handeln und reflektierte Reaktionsverzögerung geht (Lauth und Schlottke 2002). Ein überzeugender empirischer Nachweis der Effizienz solcher Trainings konnte bei Jugendlichen noch nicht erbracht werden.

Ressourcenorientierte Einbeziehung der Väter

Eines der wesentlichsten und konsistentesten Ergebnisse der im Anschluss beschriebenen Studie ist die Bedeutung der Väter für den Entwicklungsverlauf der männlichen Jugendlichen mit ADHS. In der Praxis zeigt sich, dass den Vätern in der Regel viel zu wenig bewusst wird, dass ihre Eigenschaften, ihre Haltungen und die Zeit des Zusammenseins mit dem Sohn zu einem seelischen Bestandteil des Kindes werden. Für die Bildung einer positiven männlichen Identität, den Aufbau einer gut funktionierenden Ich-Struktur und ein von Zuversicht getragenes Selbstbewusstsein ist die Orientierung schenkende und Grenzen setzende und damit strukturierende väterliche Funktion wesentlich. Eine Abstinenz oder Verlust des Vaters scheint die Dosierung der Aggressivität und Durchsetzungskraft zu beeinträchtigen, wobei die Jugendlichen, mit denen sich der Vater „auseinandersetzt“ diese Balance besser zu gelingen scheint.

Deshalb erscheint die kooperative Einbeziehung des Vaters in Fragen der Erziehung und Bildung durch einen systemisch lösungsorientierten Ansatz erfolgversprechend, da dieses Konzept die Eltern in keiner Weise therapeutisiert und pathologisiert. Oft ist ja der Vater selbst von ADHS betroffen und für die wertschätzende Aufklärung dankbar. So kann er seinen Sohn in einem neuen Lichte „wahr-nehmen“.

Beachtung der elterlichen affektiven Belastung als Prädiktor des Entwicklungsverlaufs

In der folgenden empirischen Untersuchung wurde die elterliche Gefühlsbelastung erhoben und als entscheidende und statistisch signifikante Prädiktorvariable für den Entwicklungsverlauf gefunden. Diese Variable scheint auch mit psychischen Problemen der Eltern in Beziehung zu stehen. Ein lösungsorientiertes Elterncoaching mit konkreten Hilfen für Strukturierung und Organisation des jugendlichen „Chaoses“ scheint auch diesbezüglich die besten Erfolge zu erbringen. Ebenso sollte seitens der PädagogInnen ein empathischer Raum des verständnisvollen Zuhörens für die belastenden Gefühle (Resignation, Enttäuschung, Erschöpfung etc.) in unaufdringlicher Weise angeboten werden, wobei vor einer Therapeutisierung im pädagogischen Kontext eindringlich gewarnt werden muss. Manche schwer belastete Eltern bedürfen jedoch der psychotherapeutischen und fachärztlichen Hilfe, die sie in manchen Fällen jedoch nicht annehmen und vermeiden wollen. In diesem Fall bedarf es einfühlender Klärungsgespräche bezüglich der Grenzen des jeweiligen aktuellen Beratungsangebotes.

10.5 Spezielle sozialpädagogische Maßnahmen

Im folgenden Abschnitt soll übersichtsmäßig auf spezielle sozialpädagogische Maßnahmen der Arbeit mit ADHS-Jugendlichen eingegangen werden. Allgemeine Information über diese Methoden sind in diversen Fachbüchern genauer beschrieben.

Erziehungshilfen

Erziehungshilfen können einerseits als Ressourcen der Jugendlichen in schwierigen Lebenslagen verstanden werden und andererseits als Interventionen mit invasivem Kontrollcharakter, der von den Betroffenen nicht immer freiwillig aufgenommen wird. Ein Kritikpunkt an den Erziehungshilfen besteht darin, dass die meisten Hilfen erst dann beschlossen werden, wenn die Schwierigkeiten der Betroffenen schon fortgeschritten sind, was darauf zurück zu führen ist, dass Erziehungshilfen immer mit sehr hohen Kosten verbunden sind. Die jeweilige Hilfsmaßnahme wird sich aus einem flexiblen Mix der hier besprochenen Hilfsmöglichkeiten zusammensetzen und muss auf die jeweilige Situation des Betroffen maßgeschneidert werden.

Sozialpädagogische Beratung und Einzelfallhilfe

Gerade bei Menschen mit ADHS, deren Lebensführung auf Grund der Symptomatik in vielen Fällen sehr chaotisch ist, kann eine Beratung durchaus hilfreich sein. Die Sozialpädagogische Beratung setzt sich aus unterschiedlichen Komponenten zusammen, diese reichen von Informationen und Aufklärung über die Klärung sowie Bewältigung individueller und familienbezogener Probleme und Erziehungsfragen bis hin zu Strategien der Alltagsbewältigung zur Stärkung von Identität und Selbstwert der KlientInnen. Der/die SozialpädagogeIn setzt sich in der Einzelfallhilfe mit den jeweiligen Problemen, Krisen sowie Bedürfnissen von Kindern und Jugendlichen mit ADHS auseinander. Als Ziel der Einzelfallhilfe in Bezug auf ADHS zählt man die Akzeptanz der Störung durch den Betroffenen selbst sowie durch die Angehörigen des/der KlientenIn, sowie eine realistische Einschätzung der Probleme und Lebenschancen.

Soziale Gruppenarbeit, Tagesgruppe

In der sozialen Gruppenarbeit fungieren die HelferInnen als ModeratorInnen, die den jeweiligen Mitgliedern in der Gruppe helfen, ihre Ressourcen zu entwickeln. In Bezug auf Menschen mit ADHS soll man dort ansetzen, wo diese ihre Stärken aufweisen. Wenn der Jugendliche allerdings durch eine ADHS sowie komorbiden Störungen in einer schweren familiären Problemsituation verstrickt ist, kann eine vorübergehende Unterbringung in einer pädagogisch geführten Tagesgruppe empfehlenswert sein. Eine Voraussetzung dafür ist aber, dass zwischen Eltern und Jugendlichen eine derartige Bindungsqualität vorhanden ist, die ein weiteres Zusammenleben ermöglicht.

Schulsozialarbeit als Möglichkeit der Alltagshilfe

Bei der Schulsozialarbeit unterscheidet man drei verschiedene Typen:

1. Freizeitpädagogische Projekte als Angebote der offenen Kinder- und Jugendsozialarbeit,
2. Betreuungsbezogene Projekte, bei denen sich die BetreuerInnen mit Kindern und Jugendlichen in Problemsituationen und Krisen beschäftigen,
3. Integrierte sozialpädagogische Projekte, die Freizeit- und Betreuungsangebote kombinieren.

Für SchülerInnen mit ADHS wäre es wesentlich, wenn sie in den SchulsozialarbeiterInnen Bezugspersonen finden könnten, weil diese nicht eine beurteilende und lehrende Rolle ausüben müssen, was sich zumeist positiv für ein kooperatives Bündnis erweist.

Sozialpädagogische Familienhilfe

Die sozialpädagogische Familienhilfe ist eine aufsuchende Hilfe, die sich durch Mehrdimensionalität auszeichnet, weil sie Aufgaben der Erziehung, Beratung, Verhandlung, des Konfliktmanagements sowie der Vertretung und Beschaffung vereint. In diesem Konzept lassen sich die Prinzipien einer systemisch-lebensweltorientierten Jugendhilfe umsetzen.

Diese Hilfeform eignet sich gut für Familien mit ADHS-Betroffenen, weil die Elternteile oft eine große erzieherische Hilflosigkeit gegenüber dem hyperaktiven Jugendlichen aufweisen.

Selbsthilfegruppen und Öffentlichkeitsarbeit

SozialpädagogInnen können durch Öffentlichkeitsarbeit präventive Informationsarbeit leisten, z.B. indem sie Schule oder Lehrplatz des von ADHS betroffenen Jugendlichen aufsuchen und die LeherInnen wie auch die Klassenkameraden oder Arbeitgeber über die Symptome dieses Störungsbildes informieren. Sie können in diesem Zusammenhang auch Selbsthilfegruppen vermitteln oder solche initiieren.

10.6 Gruppenorientierte Möglichkeiten

Gesundheitsförderung durch Bewegung

Auf eines ist das Modell des Homo sapiens nicht eingestellt: Bewegungsarmut. Auch der moderne Mensch ist genetisch noch immer auf ein Leben in Bewegung in der Savanne programmiert. Mittlerweise ist nachgewiesen, dass im bewegungsfaulen Körper die biochemischen Kreisläufe ins Stocken geraten. Bewegung fördert den Austausch von Botenstoffen im Gehirn. Fitnesstraining verbessert die Wirksamkeit und Leistung von Nervenzellen. Evolutionsmediziner meinen, dass ohne ein Mindestmaß an täglicher Bewegung eine pathologische Genexpression zu chronischen Krankheiten führt. In der Medizin wird Bewegung als Heilmittel für verschiedene Krankheiten wiederentdeckt und kann den Einsatz von Medikation auch bei psychischen Krankheiten reduzieren und beeinträchtigte Transmitterbahnen im Gehirn wiederherstellen wie dies im Falle von schizophrener Erkrankung nachgewiesen wurde (Hanan et al. 2007).

> Bewegung ist eine Voraussetzung für das normale gesunde Funktionieren des Menschen und seiner Hirnfunktionen. ADHS kann auch als misslungene Anpassung vom Homo sapiens an den Homo sedens betrachtet werden.

Die Auslagerung von Bewegungswelten aus dem alltäglichen Lebenskontext von Jugendlichen erfordert Gesundheitsförderung als sozialpädagogische Aufgabe. Nicht nur hyperaktive, sonder auch adipöse Jugendliche sind zu einem wichtigen gesundheitspolitischen Thema geworden.

Aus pädagogischer Sicht können folgende Aspekte von Bewegung genannt werden:

Dient dem Spannungs- und Aggressionsabbau

Fördert die Wahrnehmungsfähigkeit

Unterstützt das Konzept Lernen mit allen Sinnen

Unterstützt die kognitiv-emotionale Entwicklung

Vermittelt ein positives Selbstkonzept vom eigenen Körper

Dient als Unfallprävention

Fördert die Entwicklung der motorischen Koordination

Trotz der zunehmenden Bedeutung von Sport in unserem Alltag wird die bewegungs- und körperbezogene Jugendarbeit zu wenig beachtet und diskutiert. Gerade in Kombination mit Abenteuer- und Erlebnispädagogik bietet sich eine sinnvolle Integration an.

Forschungsergebnisse zeigen, dass Bewegung und körperliche Anforderungen das Ausmaß der Symptome von ADHS deutlich verringern kann (vgl. Putman 2001)

Einsatz jugendlicher „Peer Leader" und „Peer-Group-Education"

Mit zunehmendem Alter wird die Gruppe der Gleichaltrigen zur Identitätsfindung wichtiger. Waghalsige Mutproben und Gebrauch von Suchtmitteln können als fehlgeleitete Initiationsrituale gedeutet werden. Wenn gesundheitsriskantes Verhalten den Status in der Gruppe eher erhöht als bedachtsame Vorsicht und Vernunft, dann kann nur unter Einbeziehung dieser gruppendynamischen Prozesse eine präventive Gegensteuerung erfolgen.

> So können einerseits im Rahmen von erlebnispädagogischen Aktivitäten mit integrierter gruppenorientierter Selbsterfahrung selbstdestruktive Risikoverhalten reflektiert werden, andererseits durch den Einsatz jugendlicher „Peer-leader" in der schulischen Gesundheitsförderung partizipative Akzente gesetzt werden. Dabei nehmen die Jugendlichen aktiv Einfluss auf die Ziele und Arbeitsformen der Projekte.

Die Ausbildung der jugendlichen Moderatoren einer „Peer-Education" sollte interdisziplinär und sozialpädagogisch fundiert sein. Besondere Sensibilität ist gegenüber der ambivalenten Gruppendynamik in männlichen „peergroups" notwendig, die sich oft im Spannungsfeld zwischen Konkurrenz und solidarischer Zugehörigkeit in einem empfindlichen Gleichgewicht bewegt. Rollenspiele, die zeigen, dass man in der Gruppe der peers riskanter entscheidet und vor allem die selbstorganisierte Erarbeitung der eigenen Risikobereitschaft und deren Abschätzung unterscheiden sich klar von Konzepten einer linearen Instruktion von Gefahrenregeln und Notmaßnahmen. Unter dem Motto „risk and fun" werden vom Österreichischen Alpenverein bereits erste Akzente für Snowboarder gesetzt. Jugendliche werden in Kleingruppen von speziell ausgebildeten Coaches auf der Piste mit dem Ziel betreut, sie sanft darauf vorzubereiten, den Umgang mit Risiko hautnah zu lernen und die eigene Risikobereitschaft abzuchecken (ÖAV 2002).

> Der amerikanische ADHS-Experte für Jugendliche Arthur Robin meint:
> „Adolescents are more credible authority figures than adults on many adolescent issues." (Robin 1998, S. 217)

Mobile Jugendarbeit mit sozialräumlichen und erlebnispädagogischen Strategien

Unter einer sozialräumlichen Perspektive wird der Aspekt des Risikoverhaltens als Problem der räumlichen Desorganisation der Lebenswelt von Kindern und Jugendlichen strukturell verstanden. Konzepte der Mobilen Jugendarbeit und niedrigschwelligen „Street Work" knüpft nicht am schwierigen Verhalten der Jugendlichen an, sondern am Strukturproblem ihrer Verdrängung und Ausgrenzung aus öffentlichen und halböffentlichen Räumen, wie dies am Beispiel von Konflikten von Skatergruppen mit ruhebedürftigen Einwohnern von Großsiedlungen mangels geeigneter Skaterplätze immer wieder markant wird. Eine sozialräumlich konzipierte Jugendarbeit kann indirekt Risikoprävention betreiben, indem räumliche Entflechtung und ein Angebot von gesicherten „Spielräumen" mit niedrigschwelligen Beratungsangeboten integriert werden. Mobile Jugendarbeit stellt sich direkt auf die jugendlichen Bedürfnisse nach sozialer Aneignung und symbolischer Ausgestaltung von Räumen ein und kann insofern einen wertvollen Beitrag zur sozialen Integration von Kids und Jugendlichen leisten, da die Orte des Treffens eine gewisse Kontinuität von Beziehungen ermöglichen. Dass die expansiven jugendlichen Rauminteressen immer wieder mit den Nutzungsvorstellungen der SozialpädagogenInnen und Trägern in Konflikt geraten, gehört zum Alltag dieser Arbeitsform.

> In der Erlebnispädagogik ist das aktive Tun und Mittun Angelpunkt für Lernen und mögliche Verhaltensmodifikation. Multimodales ganzheitliches Lernen mit „Kopf, Herz und Hand" war das Motto Kurt Hahns, des Begründers der Erlebnispädagogik.

Erlebnispädagogik kann aufgrund ihrer Popularität jedoch nicht als Allheilmittel für sämtliche Defizite unserer Gesellschaft gelten. Ansprüche und Erwartungen sind deshalb in einem realistischen Rahmen zu halten. „Outward Bound“ steht zumeist für Programme von einer Dauer bis zu einem Monat. Hat man sich einmal auf gewisse Aktivitäten eingelassen, z.B. eine Segelschifffahrt, eine Bergtour oder Kanufahrt ist während der Aktion kaum ein Ausweichen oder Verweigerung möglich. Durch diese ernsthafte Realität eröffnet sich gerade bei Jugendlichen mit ADHS die Chance, neue Verhaltensweisen im Umgang mit natürlichen Anforderungen und Verstärkern zu erlernen. Neuigkeit, Intensität und Lebensnähe in Gemeinschaft und Natur fördern ein Zusammenspiel von Aktion und Reflexion. Natürliche Bewegungsangebote und das Erfahren und Überschreiten von Grenzen können Verantwortungsbewusstsein, Selbstrespekt und Respekt vor Gefahren und den Gruppenmitgliedern fördern. Notwendige Kooperation ist eine der obersten Prinzipien und erwächst aus den Erfordernissen der Erlebnisse. Eine spezielle Form der Arbeit ist die „Wilderness –Gruppe“, die stark von indianischen Vorstellungen eines nötigen Übergangsrituals vom Jugendlichen zum Erwachsenen inspiriert ist. In diesem Ritual besteht der Jugendliche z.B. eine Erfahrung des begleiteten „Alleinseins“ mit möglicher Visionssuche in der freien Natur. Er „überlebt“ z.B. drei Tage an einem Platz nur mit Wasser, kann aber bei Problemen jederzeit ins Camp zurück. In dieser Arbeit werden klar die Phase des Trennens und Loslassens von Altem, die Phase der Schwellenerfahrung und die Phase der Wiedereingliederung in die Gemeinschaft mit einer veränderten Identität und Rolle zelebriert.

Geschlechtsbewusste Arbeit

Innerhalb der Präventionspraxis ist ein Ansteigen an Angeboten beobachtbar, die sich zielgruppenspezifisch an Mädchen bzw. Jungen richten. Die Diskrepanz zwischen den Lebenswelten, die Unterschiede bei verschiedenen Risikoverhaltensweisen und unterschiedliche Einstellungen zur eigenen Gesundheit verstärkte die Sinnhaftigkeit geschlechtsspezifischer Konzepte. Ein zentraler Gedanke jungenspezifischer Konzepte ist das Fehlen von präsenten Männern in der Entwicklung der Jungen und die Notwendigkeit von Männern als Bezugspersonen in der pädagogischen Arbeit. Jungen und junge Männer brauchen immer dringender Angebote, die sie bei ihrem Weg zum erwachsenen Mann begleiten und unterstützen.

> „Von geschlechtsbewusster Jungenarbeit ist dann zu reden, wenn innerhalb der Jugendhilfe und Jugendarbeit männliche Fachkräfte reflektiert, methodisch strukturiert und institutionell verankert mit Jungen und jungen Männern arbeiten. Dazu gehört die Kompetenzförderung und Unterstützung der Jungen in ihrer Entwicklung zu einer positiven männlichen Identität und die Mitwirkung an der Beendigung von nachteiligen gesellschaftlichen Geschlechterhierarchien.“ (Sturzenhecker et al. 1999)

Geschlechtsbewusste Prävention kann jedoch auch im koeduaktiven Kontext erfolgen, wenn das Thema „Geschlecht und Unfallrisiko“ in gemischten Gruppen eingebracht wird.

Wenn in Studien zum Gesundheitsverhalten der Geschlechter nachgewiesen wird, dass Jungen und junge Männer grundsätzlich weniger ärztliche Hilfe in Anspruch nehmen und sie auch in signifikant höherem Ausmaß gefährliche und riskante Situationen herbeiführen, welche auch zu einer wesentlich höheren Sterberate führen (Kolip 1997), so können diese Umstände häufig im Sinne des bereits beschriebenen „Young Male Syndroms" gedeutet werden. Gesellschaftlich spielt in diesem Zusammenhang eine Entwertung der traditionellen männlichen Geschlechterrolle als Folge des ökonomischen und sozialen Wandels der letzten 50 Jahre eine wesentliche Rolle für die Verunsicherung in der Findung männlicher Identität. Die Berücksichtigung der individuellen Lebensführung von Jungen erfordert in der Unfallprävention einen subjektbezogenen Zugang auf dem Hintergrund der auch evolutionär bedingten Geschlechtsbezogenheit. So wurde ADHS in dieser Arbeit aus der Perspektive einer spezifisch männlichen Evolution betrachtet und somit der Kontext männlicher Sozialisation entwicklungsgeschichtlich erweitert. Diese Auseinandersetzung sollte das Verständnis und die Kooperation zwischen den Geschlechtern vertiefen und gleichzeitig den Selbstwert bezüglich der Gewordenheit des eigenen Geschlechts steigern. Dieser positive und dennoch reflektierte Zugang zum eigenen evolutionär gewachsenen Anteil des Selbst ist sowohl bei den männlichen Sozialpädagogen als auch ihren männlichen Klienten zu bestärken. Dann können die vielschichtigen familiären und sozialen Anteile des Selbstkonzepts vielleicht besser akzeptiert und integriert werden. Damit soll jedoch nicht billige Rechtfertigung destruktiv männlichen Agierens erleichtert werden, sondern im Gegenteil die Bedeutung der Selbstverantwortung und Selbstbewusstheit gesteigert werden.

Ziele geschlechtsbewusster Arbeit mit männlichen ADHS-Jugendlichen

- Abbau von Selbstüberschätzung, Konkurrenzdenken, aggressive Auslebetendenzen
- Schulung der Gefahrenwahrnehmung
- Reflexion bzgl. Der Themen Imponieren, Eigenverantwortung, Einfluss der Gruppe, Cliquenverhalten
- Grundeinstellung zum Fahren (Fahrrad, Skateboard etc.)
- Reflexion des eigenen Umganges mit Alkohol und Drogen, Wirkung auf Fahrleistung
- Förderung adäquater Geschwindigkeitsauswahl
- Bewusstere Wahrnehmung eigenen Verhaltens
- Videos und Gespräche mit (sportlichen) Vorbildern zu Schutzmaßnahmen

10.7 Spezifische Maßnahmen für Jugendliche mit ADHS in der Schule

Problematik in der Schule

Allgemein wird beobachtet, dass das Arbeitsverhalten bei einem Jugendlichen mit ADHS sehr großen Schwankungen unterliegt: einmal liefert er eine brauchbare Arbeit ab und einandermal wieder nicht. Aus diesem Grund spielt in Bezug auf das Leistungsverhalten die Motivation eine sehr große Rolle. Die Stärken dieser Jugendlichen liegen in ihrer Kreativität und in der Fähigkeit originelle Lösungen zu produzieren. Zum Beispiel fallen ihnen fantastische Geschichten ein, viele von ihnen besitzen einen besonderen Sprachwitz, die meisten sind musisch begabt und spielen überzeugend Theater. Des Weiteren weisen Jugendliche mit einer ADHS oft eine spontane Hilfsbereitschaft sowie Fürsorglichkeit schwächeren und meist jüngeren Kindern/Jugendlichen gegenüber auf. Von sozialpädagogischer Perspektive ist es wichtig diese Kompetenzen heraus zu finden und so zu verstärken, dass das oft bei Menschen mit ADHS verminderte Selbstwertgefühl wieder aufgebaut wird.

Jugendliche mit ADHS haben öfters Schulschwierigkeiten (z.B. bei der Vervollständigung der Hausaufgaben, beim Verständnis in Bezug auf das Lernmaterial), sie haben schlechte Lerngewohnheiten, schwache Testwerte, sie sind häufig in Schwierigkeiten mit Gleichaltrigen verwickelt, sie haben eine schlampige Handschrift, schwänzen die Schule, streiten mit dem Lehrer, stören in der Klasse, beteiligen sich wenig am Klassengeschehen oder kommen unvorbereitet in die Klasse.

Intelligente Jugendliche können ADHS-bedingten Defizite lange kompensieren. Wenn aber die Anforderungen in der Schule (Gymnasium) steigen, kommen die Konzentrationsstörungen zum Tragen. Durch das zeitliche Zusammentreffen mit der Pubertät kann in diesem Zusammenhang eine Problemkarriere ihren Anfang nehmen.

Nach Robin (1998) stimmen alle Follow-up Studien überein, dass Kinder, bei denen ADHS durch die Jugendzeit hindurch andauert, in der Schule mehr akademische Schwierigkeiten und weniger Erfolg haben als solche ohne ADHS.

Nach Neuhaus (1999) braucht ein Schüler mit ADHS einen/eine LehrerIn, der/die ihn managt und mit klaren Strukturen verständnisvoll begleitet. Zusammenfassend kann man sagen, dass der Jugendliche mit ADHS zwar zielbewusst, ergebnisorientiert und aktiv, aber niemals zügig im Abarbeiten ist. Ihnen ist es schwer möglich zwischen Wichtigem und Unwichtigem zu unterscheiden, und es fällt ihnen schwer Über- und Unterforderung zu erkennen. Des Weiteren verfügen sie kaum über Frustrations- und Fehlertoleranz und weisen wenig Beharrlichkeit in Bezug auf gleichmäßige Ausdauer auf. Aus diesen Gründen wird der Misserfolg leider in vielen Fällen angebahnt. Deshalb nimmt die Schule im Rahmen des ganzheitlichen multimodalen Hilfeplans einen wichtigen Platz ein.

> Schule ist ein wichtiger Ansatzpunkt für differenzierte Hilfsmaßnahmen, da sie häufig zu belastender Verfestigung und Eskalation der Problematik beiträgt.

Jugendliche mit ADHS präsentieren auch laut unserer Untersuchungen folgende Problembereiche im Kontext der Schule:

- Fehlen von Hausaufgaben, bzw. unvollständige Arbeiten
- mangelndes Verständnis, was genau zu tun ist
- schlechte Lerngewohnheiten
- Vergessen von wichtigen Lernunterlagen in der Schule
- ungenügende Vorbereitung auf Prüfungen
- Fehlen des Setzens von eigenständigen Lern- und Bildungszielen
- mangelnde Bereitschaft, die Lehrkräfte um Hilfe zu bitten
- schlechte und manchmal fast unleserliche schriftliche Aufzeichnungen
- störendes Verhalten während des Unterrichts
- häufige Verstrickung in Raufereien aufgrund mangelnder Impulskontrolle
- mangelnde Ausdauer für Wiederholungen und Übungen

Eine der wesentlichen Voraussetzungen bezüglich eines erfolgreichen Lernmanagements besteht in der systematischen und präzisen diagnostischen Erhebung der schulischen Problembereiche. Die Bereiche dieses diagnostischen Inventars (vgl. Robin 1998, S. 260) sind:

1) Hausaufgaben-Hilfen zur Wahrnehmung, Merken und Strukturierung
2) Lernorganisation
3) Vorbereiten und Ablegen von Prüfungen
4) Leseverständnis
5) Gedächtnis
6) Verhalten in der Klasse mit Lehrkräften
7) Problemverständnis
8) Lernmotivation

Für jeden dieser verschiedenen schulbezogenen Bereiche finden sich etwa 5 bis 10 konkrete verhaltensnahe Aussagen, die dann von allen Betroffenen (Jugendlicher, Eltern, Lehrkräfte) auszufüllen und auf fünfstufigen Skalen (1=nie, 2=selten, 3=manchmal, 4=häufig, 5=immer) einzustufen sind. Aufgrund dieser Ausgangsdiagnose sind alle weiteren Schritte des Lerncoachings gezielt zu planen, wobei einerseits an den auffälligsten Schwächen anzusetzen ist, andererseits Stärken zu nützen sind. Verhaltenskontrakte können die Strukturierung (z.B. die Gestaltung der leidigen Hausaufgaben) gewährleisten.

Tab. 7: Checklist zum Lernmanagement bei ADHS
(1=nie, 2=selten, 3=manchmal, 4=häufig, 5=immer)

Hausaufgaben	1	2	3	4	5
Verwendet ein Vormerkbuch für Hausaufgaben					
Macht die Aufgaben in einer Atmosphäre ohne Ablenkungen					
Hat einen Plan und Übersicht über alle Aufgaben					
Erledigt die Hausaufgaben rechtzeitig					
Plant genügend Zeit für die Erledigung der Aufgaben ein					
Hat einen Kalender für die Abgabetermine					
Weiß Bescheid, welche Aufgaben zu erledigen sind					
Organisation					
Hat in der Schule immer alle Sachen mit					
Hat eine Ordnung bei seinen Schulsachen					
Verwendet Kalender und Planer für Zeitmanagement					
Terminpläne und Abgabetermine sind gut sichtbar					
Hat die nötigen Unterlagen zum Erledigen von Aufgaben					
Ruft Schulkameraden an, wenn etwas nicht klar ist					
Hat sich gewisse Rituale und Routinen beim Lernen angeeignet					
Hat Problem, angefangene Aufgaben fertig zu machen					
Gibt seine Lern- und Schulsachen immer auf denselben Platz					
Organisiert für sich Zeitsignale z.B. am Handy					
Beherrscht das Arbeiten am Computer für schriftliche Aufgaben					
Prüfungsmanagement					
Beginnt rechtzeitig mit Lernen für die Prüfung					
Liest die Anweisungen für Aufgaben sorgfältig durch					
Beginnt bei Prüfungen mit den leichteren Aufgaben					
Wird mit der Arbeit rechtzeitig fertig					
Beherrscht den Stress während der Arbeit					

Geht bei der Arbeit geplant und strategisch vor					
Organisiert sich Lernpartner					
Leseverständnis					
Erkennt und versteht die wesentlichen Inhalte eines Textes					
Kann das Gelesene in eigenen Worten wiedergeben					
Unterstreicht effizient die wesentlichen Kernaussagen					
Kann Fragen zum Text korrekt beantworten					
Kann aufmerksam für eine Weile etwas lesen					
Gedächtnis					
Hat Strategien sich etwas zu merken					
Kennt seinen eigenen Lerntypus					
Verwendet Techniken der Visualisierung als Merkhilfe					
Teilt die Lern- und Wiederholungszeit günstig ein					
Bewegt sich beim Lernen von Fakten					
Verwendet Karteikarten					
Lernt mit anderen					
Redet beim Lernen laut					
Verhalten in der Klasse					
Sitzt vorne in der Nähe der Vortragenden					
Fragt nach, wenn er sich nicht auskennt					
Geht verlässlich in die Schule					
Ist zu Beginn des Unterrichts pünktlich da					
Hebt die Hände, um sich zu melden und wartet bis er gerufen wird					
Nimmt an Diskussionen teil					
Befolgt die Klassenregeln					
Geht respektvoll mit den LehrerInnen um					
Kommt mit den Mitschülern gut aus					
Verständnisproblem					
Schreibt aktiv mit, statt nur zuzuhören					
Verständnis und Problemlösungsverhalten					
Kann Gedanken schriftlich klar ausdrücken					
Kann Gedanken mündlich klar vermitteln					

Hat eine Übersicht bei seinen Unterlagen					
Kann nach seinen Unterlagen lernen					
Kann Probleme Schritt für Schritt lösen					
Entdeckt selbst Fehler in seiner Lösungsstrategie					
Überprüft ob Ergebnisse wirklich einen Sinn machen					
Verschafft sich zuerst einmal eine Übersicht, bevor er in Details geht					
Braucht unbedingt konkrete Beispiele um abstrakte Konzepte zu verstehen					
Behält bei schriftlichen Arbeiten den roten Faden					
Stellt eigene kritische Fragen zu verschiedenen Themen					
Kann sich stichwortartige Notizen zu einem Stoff machen					
Lernmotivation					
Fängt von selber an, seine Aufgaben zu machen und den Stoff zu lernen					
Hat an bestimmten Gegenständen ein echtes Interesse					
Ist manchmal neugierig mehr über ein gewisses Sachgebiet zu erfahren					
Hält sich an selbst erstellte Pläne					
Hält sich an Vereinbarungen mit den Eltern und LehrerInnen					
Freut sich über schulische Erfolge					
Will den Schulabschluss wirklich schaffen					
Will mit anderen Kameraden gemeinsam lernen					
Setzt sich selbst realistische Ziele					
Kann sich selbst für Fortschritte loben und anerkennen					

Emotionale Einstellung und Verhalten der Lehrkräfte

Als besonders bedeutsam für eine positive schulische Entwicklung erweist sich das kompetente Verhalten der Lehrkräfte und ihr Wissen im Erziehungs- und Beziehungsprozess mit den ADHS- Jugendlichen.

Diese Jugendlichen können das Klima in einer Klasse beträchtlich belasten, weshalb eine professionelle Problem- und Lösungssicht sowie geeignete Ausbildung und Training erforderlich werden. Aus dem Wissen und Verstehen des Phänomens ADHS entwickelt sich ein bewusstes Verständnis für die Eigenheiten dieser Jugendlichen. Gerade sie sind nämlich besonders sensibel für die „affektive Gestimmtheit" ihrer erwachsenen Bezugspersonen. In diesem Kontext erscheint bedeutsam, dass Lehrkräfte nicht alleine mit der Komplexität und den schnell entstehenden Teufelskreisen im Kontext von ADHS zurechtkommen müssen. Die Reflexion der eigenen Verhaltensdynamik sollte mit Hilfe von BeratungslehrerInnen, SchulpsychologInnen und KollegInnen immer wieder reflektiert und supervidiert werden. Aus vielen Erfahrungen wird deutlich, wie bedeutsam die emotionale Einstellung von Lehrkräften gegenüber den Jugendlichen wirkt. Neuerdings haben sich in den USA bei ADHS-Jugendlichen auch schulbasierte Peercoaching Programme bewährt. Jedem Betroffenen wird ein ihm sympathischer Lernpartner beigestellt, der dann instruiert wird, den ADHS-Jugendlichen gezielt bei den schulischen Herausforderungen zu unterstützen.

Die Ergebnisse von Untersuchungen und Jahrzehnte lange Erfahrungen zeigten uns, dass Jugendliche mit ADHS seitens der Lehrkräfte folgende Hilfen benötigen.

Jugendliche mit ADHS brauchen seitens der Lehrkräfte:

- Klare Vorstrukturierung von Aufgaben
- Klarheit und Kürze in den Instruktionen
- Ritualisierte Abläufe und gezielte Rhythmisierung des Unterrichts
- Unterbrechungen, um das Aktivierungsniveau zu regulieren z.B. durch Entspannungs- und Bewegungsangebote
- Gezielte Hilfen für das innere Sprechen des Jugendlichen zur Verhaltensplanung und Verbesserung der Selbstkontrolle. Was genau ist meine Aufgabe? Was brauche ich noch dazu, um die Aufgabe durchzuführen? etc.)
- Individualisierung der Lernangebote (inklusiver Unterricht)
- Häufiges Feedback und positive Verstärkung
- Klare Regeln und Kontrakte bezüglich der Konsequenzen bei Nichteinhaltung
- Computergestützter Unterricht
- Enge Kooperation mit den Eltern

Das Selbstkonzept wird gefördert indem man bei den Jugendlichen:
Erfolgserlebnisse ermöglicht,
Erfolgserwartungen aufbaut und gezielt Misserfolgserwartungen abbaut,
positive Selbstverbalisationen aufbaut und verstärkt,
handlungsirrelevante oder unangenehme selbstbezogene Kognitionen unterbricht,

intrinsische Motivation fördert,
Selbstwirksamkeitserwartungen sowie das Selbstvertrauen bestärkt,
motivationale günstige Selbst-Attributionen fördert,
die Bedingungen erlernter Hilflosigkeit verhindert,
Bedingungen für ein positives Selbstwertgefühl schafft

Inklusive Pädagogik und eine geschlechtergerechte Schule

> „Wenn ein Mensch nicht in einer geeigneten Umgebung lebt, kann er nicht all seine Fähigkeiten entwickeln, und er kann nicht lernen, sich selbst zu erkennen." M. Montessori

Eine gelungene Verbindung von inklusiver und gendersensitiver Didaktik bedeutet, dass eine individuelle Förderung aller entsprechend ihrer Vielfalt möglich wird.

Ein Angebot vielfältiger Lernmöglichkeiten bietet für die genderspezifischen Lernstile Raum, damit Mädchen und Jungen nicht auf eine Lernmöglichkeit beschränkt werden. Bei der Bildung von Gruppen müsste erforscht werden, wann und bei welchen Aufgaben in welcher Konstellation gemischtgeschlechtliche Gruppen Vorteile oder Nachteile bringen.

Fasst man Lernen als Erweiterung der subjektiven biopsychosozialen Erfahrungs- und Lebensmöglichkeiten auf, so dass die Lerninteressen individuell und genderspezifisch zu den Lebens und Entwicklungsbedürfnissen passen, dann wären im Rahmen der gendersensiblen Inklusion folgende Aspekte hilfreich:

- ein Abschied von einer Lehrkultur zu einer Lernkultur mit der Möglichkeit expansiven subjektorientierten Lernens (vgl. Holzkamp 1995)
- flexibler Wechsel geschlechtshomogener und heterogener Angebote (monoedukative Gruppenarbeit soll dem Bedürfnis Rechnung tragen, sich in der Identität als Junge oder Mädchen zu stärken)
- spezifischer Spiel-Raum, Zeit-Raum, Medien und Materialien für beide Geschlechter
- Schaffen einer engen Verbindung zwischen Lernen, Anschauung und Handeln durch aktivitätsfördernde, individualisierende und binnendifferenzierende Arbeitsformen
- Aufhebung starrer Zeitraster und starrer Fächertrennung und Ermöglichung individueller Ruhephasen (Pausen)
- fundierte diagnostische Kompetenzen um auf die heterogenen und individuellen Bedingungen, Entwicklungsprozesse und Potentiale eingehen zu können ohne die Probleme einseitig defizitorientiert zu pathologisieren multiperspektivische Diagnose verengt nicht nur den Blick auf das Geschehen im Kind, sondern systemisch- interaktiv die Prozesse um das Kind.

- Entwicklungsbegleitung (Päd. Coaching) und eine systemisch-prozessorientierte Haltung gegenüber den Jungen
- spezielle Projekte und Rituale zur männlichen Identitätsfindung ohne Rückfall in alte sexistische Rollenmuster
- Vernetzung der schulpädagogischen Arbeit mit sozialpädagogischer Jungenarbeit und Erlebnispädagogik
- Höhere Anzahl von männlichen Pädagogen als männlich- selbstreflexive Identifikationsmodelle
- Professionelle Möglichkeiten der begleitenden Reflexion und Selbstevaluation wie Intervision und Supervision
- Einbeziehung der Eltern in eine geschlechtergerechte und inklusive Schule der Vielfalt
- Ausbildung und Weiterbildung von PädagogInnen in gendersensibler Neuropädagogik

Die bildungspolitische Grundfrage freilich bleibt: Sollen sich Jungen an das stark verbal und schriftlich orientierte Schulsystem anpassen oder umgekehrt das System auch an die Eigenheiten und Vielfältigkeiten des männlichen Hirns?

Um seine ständige Unruhe abzureagieren, traf ein Schüler mit seinem Lehrpersonal die flexible Absprache nach jeder Unterrichtsstunde einmal ums Schulgebäude rennen zu dürfen. Dadurch wurde der Schulalltag für alle erträglich und konstruktiv. Der Name des Jungen – Winston Churchill, der nach heutigen Maßstäben sicher als hyperaktiv eingestuft worden wäre. Möglicherweise hätte man heutzutage mit einer Medikation versucht, den „wilden Jungen" zu zähmen. Dieses Beispiel einer gelungenen und verständnisvollen Individualisierung ermöglichte Inklusion und bedürfnisgerechtes „doing gender". Es verhinderte die Exklusion in eine Sondereinrichtung oder pathologische Kategorie.

Würde also die Unterschiedlichkeit und Vielfalt des „männlichen Wesens" als Normalität erlebt und als Chance gelebt werden, dann könnte auch ein Zitat der Definition von Humanität des bekannten Philosophen T.W. Adorno auf die Schule der Zukunft zutreffen, nämlich: „Ohne Angst verschieden sein zu dürfen".

10.8 Hilfen bei der beruflichen Eingliederung und Jobcoaching

Jugendliche mit ADHS haben oft ein unrealistisch überzogenes Selbstbild und treffen ihre Entscheidungen impulsiv und unüberlegt. Häufig zeigen sie auch Entscheidungsschwierigkeiten und brauchen viel Zeit bis sie sich zu einer Alternative durchringen. Deshalb ist es sehr wichtig, praktische Erfahrungen in einem Job zu sammeln. Aufgrund ihrer mangelnden Potentialausschöpfung, Abbrüchen in der Bildungslaufbahn und auch schlechten Zeugnisnoten werden die ADHS-Betroffenen bei Bewerbungen negativ beurteilt. Dazu kommt ohnehin die geringe Frustrationstoleranz, die JobberaterInnen vor besondere Herausforderungen stellt. Sind für viele Arbeitsplatzsuchende dreißig bis vierzig Bewerbungen keine Seltenheit, kann man sich leicht vorstellen, dass ADHS- Jugendlichen bald aufgeben. Sie sind trotz ihres oft schwierigen Sozialverhaltens sehr personbezogen und bedürfen der konsequenten und strukturierten Führung und ermutigenden Anleitung, denn nach anfänglicher Euphorie an einem Arbeitsplatz sind sie oft bald gelangweilt und uninteressiert. Sie sind von negativen Projektionen gegenüber der Arbeit und den Kollegen dominiert und wollen den „ Scheiß“ aufgeben. Gerade in diesen Situationen bedarf es der einfühlsamen und dennoch klaren Unterstützung zum Weitermachen. Denn ein Abbruch erhöht oft die Wahrscheinlichkeit eines nächsten Scheiterns und kann somit in eine negative Teufelsspirale führen.

Ein Jobcoach für ADHS soll

1) mit den Eigenheiten des Phänomens voll vertraut sein
2) das Vertrauen des Auszubildenden erlangen
3) in einer allparteilichen Position sowohl die betrieblichen als auch persönlichen Anliegen des Auszubildenden verstehen und vertreten können
4) über strukturierende und motivierende Beratungsqualitäten verfügen
5) ein individuelles Stärken- und Schwächenprofil erstellen und nutzen
6) konkretes Feedback geben können
7) auf der Basis einer ganzheitlichen Bildungsbiografie die nächsten Entwicklungsschritte setzen können
8) sich bei speziellen Fragen mit Spezialisten beraten

Grundsätzlich können Jugendliche mit ADHS jeden Beruf ergreifen, für den sie sich interessieren und für den sie die notwendigen Voraussetzungen mitbringen.

> Die Individualität jedes Jugendlichen mit ADHS hinsichtlich Symptomatik, Komorbidität und Ausprägungsgrad erlaubt keine dogmatische Antwort auf die Frage, welche Berufe für die Betroffenen geeignet sind und welche nicht.

Die Wahl des Berufes sollte sich wie bei anderen Ratsuchenden an den Neigungen, an den Fähigkeiten und arbeitsmarktabhängigen Rahmenbedingungen orientieren.

Dennoch:

Bestimmte Berufe wie z.B. im den Bereichen Büro und Buchhaltung lassen sich mit den Symptomen von ADHS schwerer vereinbaren als andere. Folgende Tätigkeiten können als problematisch eingestuft werden:

- Gleichförmige und ordnende Arbeiten
- Arbeiten die Ausdauer und Genauigkeit für Details erfordern
- Arbeiten mit hohem Routineanteil
- Arbeiten, die viel Organisation und Vorausplanung
- Arbeiten, die viel sitzende Tätigkeit erfordern

Demnach sind folgende Berufe eher zu hinterfragen:

- Berufe im Finanz- und Rechnungswesen
- Verwaltung und Dokumentation
- Überwachung und Kontrolle
- Bank- und Versicherungswesen
- Laborberufe
- Berufe mit starken Hierarchien (Beamte)

Betätigungen, die eher günstig erscheinen sind:

- Berufe, die viel Abwechslung bieten
- Berufe, die einen hohen Bewegungsanteil haben
- Berufe, die im Freien ausgeübt werden
- Pflegeberufe und Notfallintervention
- Kreativ gestaltende Berufe
- Künstlerische Berufe
- Management und Werbung
- Politik, Medien und Journalismus
- Forschung und Entwicklung

Analysiert man genauer erfolgreiche Berufsverläufe, so sind oft günstige unterstützende Rahmenbedingungen, wie jemand der den Jugendlichen fördert und coacht ausschlaggebend, und weniger die Wahl des „richtigen" Berufs.

Ziele des Jobcoaching:

- Realistische Einschätzung der Stärken und Schwächen und ihrer Auswirkungen auf die Leistung
- Analyse des Arbeitsplatzes mit seinem Umfeld und Beziehungen
- Schaffen einer ADHS-freundlichen Arbeitsumgebung
- Nutzung der ADHS-Eigenschaften in geeigneten Kontexten
- Hilfen beim Zeit- und Ordnungsmanagement
- Ermutigung zu Geduld und Änderung in kleinen Schritten

- Stärkung der Fähigkeiten des Selbstcoachings
- Günstige Arbeitsplatzbedingungen
- Ruhige Atmosphäre mit geringen Ablenkungsmöglichkeiten
- Anleitungen für das Setzen von Prioritäten
- Klare Richtlinien über Pflichten und Verantwortungsbereiche
- Freundlich-menschliche Atmosphäre, die auch Fehler verzeiht
- Zeitperioden ohne Unterbrechungen durch Anrufe und Störungen
- Motivierende, interessante und stimulierende Aufgabenbereiche
- Kooperation mit und Beistand durch einen Mitarbeiter, der Schwächen z.B. in der Planung ausgleicht
- Verständnisvolle Ausbildner, da Jugendliche mit ADHS stark personbezogen sind

Etliche Betroffene wirken nach einer anfänglichen Euphorie am Arbeitsplatz nach einigen Monaten oder gar schon Wochen gelangweilt und frustriert. Hier sind Hilfen zum Durchhalten nötig, da nach Abbrüchen meist weitere Abbrüche folgen.

11. Hilfen für spezielle Probleme und Komorbidität

11.1 Impulsive Gewaltneigung und Delinquenz

Viele der Jugendlichen mit einer zusätzlichen Störung des Sozialverhaltens sind von früher Kindheit an durch Bedrohungserlebnisse, Gewalterfahrungen, Überempfindlichkeit gegenüber Stress, soziale Interaktionsprobleme, Schwächen in der Affektregulation, Ängste und Selbstunsicherheit beschreibbar. Mangel an Flexibilität, Schwarz-Weiß-Denken und mangelndes Mitgefühl tragen zu gewalttätiger Konfliktaustragung bei.

Bei einer individuellen Therapie müssen genau die Auslösereize im entsprechenden Sinneskanal (der schaut mich blöd an, der hat mich angerempelt, wenn einer das sagt, raste ich aus) analysiert werden. Daraufhin muss die Bewertung des Reizes radikal hinterfragt werden und an den Einstellungen und „Glaubenssätzen" an einer kognitiven Umstrukturierung und Neubewertung gearbeitet werden. Der Zeitraum bis zur Entscheidung der Aktion muss zumeist erweitert werden. Anschließend müssen die zumeist eingeschränkten Verhaltensoptionen und die Auswahl alternativer Bewältigungsmöglichkeiten trainiert werden. Die Reflexion über Konsequenzen der eigenen zumeist impulsiv gesetzten Handlungen und Internalisierung von moralischen Werten sind weitere Bausteine der Therapie.

Antiaggressionstraining nach Weidner (2001)

Dieses Programm wird auch vorzugsweise im Jugendstrafvollzug durchgeführt und ist für Jugendliche entwickelt worden, die Gewalt als bevorzugte Form der Konfliktaustragung ansehen und wegen Gewaltdelikten auffällig geworden sind. Schwerpunkte des Trainings liegen neben der konfrontativen Arbeit mit dem „Heißen Stuhl" Pseudorechtfertigkeiten für Gewaltakte zu entlarven, eigene Schuld und Verantwortung für Taten deutlich zu machen, Mitgefühl für das Opfer zu entwickeln, vorausschauend Konsequenzen bewusst wahrnehmen zu lernen und alternativ angemessene Verhaltensmuster aufzubauen. Das Programm stößt jedoch im Rahmen von normalen pädagogischen Einrichtungen an ethische und rechtliche Grenzen, die vorher genau mit allen Betroffenen abgeklärt werden müssen. Die Jugendlichen müssen nämlich immer stärkeren Provokationen „cool" standhalten. Die an die verhaltenstherapeutische Desensibilisierungstechnik angelehnte Prozedur des „Coolnesstrainings“ bedarf insofern klarer Kontrakte und einfühlender verständnisvoller Begleitung durch therapeutische ExpertInnen.

Das Prinzip der Konfrontation im dem Sinne, dass niemand das Recht hat, den anderen auszugrenzen, zu beleidigen oder zu verletzen, wird konsequent angewandt. Man bietet gewaltbereiten Jugendlichen die Stirn, wobei Konfrontation nicht auf Rache oder Vergeltung, sondern auf Wiedergutmachung, soziale Lernentwicklung und dem Erlernen einer würdigeren Form der Auseinandersetzung abzielt. Die Trainingsprogramme gehen zumeist über mehrere Monate.

Sozialpädagogische ErziehungshelferInnen können durch Aufbau einer tragfähigen Beziehung diesen Prozess unterstützend begleiten.

Ausüben einer Kampfsportart mit strengem Ehrenkodex kann in manchen Fällen indiziert sein, jedoch in anderen kontraindiziert.

Eine Zusatzmedikation in Form von Catapresan, Tofranil oder Clonidin kann helfen.

Da die aggressiven Ausbrüche auch auf dem Hintergrund depressiver Dynamiken entstehen können, ist diesbezüglich eine differentialdiagnostische Abklärung wesentlich.

Bei delinquenten Aktionen sind vorerst alle Formen der sinnvollen Wiedergutmachung einer Bestrafung vorzuziehen.

Waffen sind dem Jugendlichen unverzüglich und dennoch in Ruhe abzunehmen, denn Waffenbesitz wie Springmesser ist für Jugendliche verboten.

Netzwerkintervention z.B. mit runden Tischen, an denen Sozialarbeit, Polizei, Schule, Familie, Freunde teilnehmen.

11.2 Missbrauch von Suchtmitteln

Untersuchungen zeigen, dass Teenager mit ADHS und einer Komorbidität einer Sozialstörunge häufiger zu Substanzmissbrauch als die Kontrollgruppe der Jugendlichen neigen (Manuzza et al. 1991). Einige ExpertInnen meinen, dass Jugendliche mit ADHS Suchtmittel als eine Art fehlgeleitete Selbstmedikation benutzen, wobei die Drogen helfen, die Spannungszustände von ADHS zu mindern.

Eine süchtige Lebensform kann schnell „Selbst-zerstörend“ werden

Besonders der Zigarettenkonsum ist bei Jugendlichen mit ADHS signifikant stärker ausgeprägt. Tabak ist neben Alkohol das häufigste Suchtmittel. Zahlreiche Inhaltsstoffe wirken gesundheitsschädigend und kanzerogen. Eine psychische und physische Abhängigkeit wird konditioniert, die Entzugserscheinungen werden durch erhöhte Reizbarkeit und Aggressivität, sowie durch Kopfschmerzen, Schlafstörungen und Schwindel bemerkbar.

Joints mit Haschisch haben heute eine viel stärkere Intensität von DHE als in den 60er oder 70er Jahren, deshalb werden sie auch häufig von manchen Eltern verharmlost. Diese starken Dosen können die Koordination beeinträchtigen und Verkehrsunfälle provozieren. Des Weiteren werden Gedächtnis, Aufmerksamkeit und geistige Wachheit beeinträchtigt und nachweislich die Gehirnzellen geschädigt.

Der Missbrauch von Stimulanzien kommt relativ selten vor, ist aber nicht ausgeschlossen.

Insgesamt zeigt sich bei korrekter Anwendung und Indikation, dass ADHS-Patienten, die mit Methylphenidat behandelt wurden, weniger gefährdet sind eine Abhängigkeit von Drogen (legale oder illegale) zu entwickeln als Nichtbehandelte (Biedermann et al. 1999).

Auch bereits süchtige Jugendliche, die mit Methylphenidat behandelt werden, zeigen nicht nur eine Verbesserung der ADHS-Symptomatik sondern auch eine Reduktion der Suchtmittel (Levin et al. 1998). Auch Huss zeigt in seiner Profilstudie (2002), dass Methylphenidat ein potenziell protektiver Faktor bei der Entwicklung von Suchterkrankungen sein kann.

Alkoholmissbrauch ist auch wegen seiner Verbindung mit Verkehrsunfällen problematisch, weil er laut internationaler Gesundheitsstatistiken eine der Hauptursachen für Todesfälle bei männlichen Jugendlichen zwischen 15 und 22 Jahren ist. Also absolut die Regel vertreten. No Drinking and Driving! Besonders vor Mischungen von Alkohol mit Medikationen ist zu warnen.

Kokain als Stimulanzium kann bei manchen Jugendlichen mit ADHS eine beruhigende Wirkung entfachen, da es ähnliche Wirkstoffe enthält wie Ritalin, allerdings in schädigender Dosis. Normalerweise wird man ja von Kokain „high“, bei Menschen mit ADHS kann dies eine Art schädigender Selbstmedikation sein. Außerdem ist es extrem suchtfördernd. Im Gegensatz dazu hat Ritalin praktisch keine Suchtwirkung.

Bei einer Komorbidität von ADHS und Sucht mit Prävalenzraten von 30% bis 50% ist es unbedingt notwendig, neben der Suchterkrankung die primäre ADHS zu behandeln, da man nur so eine Vorbeugung gegen mögliche Rückfälle bewirkt. Erst die gezielt dosierte medikamentöse Einstellung verringert die Lust nach anderen Drogen.

Warnsignale für Substanzmissbrauch:

- gerötete Augen
- abrupte Stimmungswechsel
- exzessives Lachen und läppisches Verhalten
- undeutliches und verschwommenes Sprechen
- plötzliche Leistungsabfälle
- Vermeidung des Kontaktes mit Bezugspersonen
- Fernbleiben von der Schule
- plötzliches Verweigern von Regeln
- erhöhte Irritierbarkeit und Impulsivität
- vermehrtes Verheimlichen von Kontakten und Treffpunkten
- vermehrtes Ausborgen von Geld
- merkliches Ansteigen von Diebstählen und Verkauf von Eigentum
- häufigere Telefonanrufe auch des Nachts
- neue Gruppenkontakte
- Nachlassen der Pünktlichkeit und Verlässlichkeit

Im Falle des Verdachts empfiehlt sich das Durchsuchen des Zimmers auch ohne Einverständnis des Jugendlichen, was jedoch nur in diesem Ausnahmefall begründet werden sollte.

11.3 Unfallrisiko

Unfallprävention, Multimodales „Coolness- und Sicherheitstraining"

Auch in der Unfallforschung setzte sich allmählich die Auffassung durch, dass kurz nach Unfallsituationen begrenzte Präventionsmaßnahmen durch ganzheitliche Konzepte ergänzt werden müssen. Erkenntnisleitend ist die Annahme, dass bestimmte psychosoziale Lebensverhältnisse und Persönlichkeitsfaktoren ein erhöhtes Unfallrisiko bedingen. Die Identifikation eines erhöhten Unfallrisikos innerhalb bestimmter Populationen von Kindern und Jugendlichen – und innerhalb dieser die Erkennung besonderer Risikokonstellationen – bildet die Voraussetzung einer konkreten zielgruppenspezifischen Prävention. Dabei steht nicht ein Konzept der grundsätzlichen Vermeidbarkeit von Unfällen im Vordergrund, sondern die Vorstellung, dass es möglich ist, bei einer spezifischen Subgruppe innerhalb des Spektrums von ADHS eine Präventionsstrategie zu erarbeiten. Eltern, ErzieherInnen und LehrerInnen hyperaktiver „Draufgänger" sind besonders gefordert, das risikobereite Verhalten des Kindes in ungefährliche Bahnen umzulenken und notfalls auch zu regulieren. Dabei wird davon ausgegangen, dass Risikoerprobung und Mutproben zur normalen kindlichen und jugendlichen Entwicklung und Identitätsfindung gehören. Deshalb wäre auch eine Forderung auf Vermeiden und Verzicht zum Risiko unrealistisch. Vielmehr geht es um das Erlernen einer produktiven Bewältigung im Sinne eines Risikomanagements.

Grundsätzlich lassen sich personzentrierte und kontextzentrierte Präventionsprogramme unterscheiden. Bei ersteren handelt es sich um Maßnahmen, die Personmerkmale beeinflussen wollen, wie etwa spezifische Verhaltensweisen (Impulsivität, Wahrnehmung der Peripherie, Geschwindigkeitseinschätzung etc.). Um die erlebte Selbstwirksamkeit zu steigern, hat sich in anderen Lernbereichen bei hyperaktiven Kindern ein systematisches multimodales Verhaltenstraining zur Erweiterung der Kompetenzen bewährt (Lauth und Schlottke 1995). Dabei steht der schrittweise Aufbau der Hemmungsregulation und die gezielte Aufmerksamkeitssteuerung im Mittelpunkt des Trainings. Bei stark ausgeprägter Symptomatik ist jedoch eine Kombination von medikamentöser Therapie und Verhaltenstraining für die Unfallprävention am erfolgversprechendsten (Stiefel und Dossetor 1998). In einer Doppelblindstudie wurde die Wirkung des Medikaments Ritalin mit einem Placebo hinsichtlich einer computersimulierten Fahrleistung verglichen. Die Fahrleistung war unter Ritalin signifikant verbessert (Cox et al. 2000). Die Entwicklung eines „multimodalen Coolness- und Sicherheitstrainings" im Hinblick auf Unfallprävention müsste altersgemäß kognitive, affektive, physiologische und motorisch-verhaltensbezogene Bausteine integrieren.

Trainingsbausteine eines multimodalen und ganzheitlichen „Coolness- und Sicherheitstrainings" könnten z.B. unter dem Motto „Risk and fun" folgende Phasen umfassen:

1) Informations- und Diagnosephase

2) Motivationsphase

3) Lernphasen (virtuelle Risikosimulationen am PC, outdoor-training)

    3.1 Veränderung der Risikowahrnehmung

    3.2 Verringerung der Gewohnheitsstärke für das Risikoverhalten

    3.3 Verstärkung der Hemmungspotentiale, Konfrontation mit den Folgen

    3.4 Neubewertung der Risikokompetenz und Integration in die Identität

4) Alltagstransfer

Wesentlich ist die Einbettung in einen gruppenorientierten Kontext, da Risikoverhalten häufig in Gruppen demonstriert wird. Folgende Lerninhalte könnten in den einzelnen Modulen spielerisch und erlebnisorientiert in der Gruppe vermittelt werden:

Maßnahmen zur Prävention

- Abfassen eines schriftlichen Kontrakts mit klaren Regeln und Konsequenzen (z.B. Auto)
- Absolvierung eines speziellen Fahrsicherheitstrainings
- Schrittweise Erweiterung von Fahrprivilegien
- Einnahme der Medikation
- Kauf möglichst sicherer Fahrzeuge
- Erkennen von Tageszeiten mit erhöhtem Risiko
- Falls Anzeigen wegen Übertretung einlangen, muss dies der Jugendliche bezahlen oder abarbeiten- logische Konsequenzen
- Angebot bei Trunkenheit, Taxikosten zu übernehmen
- Anbringen eines Geschwindigkeitsmessers zur Kontrolle
- Geschicklichkeitsprüfungen mit Fahrzeugen
- Fahren mit Mopeds und Motorrädern sind gerade für Jugendliche mit ADHS besonders lebensgefährlich

11.4 Suizidrisiko und depressive Stimmungen

Suizid gehört zu den häufigsten Todesursachen von Jugendlichen, wobei durchgeführte Suizide bei männlichen Jugendlichen häufiger vorkommen. Die Komorbidität von ADHS, Depression und sozialer Verhaltensstörung dürfte mit einem erhöhten Suizidrisiko einhergehen (Brent et al. 1994). Die klinische Abklärung und Diagnose von Form und Art der Depression, bzw. der depressiven Stimmung ist unabdingbar.

Bei einer klinischen Depression durchdringt die depressive Stimmung der Gefühls- und Lustlosigkeit alles andere und bleibt auch relativ stabil. Depressive Stimmungen wie sie auch gehäuft im Rahmen von ADHS vorkommen, verändern sich rasch, wenn in der Umwelt etwas ihr Interesse erweckt.

Jugendliche Suizidalität steht in Zusammenhang mit Bedeutungskonstruktionen, an welche die Betroffenen emotional gebunden sind und die ihren Handlungsspielraum einengen.

Therapeutisch geht es darum, diese einengende Wirklichkeitskonstruktion vorerst sensibel und detailliert zu erfassen, um sie dann auf der Basis einer vertrauensvollen Beziehung lösungsorientiert zu erweitern und mit der Realität zu verknüpfen.

Präventiv kann man suizidalen Entwicklungen entgegenwirken, wenn man folgende Warnsignale ernst nimmt und einfühlenden Dialoge mit dem Betroffenen aufgenommen werden.

- Einengung und Fixierung der Gefühlswelt, in der man alles schwarz sieht
- Verlieren bisher wesentlicher Werte
- Immer häufiger sich aufdrängende Gedanke an den Suizid
- direkte oder indirekte Andeutungen, dass man lieber tot wäre
- Bericht über tiefe Kränkung oder Demütigung
- Veränderung von Ess- und Schlafgewohnheiten
- Apathie gegenüber bisherigen Hobbies und Tätigkeiten
- Rückzug von Freunden und Bezugspersonen
- Erfahrung eines Verlustes (Freundes etc.)
- Liebeskummer
- Exzessive Beschäftigung mit dem Tod
- Herschenken von Dingen und Verabschiedungen
- Frühere Suizidversuche erhöhen Risiko
- unerklärlicher Leistungsabfall

Risikofaktoren für eine suizidale Entwicklung im Jugendalter sind:

- schnelle Verunsicherung des Selbstwertes
- strenges Gewissen und hohes Ich-Ideal
- labile zwischenmenschliche Bindungen
- Neigung zur Aggression gegen sich selbst
- Angst vor eigener Hilflosigkeit
- hohe Kränkbarkeit und Narzissmus
- soziale Isolation
- mangelnder Austausch von Gefühlen und Eindrücken
- Verstrickung in schwere familiendynamische Prozesse

Erste Maßnahmen zur Hilfe

Zuhören und Dialog aufbauen Waffen und Medikamente wegräumen Präsenz und auch Bereitschaft zur „Aufsicht“ Professionelle Hilfe organisieren Abklärung einer möglichen Depression Notfalls stationäre Aufnahme veranlassen

12. Erfolgsgeschichten von Jugendlichen mit ADHS

12.1 Kasuistik I

Alexander lerne ich im Alter von 10 Jahren kennen. Zu diesem Zeitpunkt gibt es massive Probleme sowohl in der Schule – A. besucht die 4.Klasse einer Volksschule – als auch zu Hause. Die Lehrerin beschreibt A. als motorisch äußerst unruhig, er kann nicht ruhig sitzen, steht mitten im Unterricht auf, läuft scheinbar unmotiviert durch die Klasse und stört dabei die anderen Kinder. Die Konzentrationsspanne ist kurz, er ist sofort durch geringe Reize abgelenkt. Der Kontakt zu anderen Kindern ist schlecht, die anderen meiden ihn wegen seines ungeschickten, manchmal auch aggressiven Verhaltens. Dies wird noch verstärkt durch überdurchschnittliche Körpergröße und Fülle, weswegen er von seinen Mitschülern öfters verspottet wird – er ist ja leicht zu reizen. Er wirkt innerlich getrieben. Zu Hause setzen sich die Probleme fort, Alexanders Mutter ist oft verzweifelt und überfordert. Seine Energie ist schier unerschöpflich. Auch nach längeren Anstrengungen wird er anscheinend nie müde. Das größte Problem stellen die Hausaufgaben dar. Bis zu zwei Stunden werden täglich damit verbracht A. zu motivieren sich endlich zum Schreibtisch zu setzen und mit der Aufgabe zu beginnen. Dann trödelt er oft so lange, dass es nicht mehr möglich ist, hinauszugehen und mit anderen Kindern zu spielen, was wiederum zu massiven Frustrationen führt und immer wieder in raptusartigen Wutanfällen endet. Das Ergebnis war ein Nervenzusammenbruch der Mutter, was auch zur Vorstellung geführt hat.

Die Verhaltensprobleme bestanden schon seit dem Kleinkindalter. Als A. begonnen hatte zu laufen, kam es immer wieder zu gefährlichen Situationen, die manchmal auch in Verletzungen endeten. Zweimal musste A. ein Cut am Kopf durch einen Arzt versorgt werden, einmal brach er sich im Alter von 6 Jahren den Unterarm, einmal zog er sich Schnittverletzungen zu als er vor lauter Wut eine Glastüre eintrat. A hörte nicht, wenn man ihn rief, war trotzig, widerspenstig und eigensinnig. Ein Jahr besucht A. einen Kindergarten, hier gab es ähnliche Probleme. Nun kam aber noch ein anderes Verhalten dazu: A. zog sich öfters zurück, war von Selbstzweifeln geplagt, fühlte sich wertlos. Die Symptomatik nahm dann bei Schuleintritt zu und spitzte sich bis zum Vorstellungstermin zu.

Die nun durchgeführten psychologischen Tests zeigen durchwegs ein geringes Selbstwertgefühl, Versagensängste, Unterlegenheitsgefühl Gleichaltrigen gegenüber. Weiters zeigen sich eine ausgeprägte Impulsivität und selbstgefälliges, provozierendes, oppositionelles und sozial unangepasstes Verhalten. Die Testwerte im Depressionstest sind überdurchschnittlich hoch, die kognitive Leistungsfähigkeit liegt mit einem homogenen Testprofil im Durchschnittsbereich.

Sowohl im Elternfragebogen als auch im Lehrerfragebogen zeigen sich hohe Punktewerte für Unaufmerksamkeit (15/17) und für Hyperaktivität- Impulsivität (22/20).

Die Diagnose lautet: ADHS kombinierter Typ
Störung mit oppositionellem Verhalten
Depressive Anpassungsstörung

Ein multimodales Therapiekonzept wurde nun gemeinsam mit A. und seinen Eltern entwickelt. Im Vordergrund der einzeltherapeutischen Behandlung stand ein Training zur Verbesserung des Selbstmanagements. Die Steuerung der eigenen Impulsivität wurde kognitiv-behavioral verbessert. Ein weiterer Schwerpunkt der psychologischen Einzelbehandlung bestand in einem spezifischen Aufmerksamkeits- und Konzentrationstraining. In einer therapeutischen Kleingruppe wurde der Aufbau neuer sozialer Kompetenzen geübt. Parallel dazu wurde in erst einwöchigen, dann in zwei-bis dreiwöchigen Abständen ein Elterntraining mit vielen psychoedukativen Elementen durchgeführt. Beide Elternteile waren für konkrete und hilfreiche Interventionsvorschläge dankbar. Diese Interventionen wurden gemeinsam mit der Therapeutin je nach konkreten neu auftretenden Problemen modifiziert.

Diese Behandlungsstrategie zeigt zwar eine Verbesserung der Problematik vor allem zu Hause, die Eltern- Kind Interaktion wurde entspannter, das Leben in der Familie für alle leichter. Im schulischen Umfeld und im Kontakt mit Gleichaltrigen war jedoch kaum eine Verbesserung bemerkbar. Aus diesem Grund entschloss man sich zum Beginn einer medikamentösen Therapie. Dies auch zu einem Zeitpunkt an dem der Schulwechsel von der Volksschule in die Hauptschule bevorstand. Der Start in ein neues soziales Umfeld sollte erleichtert werden.

Die Behandlung wurde mit einem kurz wirksamen Methylphenidat (MP) begonnen. Eine Dosierung mit zufriedenstellender Wirkung wurde mit 20mg morgens und 15 mg mittags gefunden. Diese Dosierung erschien relativ hoch für ein zehn Jahre altes Kind, man muss jedoch berücksichtigen, dass A. sehr übergewichtig war. Unter dieser Therapie, die nun gemeinsam mit der bereits eingeleiteten psychologischen Betreuung durchgeführt wurde, wurde das Verhalten von A. innerhalb weniger Wochen deutlich ruhiger, die Aufmerksamkeitsspanne verlängerte sich auf eine altersgemäße

Zeitspanne von etwa einer Stunde. Nur das Verhalten anderen Mitschülern gegenüber ließ zu wünschen über, es kam weiterhin zu aggressiven Übergriffen.

Die Evaluierung mittels Eltern- und Lehrerfragebogen zeigte folgendes Ergebnis:

Die Punktewerte für Unaufmerksamkeit normalisierten sich in beiden Versionen (9/10) jene für Hyperaktivität- Impulsivität verbesserten sich stärker in der Elternversion (12/18).

Mit dem Übertritt in die Hauptschule wurden die Anforderungen an A. größer, die Unterrichtsdauer wurde länger. Das kurz wirksame Methylphenidat (MP), welches in der Früh zu Hause gegeben wurde, bevor A. das Haus verließ, reichte nicht mehr über den gesamten Schultag aus. Ab etwa 11 Uhr traten die altbekannten Symptome wie Konzentrationsschwierigkeiten, störendes Verhalten im Unterricht, Absinken der Schulleistungen wieder auf. Wegen der mangelnden Selbststeuerung und der damit verbundenen Vergesslichkeit konnte die empfohlene zusätzliche Gabe einer Dosis am späteren Vormittag nicht eingehalten werden. Es erfolgte nun eine Umstellung vom kurz wirksamen Methylphenidat (MP) auf ein länger wirksames Präparat. Dieses hat eine durchschnittliche Wirkungsdauer von 12 Stunden und muss nur einmal in der Früh eingenommen werden. Die als optimal gefundene Dosis war nun 72 mg lang wirksames Methylphenidat (MP). Damit war das Problem der Therapielücke am späten Vormittag gelöst. Insgesamt zeigte sich in der 1. und 2. Klasse der Hauptschule eine Stabilisierung der Symptomatik, auch das soziale Verhalten Gleichaltrigen gegenüber verbesserte sich zusehends, ein Effekt der vor allem der kontinuierlichen psychologischen Behandlung zu verdanken ist.

Einmal kam es dann noch während der 3. Klasse also im Alter von 13 Jahren zu einer einige Wochen andauernder Verschlechterung, A. hatte weiter Gewicht zugenommen er wog zu diesem Zeitpunkt 92 kg, die Medikation musste an das zusätzliche Körpergewicht angepasst und auf 90 mg erhöht werden. Die 4. Klasse schloss A. zufriedenstellend ab und besuchte anschließend eine einjährige Haushaltungsschule, da er vorhatte Koch zu werden. Die Leistungsanforderungen wurden geringer, sodass ein Versuch unternommen wurde die Methylphenidat (MP) Dosis wieder auf 72 mg zu reduzieren. Keine Verschlechterung trat ein. So wurde nach weitern 6 Monaten ein Versuch unternommen die Medikation vollständig wegzulassen.

Der Effekt wurde wiederum mittels Eltern- und Lehrerfragebogen evaluiert und zeigte folgendes Ergebnis:

72 mg Methylphenidat (MP): Die Werte in der Elternversion waren deutlich höher als in der LehrerInnenversion, beide Versionen zeigten jedoch sowohl in den Skalen für Unaufmerksamkeit (10/1) als auch in jenen für Hyperaktivität- Impulsivität (11/0) Normwerte.

0 mg Methylphenidat (MP): Es kam zu keiner Verschlechterung in den einzelnen Skalen.

Dieses erfreuliche Ergebnis spiegelte sich auch in dem Anamnesegespräch mit der Mutter und mit A. wider. Kaum Konflikte zu Hause, guter Kontakt mit Gleichaltrigen. Auch der berufliche Weg von A. nahm eine positive Wendung. Es war ihm zu diesem Zeitpunkt bereits eine sichere Stelle als Kochlehrling angeboten worden. Zwei Monate nach Beendigung der medikamentösen Therapie konnte er seinen Traumberuf beginnen.

12.2 Kasuistik II

Johann (17 Jahre), Johanns Vater (42 Jahre)

Bereits in Kleinkindesalter wurde bei Johann eine ADHS diagnostiziert. Im Kleinkindesalter war er sehr lebhaft, manchmal auch etwas forsch im Umgang mit Gleichaltrigen. Zusätzlich zu einer massiven Impulsivität war Johann sehr hyperaktiv. Seine Eltern mussten ihn ständig in der Nachbarschaft suchen und ihm ständig nachlaufen. Zu Beginn waren Johanns Eltern gegen eine medikamentöse Behandlung. Mit Schulbeginn verstärkten sich die Probleme, zur motorischen Unruhe, Impulsivität kam auch noch eine Aufmerksamkeitsstörung. Viele Dinge wurden vergessen, Schulsachen wurden verloren, Hausaufgaben nicht gemacht, das Verhalten verschlechterte sich.

In weiterer Folge drehte sich die Spirale nach unten. Die Sozialkontakte mit Gleichaltrigen wurden weniger, Johann kam immer mehr in eine Außenseiterposition. Dies wirkte sich auf das Selbstwertgefühl aus, es gab während der Schulzeit nur wenige Freundschaften, der Kontakt zu Gleichaltrigen war eher schlecht als recht. Im Alter von 12 Jahren, nach dem verhaltenstherapeutische und andere strukturierende Maßnahmen nur wenig Effekt gezeigt hatten, waren die Eltern doch mit einer medikamentösen Behandlung einverstanden. Nach der richtigen Dosisfindung zeigten nunmehr die therapeutischen Interventionen eine bessere Effizienz als zuvor. Vor allem die Aufmerksamkeit verbesserte sich schlagartig, die Schulnoten verbesserten sich deutlich, in drei Gegenständen, in denen Johann negativ war, verbesserte er sich innerhalb von einigen Wochen auf positive Noten. Nun waren auch Johanns Eltern vom Erfolg begeistert und Johanns Vater, der in einer großen Firma einen Managementposten hat, erinnerte sich, dass er in seiner Jugend an ähnlichen Problemen litt. Dennoch konnte er sich beruflich gut weiterentwickeln. In der Firma, in der er jetzt arbeitet, war er zuerst im Außendienst tätig, kam viel herum und ist nun in die Managementabteilung aufgestiegen. Hier kommt es immer wieder zu langdauernden Besprechungen und Konferenzen, die Johanns Vater sehr unangenehm sind. Er ist dann innerlich sehr unruhig, lässt andere oft nicht ausreden, kann die Gedanken anderer Menschen oft nicht verfolgen und objektiv beurteilen. Angestachelt durch den Erfolg der Medikation bei seinem Sohn versuchte Johanns Vater auch heimlich das Medikament Ritalin einzunehmen. Und siehe da, es kam zu einer deutlichen Verbesserung der Probleme, in Sitzungen konnte Johanns Vater nun gut und geduldig auf die Argumentation seiner Kollegen eingehen, auch beim Autofahren, bei dem ihm zuvor länger dauernde langweilige Autobahnabschnitte sehr zu schaffen gemacht hatten, zeigte sich eine subjektive Verbesserung. Johanns Vater war ruhiger, gelassener und auch konzentrierter.

Da nun das Medikament Ritalin betäubungsmittelpflichtig ist, fiel dem behandelnden Arzt auf, dass Johann eigentlich noch einige Tabletten zur Verfügung haben müsste. Auf dies angesprochen, erzählte Johanns Vater seine Geschichte dem Arzt. Nach einem Aufklärungsgespräch, in dem dargelegt wurde, dass eine Medikation nicht einfach so genommen werden dürfe und vor einer Medikation eine aufwendige Diagnose stehe, wurde diese diagnostische Prozedur durchgeführt und Johanns Vater hatte wirklich eine Aufmerksamkeitsdefizit-Hyperaktivitätsstörung. Nun wurde unter kontrollierten Bedingungen eine medikamentöse Therapie begonnen, die optimale Therapie wurde gefunden und seit einigen Jahren zeigt sich eine deutliche Verbesserung der beruflichen Symptomatik, die auch wiederum auf die Interaktion zwischen Familie und Vater positiv wirkte.

12.3 Kasuistik III

Markus (19 Jahre)

Markus steht schon seit vielen Jahren in medizinischer und psychologischer Behandlung wegen einer ADHS. Er ist ein Adoptivkind und besucht nun die vorletzte Klasse einer höherbildenden Schule. Diese Klasse wiederholt er nun schon zum zweiten Mal. Er ist ein begeisterter Sportler und spielt in einem Fußballclub, was mit einem großen Zeitaufwand für das Training verbunden ist. Da der Club nun vor einem Jahr von der Unterliga in die Regionalliga aufgestiegen ist, hatte Markus im letzten Jahr keine Zeit und keinen Sinn für die Schule übrig. Im Halbjahreszeugnis hatte Markus noch sechs negative Noten. Nach einem langen und intensiven psychoedukativen Gespräch zuerst mit Markus alleine und dann gemeinsam mit seinen Eltern, zeigte Markus plötzlich eine deutlich stärkere Motivation, das Schuljahr positiv abzuschließen und das Abitur im nächsten Jahr zu schaffen. Es kam zu einer Neueinstellung und Optimierung der medikamentösen Dosierung und zu kontinuierlichen psychoedukativen Sitzungen. Am Jahresende hatte sich Markus von sechs auf nunmehr zwei negative Noten verbessert. Mit Hilfe der Psychoedukation wurden strukturierte Lernpläne aufgestellt, die genau eingehalten und auch kontrolliert wurden. So wurde verhindert, dass Markus, der große Schwierigkeiten hat prospektiv zu denken, all sein Arbeitspensum im letzten Augenblick erledigen würde. Die Arbeitspläne wurden groß in seinem Arbeitszimmer aufgehängt, sodass er genau überblicken konnte wie lange noch Zeit zu den Nachprüfungen ist.

Mit diesen Hilfen konnte Markus seine Nachprüfungen positiv schaffen und befindet sich nun in der letzten Klasse der höheren Schule. Das Fußballspielen nimmt nach wie vor einen wichtigen Teil seines Lebens ein. Dieser Teil ist jedoch besser strukturiert, in sein sonstiges Leben integriert. Auch das Selbstwertgefühl stieg gewaltig an.

Manuel (18 Jahre)

Schon als kleiner Bub sagten zu ihm alle „Träumer". Schon während der Volksschule war er ruhig, verträumt, für die LehrerInnen problemlos. Oft war er während der Schulstunde mit seinen Gedanken ganz wo anders, weswegen er häufig den durchgemachten Stoff nicht reproduzieren konnte. Auch was die Aufgaben betraf, gab es große Probleme. Er wusste meistens nicht, was zu tun wäre. Es traten zunehmend Probleme in den Hauptgegenständen auf, die Leistung ging nach unten. Es wurde ein Schulpsychologe zugezogen, der einen Leistungs- und Intelligenztest durchführte. In diesem zeigte sich, dass Manuel eine leicht überdurchschnittliche Begabung besaß. Die Schulnoten waren daher mit seinen kognitiven Möglichkeiten nicht vereinbar. Sehenswert war auch sein Wäscheschrank. Hier fand man neben Wäsche noch allerlei andere Dinge wie Schokoladereste, Kaugummis, Bücher, angebrauchte Tintenpatronen, Pantoffel, CDs, Kerzen, usw. Seine Unordnung war in der Familie legendär. Wenn er morgens zur Schule ging, was in letzter Sekunde geschah, hatte er bestimmt etwas vergessen. Häufig wurde seine Mutter von ihm angerufen, mit der Bitte ihm doch Schulhefte, Bücher oder Federschachtel nachzubringen.

Im Rahmen einer strukturierten Verhaltenstherapie konnten viele dieser Probleme deutlich verbessert werden. Einfache Dinge wie das Zuordnen von bestimmten Farben zu bestimmten Gegenständen (Einband Mathematikhefte und -bücher waren rot, Deutschhefte und -bücher waren blau eingebunden), halfen ihm in seiner Unstrukturiertheit. Manuels Mutter wurde in das Verhaltenstraining miteinbezogen und unterstützte ihn sich selbst zu coachen. So wurden auch die Konflikte, die aufgrund der Unordentlichkeit von Manuel in der Familie bestanden hatten, deutlich reduziert. Manuel konnte seinen kognitiven Fähigkeiten entsprechend die Schule erfolgreich abschließen.

Teil IV:
Die empirische Untersuchung

13. Zusammenfassung der Ergebnisse

Die aufgrund von Platzmangel kurz zusammengefasste Untersuchung wurde an männlichen Jugendlichen im Alter zwischen 12 und 16 Jahren durchgeführt. Bei der vorliegenden Arbeit handelt es sich um die Nachuntersuchung einer Stichprobe, die im Kontext mit der Habilitationsschrift „Das AD/HS Puzzle. Systemisch-evolutionäre Aspekte und klinisch-sozialpädagogische Konsequenzen." (Brandau 2004) analysiert wurde.

Aus Platzgründen kann auch im Rahmen dieses Buches auf eine genauere Darstellung der Erhebungsinstrumente, Methoden und Untersuchungsdesigns nicht eingegangen werden. Diese Informationen finden sich im Internet der KPH-Graz.

Von den 85 ausgesandten Fragebögen an Eltern und Jugendliche konnten 63 für die Auswertung herangezogen werden.

Die ursprünglich geplante Stichprobe dieser Nachuntersuchung sollte 95 männliche Jugendliche umfassen, die in den Jahren 2000/2001 an der Universitätsklinik für Kinder- und Jugendheilkunde der medizinischen Universität Graz wegen ADHS-Problematik behandelt wurden (siehe auch Brandau 2004).

Die Ergebnisse des vorliegenden Projekts zeigten keine signifikanten Zusammenhänge zwischen der Bildungslaufbahn der Jugendlichen, der Identität und den Subtypen bzw. Clustergruppen von ADHS. Auch die Annahme, dass nur eine kontinuierliche Therapie die schulische Integration, Bildungslaufbahn sowie die Lebensbewältigung der Betroffenen verbessert, konnte nicht bestätigt werden. Allerdings bestätigte sich die Hypothese, dass jene Jugendlichen, welche eine schlechte Bildungslaufbahn aufweisen und auch eine schlechtere Beziehung zu den Eltern bzw. zum Vater haben, die Probleme mit dem Vater weniger oft besprechen.

In den genannten Skalen konnte festgestellt werden, dass es bei Jugendlichen mit komorbiden Verhaltensauffälligkeiten zu einer Verschlechterung der Symptomatik gekommen ist verglichen mit jenen ohne komorbide Verhaltensauffälligkeiten (siehe Abbildung 8).

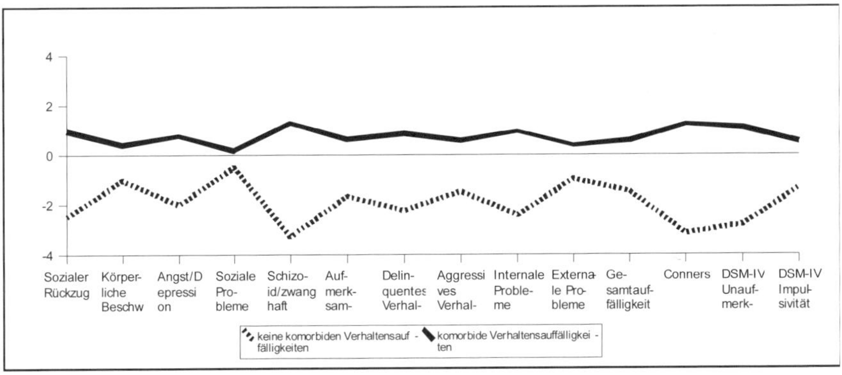

Abb. 8: Mittelwertsunterschiede in den Differenzwerten zwischen Erst- und Nachuntersuchung in Abhängigkeit vom Vorliegen komorbider Verhaltensauffälligkeiten bei der Erstuntersuchung

Unterschiede zwischen den Clustertypen und den Typen von ADHS nach dem DSM-IV

Es konnte ein Trend ($p <.10$) gefunden werden wonach Angehörige eines clusteranalytischen Subtyps (mit Tendenzen zu Sensation-Seeking und Aggressivität) ein höheres selbstberichtetes Risiko im Hinblick auf Sportunfälle (z.B. durch Bungee-Jumping, Fallschirmspringen) und des Konsums illegaler Drogen aufweisen als Angehörige des Clustertyps 4 (der Risikoindex ergab sich als gewichteter Faktorwert über diese Parameter). In den restlichen Parametern konnten keine nennenswerten Unterschiede zwischen den Clustertypen gefunden werden.

Bezüglich der familiären Bedingungen konnte festgestellt werden, dass das Vorhandensein von Stiefeltern signifikant mit einem reduzierten Selbstkonzept und Fähigkeitskonzept einhergeht. Ebenso konnte nachgewiesen werden, dass die Präsenz des leiblichen Vaters das Selbstkonzept stärkt. Darüber hinaus konnte festgestellt werden, dass ein gutes Verständnis mit dem leiblichen Vater und die Möglichkeit, mit ihm Probleme zu besprechen signifikant positiv mit einer erfolgreichen Bildungslaufbahn korreliert, während sich dieser Zusammenhang bei der Mutter interessanterweise nicht zeigt. Diese Ergebnisse sprechen für die Bedeutsamkeit des Vaters bezüglich der Identitätsbildung im Jugendalter. Betrachtet man den Unterschied der Korrelation zwischen erfolgreicher Bildungslaufbahn und des Verbringens freier Zeit zu den Eltern, so zeigt sich nochmals ein eindeutig positiver signifikanter Zusammenhang zum Vater (r=.29), während bei der Mutter eine Nullkorrelation besteht (r=-.01). Überraschend ist hier auch der geringe Zusammenhang zwischen Bildungslaufbahn und dem Verbringen der Freizeit mit Freunden.

Neben diesen objektiven Parametern zeigte sich auch, dass die Elterneinschätzungen zum ersten Zeitpunkt bedeutsame Zusammenhänge zum späteren Risikoverhalten und Brüchen in der Bildungslaufbahn aufweisen.

Als zusätzlich interessantes Ergebnis zeigte sich, dass doch etliche Variablen der Elterneinschätzung zum ersten Zeitpunkt eine bestimmte Vorhersagerelevanz für die spätere Entwicklung der Jugendlichen aufweisen. Insbesondere für das Risikoverhalten zeigen sich die eingeschätzte Neugier, Risikobereitschaft und Belohnungsabhängigkeit sowie externale Probleme als auch die Gefühlsbelastung der Mutter als wichtige Prädiktoren. Bezüglich der Bildungslaufbahn konnten ebenfalls externale Problemverhaltensweisen als auch Angst und Depression als signifikant bedeutsam festgestellt werden.

Des Weiteren zeigten die Berechnungen, dass es in Bezug auf die Bildungslaufbahn der Hochrisikogruppe, welche eigentlich auf Grund der Symptomatik eine schlechte Prognose hinsichtlich der sozialen Integration und der Verwertung von Bildungschancen hat, so genannte positive Ausreißer gibt, also Jugendliche, welche eine unauffällige Bildungslaufbahn aufweisen (kein Schulwechsel, keine Klassenwiederholung, keine Integrationsklasse besucht). Es zeigte sich auch, dass die prospektive Elterneinschätzung mit dem späteren Bildungsverlauf der Jugendlichen und dem Selbstkonzept derer korreliert. Dies bedeutet: Je delinquenter und externaler die Eltern das Verhalten ihrer Jugendlichen einschätzten, desto schlechter war die Bildungslaufbahn der Jugendlichen. Es zeigte sich auch Folgendes: Je höher die Gefühlsbelastung der Eltern ist, desto schlechter ist das Selbstkonzept der Jugendlichen.

Hinsichtlich des Selbstkonzepts zeigte sich, dass Jugendliche, welche eine schlechte Bildungslaufbahn aufweisen, auch öfters zu tätlichen Übergriffen neigen.

Bezüglich Jugendlicher mit einem hohen Selbstkonzept ergaben die Berechnungen, dass die Jugendlichen mit ihren Leistungen zufrieden sind, keine Probleme mit Frechheiten und „Herumkasperln" bei der Arbeit bzw. in der Schule haben. Je besser das Selbstkonzept ist, desto häufiger verbringen die Jugendlichen auch freie Zeit mit den Eltern, was für die Bedeutung des familiären Rückhalts spricht.

Anhand von Fallstudien ließen sich sowohl einige Übereinstimmungen als auch Diskrepanzen bezüglich der statistischen Berechnungen und einschlägigen Literatur bzw. Studien feststellen. So fühlt sich z.B. Mathias (14 Jahre, unaufmerksamer Subtyp), der sich bezüglich der ADHS-Symptomatik verschlechtert hat, mit dem jetzigen Medikament (Concerta) wohler, weil die Wirkung länger anhält als mit dem Medikament Ritalin. Und auch Robin (1998) zu Folge waren im Durchschnitt in 155 Studien mit stimulierenden Medikamenten, bei denen 5608 Kinder und Jugendliche sowie 160 Erwachsene beteiligt waren, 70% positive Verläufe. Dabei waren die positiven Effekte unter anderem auch bei der Einschätzung der Überaktivität, der Impulsivität, der Unaufmerksamkeit wie auch beim Verhalten in der akademischen Ausführung ersichtlich.

Mathias z.B. ist der Ansicht, dass die Leute nicht gut über ihn denken, und dass er keine guten Eigenschaften hat. In Bezug auf Fähigkeiten weist Mathias im Durchschnitt relativ gute Leistungen auf (in allen Hauptgegenständen ist er in der 2. Leistungsgruppe). Die positiven Schulerfahrungen werden jedoch nicht transsituativ mit der Identität verknüpft. Menschen mit ADHS haben häufig das Problem des Aufrechterhaltens von Kontinuität und Konsistenz ihrer identitätsrelevanten Erfahrungen.

Anhand eines halbstrukturierten Interviews stellte sich auch heraus, dass Manuel (16 Jahre, ADHS Mischtypus), der sich bezüglich der ADS-Symptomatik verbessert hat, mit seinen Leistungen im Allgemeinen zufrieden ist und er gerne zur Arbeit gegangen ist. Weiters ist er der Meinung, dass er, wenn er sich konzentriert, alles erreichen kann, was er möchte, obwohl er eine Rechenschwäche aufweist. Er vertritt die Ansicht, dass er viele gute Eigenschaften hat, und dass die Leute gut über ihn denken, woraus man auf eine positives Selbstbild, positiven Selbstwert und die Zuschreibung von Selbstwirksamkeit als stabile Aspekte seiner Identität schließen kann.

Auf Grund seiner schulischen Schwierigkeiten (vor allem in Mathematik) musste er eine Klasse wiederholen, was nach der Barkley et al. Studie (1990) bei 30% der Jugendlichen mit ADHS die Folge ist.

Beide Fallstudien zeigten, dass die Jugendlichen bezüglich der Selbstbeschreibung und Fremdeinschätzung bspw. wie Freunde sie beschreiben würden, wenig oder gar keine Meinung haben. Eine gewisse egozentrische Selbstbezogenheit erschwert es bei beiden Jugendlichen, die eigene Perspektive als relativ und differenziert zu beschreiben. Damit wird auch ein differenziertes Hineindenken in die Perspektive der anderen blockiert.

Anhand der Fallstudien und Interviews lässt sich vermuten, dass die Ressourcen nicht nur in Bezug auf die ADHS-Symptomatik (Verschlechterung bzw. Verbesserung) eine wichtige Rolle einnehmen, sondern auch bezüglich der Identitätsentwicklung, der Lebensbewältigung und sozialer Integration einen wesentlichen Einfluss ausüben. Aus diesem Grund ist es gerade in der Arbeit mit ADHS-Jugendlichen für die SozialpädagogInnen wichtig, bei deren Ressourcen bzw. Fähigkeiten anzusetzen, um eine optimale Unterstützung bieten zu können. Bezogen auf die beiden Fallbeispiele wären das eine Unterstützung bei der Lehrplatzsuche bzw. die Förderung von handwerklichen Fertigkeiten und sportlichen Ambitionen.

Die Bildung eines Selbstwertgefühls und eines Ichbewusstseins setzt voraus, dass man sich an identitätsstiftende Erlebnisse in der eigenen Biographie erinnern kann. Darin besteht wiederum eine Schwierigkeit für Jugendliche mit ADHS, weil sie oftmals sehr stark in der Gegenwart verhaftet sind. Ihr Ich-Gefühl ist auf Grund der starken Stimmungsgebundenheit, ihrer Vergesslichkeit und auf Grund von vielen negativen Erfahrungen nur mangelhaft ausgebildet. Sie können sich innerlich nicht an ein starkes Selbst anlehnen, denn die Reizoffenheit bringt es mit sich, dass für die Betroffenen primär die Gegenwart und der Augenblick zählen. Die Gefühle von Identität und Selbstbewusstsein sind bei diesen Jugendlichen deshalb so instabil, weil sie ständig neu gebildet werden müssen.

Weiters neigen viele Jugendliche mit ADHS zu einer negativen Identität bzw. zu einem negativen Selbstbild. Die Gründe dafür können vielseitig sein, so kommt zum Beispiel der wahrgenommenen Einschätzung durch andere für die Aufrechterhaltung bzw. für die Veränderung des Selbstkonzeptes eine wesentliche Rolle zu. In Bezug auf die Schule sind die Mitschüler als Interaktionspartner des einzelnen Schülers für dessen Selbstkonzept vor allem in dreierlei Hinsicht von Bedeutung, nämlich als Quelle von Fremdeinschätzungen und -bewertungen, als soziale Vergleichspartner sowie als Quelle von Zuwendung und sozialer Anerkennung.

Die Aufgabe einer identitätsstiftenden Pädagogik besteht darin, spezifische Orientierungshilfen in verschiedenen Bereichen zu bieten, wie zum Beispiel im Beruf, in der Schule oder in der Freizeitgestaltung. In Bezug auf die Lebensbewältigung sollen immer die Ressourcen und Kompetenzen der Jugendlichen pädagogisch und therapeutisch berücksichtigt werden. Neben aller nötigen Professonalität ist in der alltäglichen Arbeit besonders mit diesen jungen Menschen eine Weisheit wichtig: „Man sieht nur mit dem Herzen gut.“ (Antoine de Saint-Exupéry)

Literatur

Abikoff H. (1991) Cognitive training in ADHD children: Less to it than meets the eye. Journal of Learning Disabilities, 24, 205

Annick V. (2007) My Brain Still Needs Glasses. AD/HD in Adults. A practical and friendly guide for adults living with attention-deficit-/hyperactivity disorder. Academie Impact, Quebec

Adam C. et al. (2002) Der Verlauf von ADHS im Jugend- und Erwachsenenalter. Kindheit und Entwicklung 11, 2, 73-81

Angold A., Castello E.J. (1993) Depressive comorbidity in children and adolescents: Empirical, theoretical, and methodological issues. American Journal of Psychiatry, 150, 1779-1791

Auci D.L., Fikrig S., Rodriquez J. (1997) Methylphenidate and the immune system. Letters to the editor. Journal of the American Academie of Child and Adolescent Psychiatry. 36 (8):1015

Bacher, J. (1996) Clusteranalyse. Anwendungsorientierte Einführung. 2. ergänzte Auflage. München, Wien: Oldenbourg

Barkley R.A. (1987) Defiant children: A clinician's manual for parent training. New York: Guilford Press.

Barkley R.A., Anastropoulos A.D., Guevremont D.C., Fletcher K.E. (1991) Adolescents with ADHD: patterns of behavioral adjustment, academic functioning, and treatment utilization. In: Journal of the American Academy of Child and Adolescent Psychiatry, 30, 752-761

Barkley R.A. (1995) Taking charge of ADHD: The complete, authoritative guide for parents. Guilford Press, New York

Barkley R.A. (1999) More on evolution, hunting, and ADHD. The ADHD Report 8, 2:1-7

Barkley R. et al. (2002) The Persistence of Attention-Deficit/Hyperactivity Disorder Into Young Adulthood As a Function of Reporting Source and Definition of Disorder. J of Abnormal Psychology, 279-289

Barr C.L., Wigg K.G., Bloom S., Schachar R., Tannock R., Roberts W., Malone M., Kennedy J.L. (2000) Further evidence from haplotype analysis for linkage of the dopamine D4 receptor gene and attention-deficit hyperactivity disorder. Am J Med Genet. Jun 12; 96, 3, 262-7, Department of Psychiatry, Ontario, Canada

Bateson G. (1983) Ökologie des Geistes. Shurkamp, Frankfurt

Bauermeister J., Alegria M., Bird H., Rubio-Stipec M., Canino G. (1992) Are ADHD unidimensional or multi-dimensional syndromes? Empirical findings from a community survey. J. Am.Ac. of Child and Adolesc. Psychiatry 28:118-23

Baumeister R.F., Muraven M. (1996) Identity as an adaption to social, cultural, an historical context. In: Journal of Adolescence, 19, 405-416.

Baumgaertel A., Wolraich M., Diertrich M. (1995) Comparison of diagnostic criteria for attention deficit disorders in a german elementary school sample. In:

Journal of the American Academy of Child and Adolescent Psychiatry, 34, 629-638
Beck N., Warnke A., Krüger H.P., Barglik W. (1996) Hyperkinetisches Syndrom und Auffälligkeiten im Straßenverkehr: Eine fallkontrollierte Pilotstudie. Klinik und Praxis. Zeitschrift für Kinder- und Jugendpsychiatrie 24, 2, 67-81
Bennett F.C., Brown R.T., Craver J., Anderson D. (1999) Stimulant medication for the child with attentiondeficit-hyperactivity disorder. Pediatr. Clin. North. Am. 46(5), 929-944
Biederman, J., Munir K., Knee D., Armentano M., Autor S., Waternaux C., Tsuang M. (1987) High rate of affective disorders in probands with attention deficit disorder and in their relatives: a controlled study. In: Journal Psychiatry, 144, 330-333
Biederman, J., Faraone S.V., Keenan K., Tsuang M.T. (1990) Famaly genetic and psychosocial risk factors in DSM-III attention deficit disorder. In: Journal of the American Academy of Child and Adolescent Psychiatry, 29, 526-533
Biederman J., Wozniak J., Kiely K. et al. (1995), CBCL clinical scales discriminate prepubertal children with structured interview-derived diagnosis of mania from those with ADHD. J Am Acad Child Adolesc Psychiatry 34(4):464-471.
Biedermann, J., Newcorn J., Sprich S. (1991) Comorbidity of attention deficit hyperactivity disorder with conduct, depressive, anxiety, and other disorders. In: Journal Psychiatry, 148, 564-577
Biederman J. et al. (1998) Normalized functioning in youths with persistent attention-deficit/hyperactivity disorder. J Pediatr 133, 544-551
Biederman J. et al (1998) A randomized double blind, placebo-controlled study of guanfacine extended release in children and adolescents with ADHD.Pediatrics 121, 73-84
Biederman J. et al. (1997) Is ADHD a risk factor for psychoactive substance use disorders? Findings from a four-year prospective follow-up study. J Am Acad Child Adolesc Psychiatry 36, 21-29
Biederman J., Wilens T., Mick E., Spencer T., Faraone S.V. (1999) Electronic Article: Pharmacotherapy of Attention- deficit/ Hyperactivity Disorder Reduces Risk for Substance Use Disorder. In: Pediatrics Vol. 104, No.2
Bijur P.E., Steward-Brown S., Butler (1986) Child behavior and accidental injury in 11966 preschool children AJDC 40, 487- 492
Bijur P.E., Golding J., Haslum M., Kurzon M. (1988) Behavioral predictors of injury in school-age children. Am. J. of Diseases in Children, 142, 1307-1312
Björklund D., Kipp K. (1996) Parenteral investment theory and gender differences in the evolution of inhibition mechanisms. Psych. Bulletin, 120, 163-188
Blank, R., Remschmidt H. (1992) Subgruppen hyperkinetischer Störungen – explorative Untersuchungen unter Berücksichtigung von Fragebogenverfahren und immunologischen Parametern. In: Z. Kinder Jugendpsychiatrie, 20, 34-45
Blasi A., Glodis K. (1995) The Development of Identity. A Critical Analysis from the Perspective of Self as Subject. Developmental Review, v15 n4 p404-33
Bonney H. (2000) Neues vom „Zappelphillipp" – Die Therapie bei Kindern mit hyperkinetischen Störungen (ADHD) auf der Basis von Kommunikations- und Systemtheorie. Praxis für Kinderpsychol. und Kinderpsychiatrie 49:285-299
Botteron T. (2001) Is ADHD an energy deficiency syndrome? Biol. Psych. 50 (3) 151-158

Böhnisch L. (1992) Sozialpädagogik des Kindes- und Jugendalters. Weinheim, München: Juventa

Böhnisch L., Münchmeier R. (1990) Pädagogik des Jugendraums. Zur Begründung und Praxis einer sozialräumlichen Jugendpädagogik. Weinheim, München: Juventa

Bortz J., Lienert A. (1998) Kurzgefasst Statistik für die klinische Forschung, Ein praktischer Leitfaden für die Analyse kleiner Stichproben. Springer

Brandau H. (2004) Das ADHS-Puzzle. Systemisch-evolutionäre Aspekte, Unfallrisiko und klinische Perspektiven. Springer, Berlin

Brandau H., Daghofer F., Hollerer L., Kaschnitz W., Kellner K., Kirchmair G., Krammer I., Schlagbauer A. (2007) The relationship between creativity, teacher ratings on behavior, age, and gender in pupils from seven to ten years. Journal of Creative Behavior, in press, S91-113

Brent D.A., Perper J.A., Goldstein C.E., Kolko D.J., Allan M.J., Allman C.J. & Zelenak J.P. (1988) Risk factors for adolescent suicide: A comparision of adolescent suicide victims with suicidal inpatients. Archives of General Psychiatry 45:451-588

Brent D.A., Johnson B.A., Perper J., Connolly J., Bridge J., Bartle S., Rather C. (1994) Personality disorder, personality traits, impulsive violence and completed suicide in adolescents. Journal of the American Academy of Child and Adolescent Psychiatry 33:1080-1086

Brooke S. et al. (2002) ADHD and conduct disorder symptomatology in adolescents with alcohol use disorder. Psychology of Addictive Behaviors 16, 2, 161-164

Brookover W.B., Thomas S., Paterson A. (1964) Self-concept of ability and school achievement. In: Journal of Sociology and Education, 37, 271-278

Brusten M., Hurrelmann K. (1976) Abweichendes Verhalten in der Schule. 3. Auflage. Weinheim, München: Juventa

Busch B. (1999) Moderators and Mediators of treatment response for children with ADHD, Psychiatry 56, 1088-1096

Campbell D.T., Fiske D.W. (1959) Convergent and discriminant validation by the multitrait-multimethod matrix. In: Psychological Bulletin, 56, 81-105

Cantwell D.P. (1996) Attention Deficit Disorder: A review of the past 10 years. In: Journal of the American Academy of Child an Adolescent Psychiatry, 35, 978-987

Carlson, G.A. (1998) Mania and ADHD: Comorbidity or confusion. Journal of Affective Disorders, 51, 177-187

Caron M.G., Gainetdinov R.R. (1999) New theory may explain action in hyperactivity. Science daily, 18. January

Carroll K.M., Rounsaville B.J. (1993) History and significance of childhood attention deficit disorder in treatment-seeking cocaine abusers. Comprehensive Psychiatry 34:75-82

Casey B.J., Castellanos F.X., Giedd J.N., Marsh W. (1997) Implication of right frontostriatal circuirty in response inhibition and ADHD. J. of the Am. Ac.of Child and Adolesc. Psychiatry 151:374-383

Ceki S.J., Tisman J. (1984) Hyperactivity and incidental memory: evidence for attentional diffusion. Child Development, 55, 2192-2203

Ciompi L. (1997) Die emotionalen Grundlagen des Denkens. Entwurf einer fraktalen Affektlogik. Vandenhoeck u. Ruprecht, Göttingen

Coffey B.J., Park K.S. (1997) Behavioral and emotional aspects of Tourette Syndrome. Neurol. Clin. 15 (2), 277-289

Coghill D., Nigg J., Rothenberger A., Sonuga-Barke E., Tannock R. (2005) Whither causal models in the neuroscience of ADHD? Developmental Science, Volume 8 Page 105

Comings D.E., Chen C., Wu S., Muhleman D. (1999) Association of the androgen receptor gene (AR) with ADHD and conduct disorder. Neuro Report 10:1589-1592

Comparetti M. (1986) Von der Medizin der Krankheit zu einer Medizin der Gesundheit. In: Janssen v. Lüpke (1986): Von der Behandlung der Krankheit zur Sorge um Gesundheit. Frankfurt

Connors K., Epstein J.N., March J.S. (2001) Multimodal treatment of ADHD in the MTA: an alternative outcome analysis. J. Am.Child Adolesc. Psychiatry 40:159-167

Conners, C.K. (1998): Rating scales in attention-deficit/hyperactivity disorder: Use in assessment and treatment monitoring. In: Journal of Clinical Psychiatry, 59. 1998. S. 24-30.

Conners C.K., MHS Staff (2002) Conners Continuous Performance Test (CPT II). Computer Program for Windows™, Technical Guide and Software Manual. Multi Health Systems Inc., Canada

Corkum P.V., Siegel L.S. (1993) Is the continuous performance task a valuable research tool for use with children with attention daficit hyperactivity disorder? Journal of Child Psychology and Psychiatry 34:1217-39

Cox D.J., Merkl R.L., Kovatchev B., Seward R. (2000) Effect of stimulant medication on driving performance of young adults with ADHD: A preliminary double-blind placebo controlled trial. J.of Nervous and Mental Disease.188, 4:230-234

Damon W. (1989) Die soziale Entwicklung des Kindes. Ein entwicklungspsychologisches Lehrbuch. Stuttgart: Klett Cotta

Davidson L.L., (1987) Hyperactivity, antisocial behavior, and childhood injury: A critical analysis of the literature. Developmental and Behavioral Pediatrics, 8, 335-340

Deci E.L. (1975) Intrinsic motivation. New York: Plenum

Deci E.L., Nezlek J., Sheinman L. (1981) Characteristics of the rewarder and intrinsic motivation of the rewardee. In: Journal of Personality and Social Psychology, 40, 1-10.

Denckla M.B. (1996) Biological correlates of learning and attention: What is relevant to learning disability and attention- deficit hyperactivity disorder? Journal of Developmental and Behavioral Pediatrics 17, p 114

Denzin N.K. (1978) The Research Act. A Theoretical Introduction to Sociological Methods. 2. Auflage. New York: McGraw Hill

De Shazer S. (1989) Der Dreh: überraschende Wendungen und Lösungen in der Kurzzeittherapie. Carl-Auer-Systeme-Verlag Heidelberg

Deusinger I.M. (1986) Die Frankfurter Selbstkonzeptskalen (FSKN). Handanweisung. Göttingen, Toronto, Zürich: Hogrefe

Deutsch O.E. (1961) Mozart. Die Dokumente seines Lebens. Rowohlt, Frankfurt

Diener C.L., Dweck C.S. (1978) An analysis of learned helplessness. In: Journal of Personality and Social Psychology, 36, 451-462

Diggory J.C. (1966) Self-Evolution: Concepts and Studies. New York, London, Sydney: Wiley

Dilling, H., Mombour W., Schmidt M.H., Schulte-Markwort E. (1993) Internationale Klassifikation psychischer Störungen. Klinisch Diagnostische Leitlinien. 2. Auflage. Bern, Göttingen, Toronto, Seattle: Hans Huber

DiScala C., Lescohier I., Barthel M., Guohua L. (1998) Injuries to children with attention deficit hyperactivity disorder. Pediatrics 102, 6:1415-1421

Döpfner M. (1995) Hyperkinetische Störungen. In F. Petermann (Hrsg.), Lehrbuch der Klinischen Kinderpsychologie. Modelle psychischer Störungen im Kindes- und Jugendalter. Hogrefe, Göttingen, 165-217

Döpfner M., Lehmkuhl G. (1998): Diagnostik-System für psychische Störungen im Kindes- und Jugendalter nach ICD-10 und DSM-IV. Huber, Bern

Döpfner M., Schürmann St., Lehmkuhl G. (1999) Wackelpeter und Trotzkopf. Hilfen bei hyperkinetischem und oppositionellem Verhalten. Weinheim: Beltz

Döpfner M., Fröhlich J., Lehmkuhl G. (2000) Hyperkinetische Störungen. Hogrefe, Göttingen

Döpfner M., Lehmkuhl G., Petermann F., Scheithauer H. (2000) Diagnostik psychischer Störungen. In: F. Petermann (Hrsg.): Lehrbuch der klinischen Kinderpsychologie. 4.Auflage. Göttingen: Hogrefe, 95-130

Döpfner M., Schürmann S., Fröhlich J. (2002) Das Therapieprogramm für Kinder mit hyperkinetischem und oppositionellem Problemverhalten (THOP). Weinheim, Psychologie Verlags-Union

DSM-IV (1996) Handbuch der Differentialdiagnosen, (Hrsg.).: H. Saß et al., Hogrefe, Göttingen

DSM-V (2013) Diagnostic and statistical manual of mental disorders. APA, Arlington

Dulcan M. (1997) Practice parameters for the assessment and treatment of children, adolescents, and adults with ADHD. J.of Am.Ac.of Child and Adolesc. Psychiatry 36,10:85-121

Ebstein R.P., Novick O., Umansky R., Priel B., Osher Y. (1996) Dopamin D4DR exon III polymorphism associated with the human personality trait of novelty seeking. Nat.Genet, 78-80

Erikson E.H. (1973) Identität und Lebenszyklus. Frankfurt am Main: Surkamp

Erlenmeyer-Kimling L., Cornblatt B. (1978) Attentional measures in a study of children at high-risk for schizophrenia. Journal of Psychiatric Research 15:93-8

Essau C.A., Conradt J. u. Petermann F. (1999) Häufigkeit und Komorbidität der Generalisierten Angststörung: Ergebnisse der Bremer Jugendstudie. Nervenheilkunde, 18,46-51.

Estroff T.W., Dackis C.A., Gold M.S. et al. (1989) Drug abuse and bipolar depression treatment: a 2-year prospective study. J Affect Disord 12, 37-40

Everett C.A., Everett S.V. (1999) Family therapy for ADHD. Guildford Press, New York

Faraone S.V., Biederman J., Chen W.J., Milberger S., Warburton R., Tsuang M.T. (1995) Genetis hetergenity in ADHD: gender, psychiatric comorbidity, and maternal ADHD. In: Journal of Abnormal Child Psychology, 104, 334-345

Farmer J.E., Peterson L. (1995) Injury Risk Factors in Children With Attention Deficit Hyperactivity Disorder. Health Psychology, Volume 14, Issue 4, 325-332

Fatke R. (1977) Verhaltensauffälligkeit. In: R. Schwarzer (Hrsg.): Beraterlexikon. München, 238-241

Felker D.W. (1974) Building Positiv Self-Concepts. Minneapolis: Burgess-Burgess Educational Psychology Series For The Teacher

Fend H. et al. (1976) Sozialisationseffekte der Schule. Soziologie der Schule II. Weinheim: Beltz

Ferguson D.M. et al. (1997) Attentional difficulties in middle childhood and psychosocial outcomes in young adulthood. J Child Psychol Psychiatry 38, 633-644

Fischer M., Barkley R.A., Fletcher K.E., Smallish L. (1993) The stability of dimensionsof behavior in ADHD and normal children over an 8-year follow-up. J. of Abn.Child Psychology 21:315-337

Fontana A., Frey J.H. (1994) Interviewing. The Art of Science. In: Denzin N.K., K. Norman, Y.S. Lincoln (Hrsg.): Handbook of Qualitative Research. Thousand Oaks, London, New Delhi: Sage, 361-376.

Frances A. (2013) „Normal" .Gegen die Inflation psychiatrischer Diagnosen. DuMont ,Köln

Freud S. (1978) Gesammelte Werke Bd. IV .Zur Psychopathologie des Alltagslebens. 7.Auflage,Fischer, Frankfurt

Friebertshäuser B. (1997) Interviewtechniken – ein Überblick. In: B. Friebertshäuser, A. Prengel (Hrsg.): Handbuch qualitativer Forschungsmethoden in der Erziehungswissenschaft. Weinheim, München: Juventa, 371-395

Friedrich M.H. (1999) Irrgarten Pubertät. Elternängste. 2. Auflage. Stuttgart: Deutsche Verlagsanstalt

Frölich J., Döpfner M., Biegert H., Lehmkuhl G. (2002) Praxis des pädagogischen Umgangs von Lehrern mit hyperkinetisch-aufmerksamkeitsgestörten Kindern im Schulunterricht. In: Praxis der Kinderpsychologie und Kinderpsychiatrie, 51, 6., 494-506

Fürst J., Gold-Krautgarten C. (1992) Projekt zur Verbesserung der Lehr- und Lernsituation in einer Volksschulklasse bei Verhaltensschwierigkeiten. In: F. Sedlak (Hrsg.): Verhaltensauffällig. Was nun? Wodurch Verhalten auffällig wird – und was wir alle gemeinsam verändern können. Wien: Pädagogischer Verlag Eugen Ketterl, 123-138

Gadow K.D., Nolan E.E., Sverd J., Sprafkin J., L. Paolicelli (1990) Methylphenidate in aggressive-hyperactive boys: I. Effects on peer aggression in public school settings. In: Journal of the American Academy of Child and Adolescent Psychiatry, 29, 710-718

Gaub M., Carlson C.L. (1997) Gender differences in ADHD :A meta-analysis and critical review. J. of the Am.Ac.of Child and Adolesc.Psychiatry 151:665-669

Gergen J. (1996) Das übersättigte Selbst. Auer, Heidelberg

Ghanizadeh A. (2012) Psychometric analysis of the new ADHD DSM-V derived symptoms. BMC Psychiatry 12:21

Giedd J.N., Castellanos F.X., Rajapakse J.C., Vaituzis A.C., Rapoport J.L. (1997) Sexual dimorphism of the developing human brain. Prog.Neuro-Psychopharm. and Biolog. Psychiatry 21:1185-1201

Gilger J.W., Pennington B.F, DeFries J.C. (1992) A twin study of the etiology of comorbidity: Attention-deficit hyperactivity disorder and dyslexia. Journal of the American Academy of Child and Adolescent Psychiatry, 31, 343-348

Gilgern J.W., Pennington P.F., DeFries C. (1992) A twin study of the etiology of comorbidity: ADHD and dyslexia. J Am. Ac.Child and Adolesc. Psychiatry 31:343-348

Gingerich K.P., Turnock P., Ltfin J., Rosen L. (1998) Diversity and ADHD.J.of Clin.Psychol. 54:415-426

Goffman E. (1975) Stigma. Über die Techniken der Bewältigung beschädigter Identität. Frankfurt am Main: Suhrkamp

Goffman E. (1974) Stigma. Über Techniken der Bewältigung beschädigter Identität. Frankfurt

Gomez R., Sanson A.V. (1994) Effects of experimenter and mother presence on the attentional performance and activity of hyperactive boys. Journal of abnormal Child Psychology 22:517-29

Goodman R., Stevenson J. (1989) A twin study of hyperactivity. J. of Child Psychology and Psychiatry 30:691-709

Grawe K., Donati R., Bernauer F. (1994) Psychotherapie im Wandel. Hogrefe, Göttingen

Gray J.A. (1982) The neuropsychology of anxiety. Oxford University Press. New York

Greenberg L. (1987) An objectiv measure of methylphenidate response: Clinical use of the MCA. Psychopharmacol. Bulletin 23, 279-282

Greenfield B. et al. (1988) Two subgroups of hyperactives as adults: correlation's of outcome. Can J Psychiatry 33, 505-508

Grimmer Y., Hohmann S, Banaschewski T., Holtmann M (2010) Früh beginnende bipolare Störungen, ADHS oder Störung der Affektregulation? Kindheit und Entwicklung,19 (3) ,192-201.

Grob A., Jaschinski U. (2003) Erwachsen werden. Entwicklungspsychologie des Jugendalters. Weinheim, Basel, Berlin: Beltz

Grützmacher H. (2002) Unfallrisiken von Kindern und Jugendlichen mit Aufmerksamkeits-Defizit-Syndrom. Dissertation. Hamburg: Universität Hamburg

Hafer H. (1984) Die heimliche Droge – Nahrungsmittelphosphat. Heidelberg: Hüthig

Hallermann B. (1980) Anstrengungskalkulation: Bestimmungsstücke und Auswirkungen. Freiburg: Hochschul-Verlag

Hallowell E.M., Ratey J. (1999) Zwanghaft zerstreut. Rowohlt. Reinbek bei Hamburg, S.229

Hampel P., Petermann F., Dickow B. (2001) Stressverarbeitungsbogen für Kinder und Jugendliche. Hogrefe, Göttingen

Hannan A., McOmish C., Burrows E. (2007) Schizophrenia improved by mental and physical exercise. Science Daily

Hartman T. (1993) Attention deficit disorder: A different perception.Underwood-Miller. Penn Valley, CA

Hartung C. et al. (2002) Understanding the relations among gender, disinhibition, and disruptive behavior in adolescents.J of Abnormal Psychology 111, 4, 659-664

Hausser K. (1983) Identitätsentwicklung. Stuttgart: UTB 1269

Hawi Z., McCarron M., Kirley A., Daly G. (2000) No association of the dopamine DRD4 receptor gene polymorphism with ADHD in the irish population. Am. J. of Medical Genetics 96, 268-272

Hechtman L. (1993) Aims and methodological problems in multimodal treatment studies. Can J Psychiatry 38:458-464.

Hechtman L., Abikoff H. (1995) Multimodal treatment plus stimulants vs. Stimulant treatment in ADHD children: Results from a two year comparative treatment study. Presented at the Annual Meeting of the American Academy of Child and Adolescent Psychiatry New Orleans,

Hechtman L. (1999) Predictors of long-term-outcome in children with ADHD. Pediatric Clinics of North America, 46, 5, 1039-1052

Heckhausen H. (1980) Motivation und Handeln. Berlin: Springer

Heckmair B., Michl W. (1994) Erleben und Lernen. Einstieg in die Erlebnispädagogik. 2. Auflage. Berlin: Luchterhand

Herriger N. (1997) Empowerment in der sozialen Arbeit. Kohlhammer, Stuttgart

Herzberg Ph.Y., Schlag B. (2003) Sensation Seeking und Verhalten im Straßenverkehr. In: M. Roth, Ph. Hammelstein (Hrsg.): Sensation Seeking. Konzeption, Diagnostik und Anwendung. Göttingen, Bern, Toronto, Seattle: Hogrefe, 162-182

Hesse H. (2000) Steppenwolf. Shurkamp, Frankfurt

Hildesheimer W. (1977) Mozart. Shurkamp, Frankfurt

Hinte W., Litges G., Springer W. (1999) Soziale Dienste: Vom Fall zum Feld. Soziale Räume statt Verwaltungsbezirke. Berlin: Ed Sigma

Hoffmann H. (1845) Der Struwwelpeter. Frankfurt: Literarische Anstalt

Holzkamp K. (1995) Lernen. Subjektwissenschaftliche Grundlegung, Campus, Frankfurt

Homfeldt H.G. (1978) Zur erzieherischen Qualifizierung der Schule. In: Betrifft: Erziehung, Heft 4, 55-59

Honneth A. (1994) Desintegration – Bruchstücke einer soziologischen Zeitdiagnose. Frankfurt Main: Fischer

Hudson J.I., Pope H.G. (1990) Affective spectrum disorder:does antidepressant response identify a family of disorders with common pathophysiology? Am. J.Psychiatry 552-564

Hurrelmann K. (1973) Schulische Sozialisation und abweichendes Verhalten. In: H. Walter: Sozialisationsforschung; Sozialisationsinstanzen, Sozialisationseffekte. Band II. Stuttgart, 147-160.

Hurrelmann K., Linssen R., Albert M., Quellenberg H. (2002) Eine Generation von Egotaktikern? Ergebnisse der bisherigen Jugendforschung. In: Deutsche Shell (Hrsg.): Jugend 2002. Zwischen pragmatischen Idealismus und robusten Materialismus. Frankfurt/Main: Fischer, 31-52

Huss M. (2002) Medikamente und ADS. Gezielt einsetzen – umfassend begleiten – planvoll absetzen. Ravensburger Ratgeber im Urania Verlag, Berlin

Huss M. (2003) Chancen und Pflichten einer modernen Stimulantientherapie. In: Lehmkuhl U. (Hrsg.). Psychotherapie und Psychopharmakotherapie im Kindes- und Jugendalter. Vandenhoeck u. Ruprecht, Göttingen, 71-92

Hynd G.W., Semrud-Clikman M., Lorys A.R. (1991) Corpus callosum morphology in ADHD: morphometric analysis of MRI. In: J. Learn. Disabil., 24, 142-146

ICD-10 (1991) Internationale Klassifikation psychischer Störungen. Hrsg.: Dilling, Huber, Bern

Jensen P.S., Mrazek D., Knapp P.K., Steinberg L., Pfeiffer C., Schowalter J., Shapiro T. (1997b) Evolution and revoltion in child psychiatry: ADHD as a disorder of adaption. J.Am.Ac.of Child and Adolesc.Psychiatry 36:1672-1679

Jopt U.J. (1978) Selbstkonzept und Ursachenklärung in der Schule. Zur Attribuierung von Schulleistungen. Bochum: Kampmann

Joseph J. (2003) The Gene Illusion. Genetic research in psychiatry and psychology under the microscope. PCCS Books, Herefordshire

Jugert G. (2001) Sozialtraining in der Schule. Konzeption und Erfahrungen. Lernchancen 20, 34-40

Kaplan L. (1988) Abschied von der Kindheit. Eine Studie über die Adoleszenz. Stuttgart: Klett-Cotta
Kaschnitz W. (2002) Kinder-Ambulanz ist ausgebucht. In: Grazer Woche, Dezember 2002, S. 14-15
Kagan J. (1966) Reflection-impulsivity: the generality and dynamics of conceptual tempo. Journal. of Abnormal Psychology, 71, 17-24
Kash M.M., Borich G.D. (1978) Teacher behavior and pupil self-concept. Reading. Mass.: Addison Wesley
Kegan R. (1994) Die Entwicklungsstufen des Selbst. Fortschritte und Krisen im menschlichen Leben. 3. Auflage, München: Kindt
Kegan R. (1994) In over our heads: The mental demends of modern life. Cambridge, MA: Harvard University Press
Kent L., Craddoch N. (2003) Is the a relationship between ADHD and bipolar disorder? J of Affective Disorders 73, 3, 211-221
Keupp H. (1976) Abweichung und Alltagsroutine. Die Labeling-Perspektive in Theorie und Praxis. Hamburg: Hoffmann und Campe
Keupp H. (1992) Gesundheitsförderung und psychische Gesundheit. Lebenssouveränität und Empowerment. Psychomed. 4:S.149
Kimko H.C., Cross J.T., Abernethy D.R. (1999) Pharmacokinetics and clinical effectiveness of methylphenidate. Clinical Pharmacokinetics, 37, 457-470
Kolip P. (1997) Geschlecht und Gesundheit im Jugendalter. Die Konstruktion von Geschlechtlichkeit über somatische Kulturen. Leske und Budrich, Opladen
Kotler M., Manor I., Sever Y., Eisenberg J., Cohen H. (2000) Failure to replicate an excess of the long dopamine D4 exon III repeat polymorphism in ADHD in a family-based study. Neuropsychiatric Genetics 96, 278-281
Kovacs M., Goldston D., Gatsonis C. (1993) Suicidal behaviors and childhood onset depressive disorders: A longitudinal investigation. Journal of the American Academy of Child and Adolescent Psychiatry 32:8-20
Krause J., Krause K.-H. (2005) ADHS im Erwachsenenalter. Die Aufmerksamkeitsdefizit-/Hyperaktivitätsstörung bei Erwachsenen. 2. Auflage, Schattauer, Stuttgart
LaHoste G.J., Swanson J.M., Wigal S.B. (1996) Dopamin D4 receptor gene polymorphism is associated ar Psychiatry 1, 121-124
Lambert N. et al. (1978) Prevalence of hyperactivity in elementary school children as a function of social definers. In: Amer J of Orthopsychiatry 446
Lamnek S. (1979) Theorien abweichenden Verhaltens. Eine Einführung für Soziologen, Psychologen, Pädagogen, Juristen, Politologen, Kommunikationswissenschaftler und Sozialarbeiter. München: Wilhelm Fink
Lamnek S. (1995) Qualitative Sozialforschung, Bd.1 Methodologie. Weinheim. Beltz
Langley J., Mc Gee R., Silva P. (1983) Child behavior and accidents. J. Pediatr. Psychol 8:181-189
Lauth G., Schlottke P. (1995) Training mit aufmerksamkeitsgestörten Kindern. Diagnostik und Therapie. Weinheim, Beltz
Lauth G.W., Schlottke P.E. (1997) Training mit aufmerksamkeitsgestörten Kindern. Psychol. Verlags Union, Weinheim
Lauth G.W., Schlottke P.E. (2002) Training mit aufmerksamkeitsgestörten Kindern. 5. Aufl., Psychol. Verlags Union, Weinheim
Lazarus R.S. (1991) Emotion and adaptation. Oxford Univ. Press, New York

Levin F.R., Evans S. (1998) Methylphenidate treatment for cocaine abusers with ADHD: A pilot study. Journal of Clin. Psychiatry 59, 300-305

Levesque J. et al (2006) Effect of neurofeedback training on the neural substrates of selective attention in children with ADHD; A functional magnetic resonance study. Neuroscience letters, 394, 216-221

Levy F., Hay D.A., McStephen M., Wood C. (1997) ADHD: A category or a continuum? Genetic analysis of a large twin study. J. of the Am. Ac.of Child and Adolesc. Psychiatry 36:737-744

Lichtenstein P. et al (2012) Medication for ADHD and Criminality. New England Medical Journal, 367, 2006-2014

Livingston R.L., Dykman R.A., Ackerman P.T. (1991) The frequency and significance of additional self-reported psychiatric diagnoses in children with attention deficit disorder. In: Journal of Abnormal Child Psychology 18, 465-478

Logan G.D. (1994) A users guide to the stop signal paradigm. In D. Dagenbach and T.H.Carr (Eds.), Inhibitory processes in attention, memory and language Academic Press, San Diego, 189-239

Loney J. (1998) Risk of treatment vs. non-treatment. NIMH ADHD Consensus Development Conference. Washington, DC, November 16-18

Lou H.C., Henrikson L., Bruhn P. (1990) Focal cerbral dysfunction in developmental learning disorders.Archives of Neurology 46:48-52

Lou H.C. (1996) Etiology and pathogenesis of ADHD: significance of prematurity and perinatal hypoxic encephalopathy. Acta Pädiatrica 85:1266-1271

Lou H.C., Rosa P., Pryds O., Karrebaek H., Lunding J., Cumming P., Gjedde A. (2004) ADHD: increased dopamine receptor availability linked to attention deficit and low neonatal cerebral blood flow. Developmental Medicine and Child Neurology, 46, 179-183

Macha H. (1989) Pädagogisch-anthropologische Theorie des Ich. Bad Heilbrunn: Klinkhardt

Manor I. et al (2012) A randomized, double-blind, placebo-controlled, multicentre-study evaluating the efficacy, safety, and tolerability of extended release metadoxine in adults with ADHD. Journal of Clinical Psychiatry 73 (12) 1517-1523

Mannuzza S., Klein R., Bonagura N., Mylloy B., Giampino T.L., Addalli K. (1991) Hyperactive boys grown up: V Replication of psychiatric status. Arch. of General Psychiatry 48:77-83

Manuzza S. et al. (1992) Predictors of outcome of children with ADHD. Child and Adolescent Clinics of North America 1, 569-578

Mannuzza S. et al. (1993) Auldt outcome of hyperactive boys: Eductional Achievement, Occupational Rank, and Psychiatric Status. Arch. Gen. Psychiatry 50, 565-576

Mannuzza S. et al. (1998) Adult psychiatric status of hyperactive boys grown up. Am J Psychiatry 155, 493-8

Markus H., Wurf E. (1987) The dynamic self concept: A social psychological perspective. In M. R. Rosenzweig und L. W. Porter (Eds.), Annual Review of Psychology 38, 299-337

Marsh H.W. (1986) Verbal and Math Self- Concepts: An Internal - External Frame of Reference Model. In: American Educational research Journal, 23, 129-149.

Marsh H.W. (1990) Self Description Questionnaire (SDO) II: A theoretical ana empirical basis for the measurement of multiple dimensions of adolescent self con-

cept: An interim test manual and a research monograph. San Antonio, TX Psychological Corporation
Marsh H.W. et al. (1992) A multidimensional, hierarchical self-concept. In R.P. Lipka und T.M. Brinthaupt (Eds.) Studying self: perspectives across the life-span
Maturana H., Varela F. (1997) Der Baum der Erkenntnis. Scherz, München
Maturana H. (1978) Cognition. In: Heje S et al. Wahrnehmung und Kognition. Lang, Frankfurt, pp 29-49
Maturana H.,Varela F. (1979) Autopoiesis and Cognition. Reidel, Boston
Mayring P.h. (1995) Qualitative Inhaltsanalyse. Grundlagen und Techniken. 5. Auflage. Weinheim: Deutscher Studien Verlag
Mead G.H. (1973) Geist, Identität und Gesellschaft aus der Sicht des Sozialbehaviorismus. Frankfurt/Main: Surkamp
Merola J.L., Liederman J. (1985) Developmental changes in hemispheric independence. Child Development 56, 1184-1194
Mischel W., Shoda Y. (1995) A Cognitive-Affective System Theory of Personality: Reconceptualizing Situations, Dispositions, Dynamics, and Invariance in Personality Structure. Psychological Review, 102(2), 246-268
Milberger S., Biedermann J., Faraone S., Chen L., Jones J. (1996) Is maternal smoking a risk factor for ADHD in children? In: Journal Psychiatry 153, 9, 1138-1142
Miller D., Blum K. (1996) Overload Attention Deficit Disorder and the Addictive Brain. Andrews and McMeel, Kansas City, pp 55-67
Minucchin S. (1992) Familie und Familientherapie. Lampertus, Freiburg
Moffitt T.E., Lynam Jr. D. (1995) The neuropsychology of conduct disorder and delinquency: Implications for understanding antisocial behavior. In Fowles D., Sutker P., Goodman S. (Eds.), Psychopathology and antisocial behavior: A developmental perspective, New York: Springer, 233-262
Moll G.H., Mehnert C., Rüther E., Rothenberger A., Hüther G. (2001) Early methylphenidate administration to young rats causes a persistent reduction in the density of striatal dopamine transporters. J.of Child and Adolescent Psychopharmacology 11:15-24
Mollenhauer K. (1965) Einführung in die Sozialpädagogik. Probleme und Begriffe. 2/3. Auflage. Weinheim: Beltz
Mollenhauer K. (1988) Erziehungswissenschaft und Sozialpädagogik/Sozialarbeit oder das „Pädagogische in der Sozialarbeit/Sozialpädagogik. In: Sozialwissenschaftliche Literaturrundschau, 17
Mollenhauer K. (1994) Sozialpädagogische Einrichtungen. In: D. Lenzen (Hrsg.): Erziehungswissenschaft: Ein Grundkurs. Hamburg: Rowohlt,. S. 447-476.
Mollenhauer K., Uhlendorff U. (1995) Sozialpädagogische Diagnosen II. Juventa, Weinheim
Mollenhauer K., Uhlendorff U. (1999) Sozialpädagogische Diagnosen I. Über Jugendliche in schwierigen Lebenslagen. 3. Auflage. Weinheim, München: Juventa
Mollenhauer K., Uhlendorff U. (2000) Sozialpädagogische Diagnosen II. Selbstdeutungen verhaltensschwieriger Jugendlicher als empirische Grundlage für Erziehungspläne. 2. Auflage. Weinheim, München: Juventa
Möller A., Huber M. (2003) Sensation Seeking. Konzeptbildung und -entwicklung. In: M. Roth/Ph. Hammelstein (Hrsg.): Sensation Seeking. Konzeption, Diagnostik und Anwendung. Göttingen, Bern, Toronto, Seattle: Hogrefe, 5-28.

Morris D. (1967) The naked Ape. Mc Graw Hill, New York
Muglia P., Jain U., Macciardi F., Kennedy J.L. (2000) Adult ADHD and the dopamine D4 receptor gene. Am. J. of Med.Genetics 96, 273-277
Mummendey H.-D. (1987) Die Fragebogenmethode. Grundlagen und Anwendung in Persönlichkeits-, Einstellungs-, und Selbstkonzeptforschung. Göttingen, Toronto, Zürich: Hogrefe
MTA Cooperative Group (1999) A 14-month randomized clinical trial of treatment strategies for ADHD. Arch. Gen. Psychiatry 56:1073-1086
Nada-Raja S., Langley J.D., Mc Gee R., Williams S.M., Begg D.J., Reeder A.I. (1997) Inattentive and hyperactive behaviors and driving offenses in adolescence. J. of the Am. Ac. Of Child and Adolesc. Psychiatry
Naudascher B. (1980) Das übergangene Selbst. Pädagogische Perspektiven zur Selbstkonzeptforschung. Frankfurt/Main, New York: Campus
Nestmann F. (1997) Beratung als Ressourcenförderung. In: Nestmann F (Hrsg.) Beratung: Bausteine für eine interdisziplinäre Wissenschaft und Praxis. Deutsche Gesellschaft für Verhaltenstherapie, Tübingen, p 15
Neubauer W.F. (1976) Selbstkonzept und Identität im Kindes- und Jugendalter. Erziehung und Psychologie. In: Beihefte der Zeitschrift Psychologie in Erziehung und Unterricht, Heft 73. München: Reinhardt
Neuenschwander M., Herzog W., Holder M. (2001) Schulkontext und Identitätsentwicklung im Jugendalter. Forschungsbericht Nr.22. Bern: Universität Bern, Institut für Pädagogik, Abteilung Pädagogische Psychologie
Neuhaus C. (1999) Das hyperaktive Kind und seine Probleme. 5. Auflage. Berlin: Urania-Ravensburger
Neuhaus C. (2000) Hyperaktive Jugendliche und ihre Probleme. Erwachsen werden mit ADHS. Wie Eltern helfen können. Berlin: Urania-Ravensburger
Nissen G. (1989) Psychische Störungen in der Pubertät und Adoleszenz . In: C. Eggers/R. Lempp/G. Nissen/P. Strunk (Hrsg.): Kinder- und Jugendpsychiatrie. 5. neubearbeitete, erweiterte Auflage. Berlin, Heidelberg, New York, London, Paris, Tokyo, Hong Kong: Springer, 263-300.
Nittel D. und Marotzki W. (1997) Berufslaufbahn und biographische Lernstrategien. Baltmannsweiter
ÖAV (2002) http://www.risk-fun.com. Österreichischer Alpenverein
Offer D. (1983) Das Selbstbild normaler Jugendlicher. In: E. Olbrich/E. Todt (Hrsg.): Probleme des Jugendalters. Heidelberg: Springer, 111-130
Olweus D., Mattsson A., Schalling D., Löw H. (1988) Circulating testosterone levels and aggression in adolescent males: A casual analysis. Psychosom Med 50, 261-72
Omer H., Schlippe A. (2003) Autorität ohne Gewalt. Sammlung Vandenhoeck
Patterson G.R., Forgatch M. (1987) Parents and adolescent living together. Part I. Eugene, Castalia
Patterson G.R. (1982) A social learing approach to family intervention: Vol. 3. Coercive family process. Eugene, OR: Castalia aus Buch Interventions for ADHD
Pekrun R. (1983) Schulische Persönlichkeitsentwicklung: Theorienentwicklungen und empirische Erhebungen zur Persönlichkeitsentwicklung von Schülern der 5-10. Klassenstufe. Frankfurt/Main, Bern, New York: Lang
Pelham W.E., Bender M. (1982) Peer interactions of hyperactive children: Assessment and treatment. In: K.D. Gadow und I. Bialer (Eds.), Advances in learning

and behaviour disabilities, 365-436, Greenwich, CT: JAI Press aus Buch Interventions for ADHD
Peloguin L., Klorman R. (1986) Effects of methylphenidate on normal children´s moods, eventrelated potentials, and performance in memory, scanning and vigilance. Journal of Abnormal Psychology, 95, 88-98
Pennington B.F. (1995) Genetics of learning disabilities. Journal of Child Neurology 10:69-77
Pennington B.F., Groisser D., Welsh M.C. (1993) Contrasting cognitive deficits in attention deficit hyperactivity disorder versus reading disability. Developmental Psychology 29:511-523
Petillon H. (1980) Soziale Beziehungen in Schulklassen. Weinheim, Basel: Beltz
Petry N.M. (2001) Substance abuse, pathalogical gambling, and impulsiveness. Drug and Alcohol Dependence. 63:29-38
Pless I.B. (1989) Accident prevention. Brit. Med. J. 303:462- 464
Pretis M., Dimova A. (2004) Frühförderung mit Kindern psychisch kranker Eltern. Psychiatrie Verlag, Bonn
Putman S.C. (2000) Nature's Ritalin for the Marathon Mind. Upper Access Book Publ, Hinesburg
Putman S.C. (2001) Nature`s Ritalin for the Marathon Mind: Nurturing your ADHD Child with Exercise. Upper Access Book Publishers
Quay H.C. (1988) Attention deficit disorder and the behavioral inhibition system: the relevance neuropsychological theory of Jeffrey A Gray. In: Bloomingdale LM., Sergeant J. (Eds.) Attention Disorder Criteria, Cognition, Intervention. Pergamon Press: Oxford, England, 117-125
Quay H.C. (1993) The psychobiology of undersocialized aggressive conduct disorder: A theoretical perspective. Development and Psychopathology 5:165-180
Quay H.C. (1997) Inhibition and ADHD. J.of Abnormal Child Psychology 25:7-13
Quinn P. (1997) Attention deficit disorder: Diagnosis and treatment from infancy to adulthood. Brunner/ Mazel, New York
Rakic P., Bourgeois J.P., Goldman-Rakic P.S. (1994) Synaptic development of the cerebral cortex: implications for learning, memory, and mental illness. Progress in Brain Research, 102:227-243
Raithel J. (2003) Mutproben im Übergang vom Kindes- ins Jugendalter. Zeitschrift für Pädagogik, 49, 5, 657-671
Rao J.K., Julius J.R., Breen T.J., Blethen S.L. (1998) Response to Growth Hormone in Attention Deficit Hyperactivity Disorder: Effects of Methylphenidate and Pemoline Therapie. Official Journal of the American Academy of Pediatrics Vol. 102:497-500
Rapoport T.L., Mikelsen E.J., Ebert M.H., Brown G.L. (1978) Urinary catecholamine and amphetamine excretion in hyperactive and normal boys. J.of Nervous and Mental Disease 166:731-737
Ratey J.J., Johnson C. (1997) Schattensyndrom. Neurobiologie und leichte Formen psychischer Störungen. (Hardcover), Klett Verlag, Stuttgart
Reicher H. (1998) Depressionen bei Kindern und Jugendlichen. Waxmann, Münster
Remschmidt H. (1992) Adoleszenz, Entwicklung und Entwicklungskrisen im Jugendalter. New York, Stuttgart: Thieme
Robin A.L. (1998) ADHD in Adolescents. Diagnosis and Treatment. London: New York, The Guilford Press

Rogers C.R. (1976) Die klientenzentrierte Gesprächspsychotherapie. 2. Auflage. München: Kindler,.
Rogge J.-U. (2002) Pubertät. Loslassen und Haltgeben. 5. Auflage. Reinbek bei Hamburg: Rowohlt
Roloff D. (2002) ADSH (Aufmerksamkeitsdefizit-Syndrom mit Hyperaktivität. Hermann Hesse, ein beispielhafter Fall? Kinder- und Jugendarzt, 33. Jg., Nr.5, 431-435
Roth M., Petermann H. (2003) Sensation Seeking und Konsum illegaler Drogen im Jugendalter. In: M. Roth, Ph. Hammelstein (Hrsg.): Sensation Seeking. Konzeption, Diagnostik und Anwendung. Göttingen, Bern, Toronto, Seattle: Hogrefe, 183-213
Roth G. (2001) Fühlen, Denken, Handeln. Wie das Gehirn unserer Verhalten steuert. Shurkamp, Frankfurt
Rossmann P. (1996) Einführung in die Entwicklungspsychologie des Kindes- und Jugendalters. Bern, Göttingen, Toronto, Seattle: Hans Huber
Rowe D.C., Stever C., Giedinghagen L.N., Gard J.M., Cleveland H.H. (1998) Dopamin DRD4 receptor polymorphism and ADHD. Molec. Psychiatry 3:419-426
Safer D.J., Allen R.P. (1989) Absence of tolerance to the behavioral effects of methylphenidate in hyperactive and inattentive children. J Pediat 115:1003-1008
Saile H. (1996) Metaanalyse zur Effektivität psychologischer Behandlung hyperaktiver Kinder. Zeitschrift für Klinische Psychologie, 25, 190-207
Saile H, Röding A, Friedrich-Löffler A. (1999) Familienprozesse bei Aufmerksamkeits- und Hyperaktivitätsstörung. Zeitschr. Kinder-Jugendpsychiatrie 27:19-26
Saß H., Wittchen H.U., Zauding M. (1996) Diagnostisches und Statistisches Manual Psychischer Störungen DSM-IV. Göttingen: Hogrefe
Satterfield J.H., Schell A.M., Backs R.W. (1987) Longitudinal study of AERPs in hyperactive and normal children: relationship to antisocial behaviour. Electroencephalography and Clinical Neurophysiology 67:531-642
Satterfield J.H. und Schell A. (1997) A prospective study of hyperactive boys with conduct problems and normal boys: Adolescent and adult criminality. J of Acad Child Adolescent Psychiatry 36, 1726-1735
Sagvolden T., Johansen E.B., Aase H., Russell V.A. (2005) A dynamic developmental theory of attention-deficit-hyperactivity disorder (ADHD) predominantly hyperactive - impulsive and combined subtypes. Behav Brain Sci.; 28(3): 397-419.
Scahill L., Chappell P.B., Kim Y.S., Schultz R.T., Katsovich L., Shepherd E., Arnsten A.F., Cohen D.J., Leckman J.F. (2001) A placebo-controlled study of guanfacine in the treatment of children with tic disorders and attention dficit hyperactivity disorder. American Journal of Psychiatry 158, 1067-1074
Schauder Th. (1991) Die Aussagen-Liste zum Selbstwertgefühl für Kinder und Jugendliche (ALS). Testmanual und Handanweisung. Liederbach: Beltz
Schauder Th. (1995) Verhaltensgestörte Kinder in der Heimerziehung. Falldarstellungen. Weinheim: Beltz
Schenk-Danzinger L. (1981) Entwicklungspsychologie. Schriften zur Lehrerbildung und Lehrerfortbildung. Band 1. 15. Auflage. Wien: Österreichischer Bundesverlag
Schvehla T.J., Sumner G.S. (1994) Clonidine therapy for comorbid attention deficit hyperactivity disorder and conduct disorder: preliminary findings in a children´s inpatient unit. Southern Medical Journal, 87, 692-695

Schuchardt JP et al. (2010) Significance of long chain polysaturated fatty acids (PUFAs) fort he development and behavior of children. Europaen J. Pediatrics, 169, 149-164

Schubert I., Köster I., Lehmkuhl G. (2010) Prävalenzentwicklung von hyperkinetischen Störungen und Methylphenidatverordnungen. Deutsches Ärzteblatt 107 (36), 615-621

Schulte-Markwort M., Marutt K., Riedesser P. (2002) (Hrsg.): Cross-walk ICD 10 – DSM IV. Klassifikation psychischer Störungen: eine Synopsis. 1. Auflage. Bern, Göttingen, Toronto, Seattle: Hans Huber

Schumacher J., Hammelstein Ph. (2003) Sensation Seeking und gesundheitsbezogenes Risikoverhalten – Eine Betrachtung aus gesundheitspsychologischer Sicht. In: M. Roth/Ph. Hammelstein (Hrsg.): Sensation Seeking. Konzeption, Diagnostik und Anwendung. Göttingen, Bern, Toronto, Seattle: Hogrefe, 138-161

Schwebel D.C., Speltz M.L., Jones K., Bardina P. (2002) Unintentional Injury in Preschool Boys With and Without Early Onset of Disruptive Behavior. Society of Pediatric Psychology, Vol. 27, 8, 727-737

Sedlak F. (1992) Verhaltensauffällig – was ist das? In: F. Sedlak (Hrsg.): Verhaltensauffällig. Was nun? Wodurch Verhalten auffällig wird – und was wir alle gemeinsam verändern können. Wien: Pädagogischer Verlag Eugen Ketterl, 13-62

Seewald J. (1992) Leib und Symbol. Ein sinnverstehender Zugang zur kindlichen Entwicklung, München

Sergeant J. (1988) From DSM-III attentional deficit disorder to functional defects. In: Bloomingdale L.M., Sergeant J. editors. Attention Deficit Disorder: Criteria, Cognition Intervention. Oxford: Pergamon Press 183-198

Sergeant J.A. (2000) The cognitive-energetic model: an empirical approach to ADHD.Neuroscience and Biobehavioral Reviews 24:7-12

Shastry B.S. (2003) Molecular genetics of attention-deficit hyperactivity disorder (ADHD): an update. Neurochemistry International. www.esevier.com/locate/neuint

Shaw P., Eckstrand K., Sharp W., Blumenthal J., Lerch J.P., Greenstein D., Clasen L., Evans A., Giedd J., Rapoport J.L. (2007) Attention-deficit/hyperactivity disorder is characterized by a delay in cortical maturation. Proceedings of the National Academy of Sciences of the USA. PNAS, Vol. 104, 49, 19649-19651

Shaywitz S.E., Fletcher J.M., Shaywitz B. (1994) Issues in the definition and classification of attention deficit disorder. Top Lang Disord 14(4):1-25

Shaywitz B.A., Shaywitz S.E., Pugh K.R., Constable R.T., Skodlarski P., Fulbright R.K., Bronen R.A., Fletcher J.M., Shankweiter D.P., Katz L., Gore J.C. (1995) Sex differences in the functional organization of the brain for language. Nature, 373, 607-609

Shaywitz S.E., Shaywitz B.A. (1984) Diagnosis and management of attention deficit disorder: A pediatric perspective. Pediatric Clinics of Noth America, 31, 429-457

Sherman D.K., McGue M.K., Iakono W.G. (1997) Twin concordance for ADHD: a comparison of teachers and mothers reports. Am. J. Psychiatry 154:532-535

Sonuga-Barke E.J.S. (1995) Disambiguating inhibitory dysfunction in childhood hyperactivity. In: J. Sergeant (Eds.) European approaches to hyperkinetic Disorder. 209-223, Amsterdam

Sonuga-Barke E.J.S. (2005) Causal models of ADHD: From common simple deficits to multiple developmental pathways. Biol. Psychiatry, 57, 1231-1238
Sonuga-Barke E., Minocha K., Taylor E., Sandberg S. (1993) Inter-ethnic bias in teachers ratins of childhood hyperactivity.British J.of Developmental Psychologogy 11:187-200
Sonuga-Barke E. (1998) A fresh look at the cognitive and motivational basis of ADHD.Vortrag beim 14.Kongreß der "International Assoc. for Child and Adolesc.Psychiatry and Allied Professions", Stockholm
Sonuga-Barke E. et al (2013) Nonpharmacological interventions for ADHD; Systematic review and meta-analyses of randomized controlled trials of dietary and psychological treatments. Am. J. Psychatry,170, 275-289
Spear L.P. (2000) The adolescent brain and age-related behavioral manifestations. Neurosci. Biobehav. Rev., 24:417-463
Speck O. (2003) System Heilpädagogik. Eine ökologisch reflexive Grundlegung. 5. Auflage, Reinhardt, München
Spencer T.J., Biederman J., Coffrey B., Geller D., Wilms T., Faraone S. (1999) The 4 year course of tic disorders in boys with attention-deficit-disorder. Arch Gen Psychiatry; 56: 842-7
Spencer J., Biederman J., Wilens T., Harding M., O'Donnell B.A., Griffin S. (1996) Pharmacotherapy of Attention- Deficit Hyperactivity Diosorder across the Life Cycle. Journal of the American Academy of Child and Adolescent Psychiatry 35: 409-432
Sprague R.L., Sleator E.K. (1977) Methylphenidate in hyperkinetic children: differences in dose effects on learning and social behavior. Science, Vol. 198, Issue 4323, 1274-1276
Steinhausen D., Langer K. (1977) Clusteranalyse. Einführung in Methoden und Verfahren der automatischen Klassifikation. Mit zahlreichen Algorithmen, FORTRAN-Programmen, Anwendungsbeispielen und einer Kurzdarstellung der multivariaten statistischen Verfahren. 1. Auflage. Berlin, New York: Walter de Gruyter
Steinhausen Ch. (1990) Das Selbstbild Jugendlicher im transkulturellen Vergleich. In: Ch. Steinhausen (Hrsg.): Das Jugendalter. Entwicklungen- Probleme – Hilfen. Bern, Stuttgart, Toronto: Hans Huber, 32-57.
Steinhausen Ch. (1995) Hyperkinetische Störungen – Eine klinische Einführung. In: Ch. Steinhausen (Hrsg.): Hyperkinetische Störungen im Kindes und Jugendalter. Stuttgart, Berlin, Köln: Kohlhammer, 11-25
Stern D.N. (1992) Die Lebenserfahrung des Säuglings. Klett-Colla, Stuttgart
Stiefel I., Dossetor D. (1998) The synergistic effects of stimulants and parental psychotherapy in the treatment of attention deficit hyperactivity disorder
Stroop J. (1935) Studies of interference in serial verbal reactions.J of Experimental psychology.18:643-662
Sturzenhecker B., Winter R. (1999) Praxis der Jungenarbeit: Modelle, Methoden und Erfahrungen aus pädagogischen Arbeitsfeldern (Praxishilfen für die Jugendarbeit). Juventa
Swanson J. (1988) Discussion. In J. Kavanaugh, T. Truss, Jr. (Eds.), Learning disabilities: Proceedings of the national conference (pp. 542-546). Parkton, MD: York Press
Swanson J.M., Sergeant J.A., Taylor E., Sounga-Barke E.J., Cantwell D.P. (1998) ADHD and hyperkinetic disorder.Lancet 351:429-433

Swanson J.M., Volkow N.D. (2002) Pharmacokinetic and pharmacodynamic properties of stimulants: implications for the design of new treatments for ADHD. Behav Brain Res. 10, 73-78

Szatmari P., Offord D., Boyle M.H. (1989) Ontario Child Health Study: prevalence of ADD with hyperactivity.J.of the Am.Ac.of Child and Adolesc.Psychiatry 30:219-230

Thapar A., Harrington R., McGuffin P. (2001) Examining the comorbidity of ADHD-related behaviors and conduct problems using a twin study design.The British J.of Psychiatry; J.of Mental Science 179, 224-229

Tanzer N. (1992) Eine deutsche Form des Self Description Questionnaire I (SDQ-GI). Unveröffentlichtes Manuskript. Graz: Karl-Franzens-Universität, Institut für Psychologie

Tausch R., Tausch A.-M. (1979) Erziehungspsychologie. Begabung von Person zu Person. 9. Auflage. Göttingen, Toronto, Zürich: Hogrefe

Thiersch H. (1995) Lebensweltorientierte Soziale Arbeit: Aufgaben der Praxis im sozialen Wandel. Weinheim, München: Juventa

Todd R.D., Boteron K.N. (2001) Is ADHD an energy deficiciency syndrome? Biolog. Psychiatry 50:151-158

Trott G. (1995) Das hyperkinetische Syndrom und seine medikamentöse Behandlung. Barth Verlag, Berlin

Truchlar L. (2002) Identität, polymorph. Zur zeitgenössischen Autobiographik und Bewußtseinskultur. Wien, Köln, Weimar: Böhlau

Uhlendorff U. (2001) Sozialpädagogische Diagnosen III. Ein sozialpädagogisches Diagnoseverfahren für die Hilfeplanung. 2.Auflage. Wienheim, München: Juventa

Ulich D., Mertens W. (1976) Urteile über Schüler. 3. Auflage. Weinheim: Beltz

Van der Meere J., Sergeant J. (1988) Controlled processing and vigilance in hyperactivity. Journal of Abnormal Child Psychology 16:641-656

Van der Meere J., Vreeling H.J., Sergeant J. (1992) A motor presetting study in hyperactive, learning disabled and control children. J Child Psychol Psychiatry, 33:1347-1354

Van der Meere J. (1996) The role of attention. In: Sandberg S (eds.) Hyperactivity disorders in childhood. Cambridge Univ.Press, 111-148

Waterman A.S. (1985) Identity in adolescence. Processes and contents. San Francisco: Jossey Boss

Watts A. (1972) The book: On the Taboo Against Knowing Who You Are. New York: Vintage

Webb E. J. (1975) Nichtreaktive Meßverfahren. Weinheim, Basel: Beltz

Weidner J., Kilb R., Kreft D. (2001) Gewalt im Griff. Weinheim

Ward M.F., Wender P.H., Reimherr F.W. (1993) The Wender Utah Rating Scale (WURS): an aid in the retrospective diagnosis of childhood attention deficit hyperactivity disorder. Published erratum appears in Am J Psychiatry, 150(8):1280

Weltgesundheitsorganisation (1991) Internationale Klassifikation psychischer Störungen – ICD-10. Kapitel V (F), Klinisch-diagnostische Leitlinien, Bern: Huber

Wender P.H. (1995) Attention-Deficit/Hyperactivity Disorder in Adults. Oxford University Press, New York

Werry J.S., Aman M.G., Diamon E. (1980) Imipramine and methylphenidate in hyperactive children. J Child Psychol Psychiatry 21:27-35

Werry J.S., Aman M. (1984) Methylphenidate in hyperactive and enuretic children. In: Shopsin B., Greenhill L. (eds.) The Psychobiology of Childhood: Profile of Current Issues. Jamaica, NY, Spectrum

Wheeler J., Carlson C.L. (1994) The social functioning of children with ADD with hyperactivity and ADD without hyperactivity. A comparison of their peer relations and social deficits. J Emo Behv Dis 2:2-12

Whit J. et al. (1998) The Identity Style Inventory, J of Adolescent Research 13

Wilens T.E., Spencer T., Biederman J., Woznak J., Connor D. (1995) Combined pharmacotherapy: An emerging trend in pedriatic psychopharmacology. Journal of the American Academy of Child and Adolescent Psychiatry 34:110-112

Wilens T.E., Spencer T.J., Biederman J., Schleifer D. (1997) Case study: Nefazodone for juvenile mood disorders. J Am. Ac. of Child and Adolesc. Psychiatry 36:481-485

Wilson M., Daly M. (1985) Competitiveness, risk-taking and violence: the young male syndrome. Ethology and Sociobiology 6: 59-73. Reprinted in D.T. Kenrick and C.L. Luce, eds. (2004) The functional mind: readings in evolutionary psychology Boston MA: Pearson.

Witzel A. (1982) Verfahren der qualitativen Sozialforschung. Überblick und Alternativen. Frankfurt/Main: Campus

Wolraich et al. (2005) Attention-Deficit/Hyperactivity Disorder among Adolescents: A Review of the Diagnosis, Treatment, and Clinical Implications. In: Pediatrics, Vol. 115, N. 6, 1734-1746

Zentall S.S. (1985) A context for hyperactivity. In: K.D. Gadow, I. Bialer (Eds.) Advances in learning and behavioral disabilities, Vol. 4, 273-343, Greenwich, CT:JAI Press

Zentall S.S., Falkenberg S.D., Smith L.B. (1985) Effects of color stimulation and information on the copying performance of attention-problem adolescents. Journal of Abnormal Child Psychology, 13, 501-511

Zuckerman M. (1999) Vulnerability to psychopathology. A biosocial model. American Psychological Association, Washington

Internet-Quellen

http://www.ads.ch/add/pauker.htm, 18.6. 2004

http://www.aerzteblatt.de/v4/archiv/artikel.aasp?id=40288, 18.6.2004

http://www.adhs.ch/add/identitaet.htm, 18.6. 2004

http://www.adhs.ch/add/identitaet.htm, 31.10.2004

http://www.adhs.ch, 17.12.2004

http://www.therapeat.com/hks/adhd.htm, 18.1.2005

http://web4health.info/de/answers/adhd-child-school.htm, 2.3.2005

http://members.catv4u.at/trummel/Hp2c/mhyp/HyperaktiveKinder.htm, 23.8.2005

Abbildungsverzeichnis

Tabellenverzeichnis